临床麻醉难点解析

ANALYSIS ON THE DIFFICULTIES OF CLINICAL ANESTHESIA

第2版

陈志扬　编著

人民卫生出版社

图书在版编目（CIP）数据

临床麻醉难点解析/陈志扬编著.—2版.—北京：
人民卫生出版社，2015

ISBN 978-7-117-21330-1

Ⅰ.①临…　Ⅱ.①陈…　Ⅲ.①麻醉学　Ⅳ.①R614

中国版本图书馆 CIP 数据核字（2015）第 217116 号

人卫社官网　www.pmph.com	出版物查询，在线购书
人卫医学网　www.ipmph.com	医学考试辅导，医学数
	据库服务，医学教育资
	源，大众健康资讯

临床麻醉难点解析
第 2 版

编　　著：陈志扬

出版发行：人民卫生出版社（中继线 010-59780011）

地　　址：北京市朝阳区潘家园南里 19 号

邮　　编：100021

E - mail：pmph @ pmph.com

购书热线：010-59787592　010-59787584　010-65264830

印　　刷：北京铭成印刷有限公司

经　　销：新华书店

开　　本：850×1168　1/32　　印张：11

字　　数：276 千字

版　　次：2010 年 12 月第 1 版　　2015 年 10 月第 2 版
　　　　　2015 年 10 月第 2 版第 1 次印刷（总第 2 次印刷）

标准书号：ISBN 978-7-117-21330-1/R·21331

定　　价：39.00 元

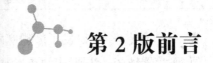

　　首先要感谢人民卫生出版社的编辑，为《临床麻醉难点解析》一书的顺利出版付出了巨大的心血。《临床麻醉难点解析》一书自 2010 年出版后，有很多素不相识的麻醉医生给我来信，给了我极大的鼓舞。绝大多数是鼓励的，"这才是我们真正想学的经验、想看的书"。也有人认为"什么年代了还出书呢？现在都在搞 SCI 啊！"。

　　总的来说，我本人对《临床麻醉难点解析》的评价是：它不是简单的抄袭组合，是我从医近 30 年来全部经验思考的凝结。应该说《临床麻醉难点解析》是成功的，因为其中的观点都是原生态的。人的一生短暂，工作生命就 40 年左右，我还是很自豪的，因为在我的手上解决了这么多难点、这么多临床上棘手的问题。我是一名普通的麻醉医生，没有任何行政职位和头衔，学术会议上我也很少有发言权，但是我有信念，就是做好麻醉。年过半百的我，每天都亲自做麻醉，包一个手术室房间，干到结束。苦不堪言，但却乐在其中。我向许多传统观念、指导原则发起挑战，就是建立在自己艰苦工作中获得的宝贵临床经验的基础上。

　　接到人民卫生出版社编辑的邀请，邀我再版，欣喜的同时我立刻想到了要把我这几年的工作写进去。其中，靶控吸入麻醉是完美麻醉的典范；手术后恶心呕吐防治也是我这几年工作的新亮点，加上我研发的新型麻醉器械，对临床麻醉有很大帮助。

我,一个寒窗学子,研发了阑珊麻醉器械,从专利申请、商标注册、医疗器械产品注册、上海市发改委定价、拿到医保编码,到进医院使用,太多痛苦和快乐,应该是和大家分享的时候了!

陈志扬

2015 年 4 月于上海

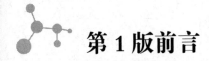

第1版前言

　　我们每一个麻醉医生都必须感谢麻醉学前辈，是他们编写的教科书、参考书哺育了我们，我们今天的一切成绩都是站在他们的肩膀上取得的，我们首先得向他们致敬！对于前辈们的智慧，我们崇敬但不能迷信，这样麻醉学才能不断进步、发展。

　　1988年我本科毕业时，曾经立志做一名内科医生，但命运偏偏使我成为了一名麻醉医生。在随后的数年里还经常幻想能改行做内科医生，但终究没有改成。然而随着时间的流逝，我不但渐渐定下心来做麻醉医生，而且渐渐喜欢上麻醉，是发自内心的喜欢，再后来，到现在可能算得上是热爱了吧，因为现在我如果哪一天没有打硬膜外、没有插管就会感觉有些失落！请相信这是实话。一眨眼，已经整整22年过去了，我从本科毕业生、硕士、博士、博士后、到副主任医师，从安徽、广州中山医科大学到上海复旦大学，这些经历可谓丰富。古人云，"学而不常思，其为惑也"。多家附属医院麻醉科学习和工作的经历，特别是在复旦大学附属肿瘤医院工作的经历，让我养成了勤于思考的习惯，于是我在临床麻醉工作中有了一些体会、心得，也有了一些感悟、观点与见解。时时有一种冲动，就是要把这些东西写下来。作为一名临床医生，我认为这些东西对麻醉同仁肯定有帮助，于是提笔。在此书即将完稿之时，本人寄希望于此，能够多结识麻醉界的同仁，共同探讨吾辈之专业、共同进步麻醉之技艺。

陈志扬

2010年6月5日于上海

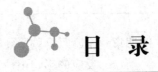

目 录

第一部分 医 德 篇

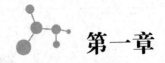

麻醉与循证医学

　　本人曾经去外地一家医院会诊麻醉时,有一位麻醉医师告诉我,他给患者做硬膜外镇痛时,通常经硬膜外导管给患者一次注射 10mg 吗啡,立即拔管,镇痛效果极佳,并且可维持 3 天。听了他的话,我感到十分震惊,因为根据既往的研究结果,如果在患者的硬膜外腔内注射 10mg 吗啡,患者脑脊液内吗啡的浓度将会很高,呼吸抑制在所难免。但是根据这位麻醉医师的介绍,他已经用了将近 10 例患者,而且所有的患者都没有出现呼吸抑制。这位医师的做法显然让人难以接受,因为他的治疗方法违背了循证医学的基本要求。

　　循证医学(evidence based medicine,EBM)起源于 20 世纪 90 年代初期,循证医学的发生、发展在全世界范围内推动了全球医学从经验医学模式向循证医学模式的转变。在西方医学领域,循证医学已成为医院、会议、专题研讨的主题;循证医学的概念正在频繁地应用于各类医学文献(包括麻醉学文献)报道。我国的循证医学在最近 10 多年内也得到了长足的发展,许多地方建立了循证医学中心,国内医学的发展正在按照循证医学的要求顺利进行。国内的麻醉医学与其他临床医学一样正在迅猛发展,怎样才能使麻醉医学按照健康、循证医学的模式发展,是我们每个麻醉医师、麻醉医学研究者必须加以重视的问题,为此,有必要探讨麻醉医学与循证医学之间的关系。

一、循证医学的概念

循证医学是指医学必须遵循证据。临床流行病学家 David L.Sackett 在 2000 年版《怎样实践和讲授循证医学》中,把循证医学定义为"慎重、准确和明智地应用当前所能获得的最佳的研究依据,同时结合临床医师的个人专业技能和多年的临床经验,考虑患者的权利、价值和期望,将三者完美地结合以制定出患者的治疗措施"。循证医学的实质是指,临床医师需将自己的临床经验与当前最可信的科学依据结合起来,作出医疗决策,医师与患者形成诊治联盟,以便于患者获得最佳的临床疗效和生存质量。

二、实施循证医学的依据

某些理论上认为有效的疗法,而实际是无疗效或弊大于利的疗法;相反,一些疗法看起来似乎并无疗效,但实际是利大于弊;动物实验结论无法直接推广应用于人体;临床行之有效的某些疗法,目前尚无法从理论上作出清楚的解释;临床疗效需依赖各项临床试验做出判定;一些有效的疗法长期得不到推广,而一些无效甚至有害的疗法却被广泛采纳,其结果是高额医疗费用换来了没有证据证明有效的疗法,导致医疗费用昂贵与医疗质量低下的不匹配现状。对许多临床多因素疾病疗效的判断,必须依赖大样本的随机对照试验(Randomized Control Test,RCT),不仅消耗大量人力、财力和时间,且多数单位也不具备实施的条件。因此,联合多个小样本 RCT 进行高质量系统评价(Meta 分析)以求得类似于多中心大规模 RCT 的结论,这种做法已被广泛接受,并已被认为是评价临床疗效的金标准。鉴于当今临床医疗上存在上述两方面的不规范现状,需要采取革新的措施予以解决,此即为开展循证医学的实质所在。

三、循证医学的实践步骤

1. 从临床实践中,确定研究对象和所需要解决的问题、拟采用的措施、预期得到的临床结果。

2. 利用一切手段,从现有的资料中检索出相关的最近研究证据。有关临床问题可查询教科书、医学期刊及其相关的电子出版物如 Medline,Cochrane Library 等。

3. 评价研究证据的真实性及其临床价值。主管医师应根据流行病学和循证医学,对文献的原则性进行严格的评价。不同研究类型的文献资料需采取不同的评价方法,如对治疗性研究文献,应看其研究对象是否随机分配,是否采用双盲法研究,其测定结果是否真实可信;各组研究对象的基本情况是否具有可比性,统计学方法是否正确等。

4. 确定拟采用的研究证据,结合临床专业知识、患者的选择,以及拟解决的临床问题,制订出医疗决策。由于临床患者的具体情况存在明显的差异性(如疾病的严重程度、有无并存症、临床特征等),因此对一种具有真实可靠价值的临床研究证据,并不一定就能直接用于所经治的每一个具体患者,经治医师必须结合临床专业知识、患者具体情况、患者选择进行综合考虑,及时做出相应的医疗决策调整。

5. 评价实践后的效果,以便进一步提高。

四、循证医学和传统医学之间的差异

循证医学源于传统医学,但又有别于传统医学,其中的主要区别在于:

1. 医学证据的获得 传统医学强调动物实验、实验室研究、零散的临床研究和教科书记载;循证医学则强调人体试验结果。因为有些实验结果在实验室是一回事,而在人体则是另外一回事。比较突出的是,治疗骨转移的双磷酸盐,第三代的唑来磷酸在实验室内研究的结果显示是第二代的几十倍,但在临床运用上结果显示并无明显的优势。

2. **证据的全面性** 传统医学由于时间和条件受限,证据往往不够系统全面;循证医学则强调系统全面。

3. **对医学证据来源途径的评价** 传统医学不重视医学证据来源的可靠性评价;循证医学则强调不同来源途径的证据的可靠性有所不同。

4. **医疗模式** 传统医学强调以疾病和医师为中心;循证医学则强调以患者为中心。

5. **对疗效判定的标准有所不同** 传统医学只关注患者经过治疗后某些实验室指标的改变、仪器或影像学结果(中间指标);循证医学则主要强调患者的最终结局(终点指标)和预后。

6. **对治疗方法选择的差异** 传统医学注重基础研究和动物实验的推论以及医师个人的临床经验,而循证医学则强调当前能够得到的最佳临床证据。

7. **临床决策的选择不同** 传统医学依据零散的研究报告,患者不参与选择;循证医学则强调考虑患者对医疗决策的选择有自主权。

五、循证医学证据的来源与可信度分级

1. 循证医学的证据主要是指对临床患者治疗研究后的证据,根据证据的质量与可靠程度,大体可分为五级证据:①一级证据,按照特定病种的特定疗法,收集所有质量可靠的、随机对照试验后所作出的系统评价或 Meta 分析。②二级证据,根据单个的足够样本量、随机对照试验后做出的结果。③三级证据,设置对照组,但未用随机方法分组的研究结果。④四级证据,没有对照组的系列病例观察结果。⑤五级证据,专家的意见。

2. 循证医学最可靠的证据,是指随机对照检验及对进行其系统评价的结果。所谓系统评价是指按照特定的病种和疗法,全面收集全世界所有能收集到的质量可靠的 RCT,联合起来进行 Meta 分析,得出简明而扼要的综合结论,至于该种疗法是否有效或无效,尚需进一步临床研究和验证。

六、循证医学在麻醉学中的应用

1. 传统的临床医学模式是以经验和推理为基础,它评价药物或非药物治疗手段所用的指标是临床替代终点(Clinical Surrogate End Point)或替代终点(Surrogate End Point),如血压、血流动力学、血液生化等。神农尝百草、金鸡纳树中奎宁的发现是典型的传统临床医学模式。近年来,国际上许多大规模多中心的前瞻性、双盲对照的临床研究结果表明,不少治疗手段对临床替代终点的影响与该手段对患者最后终点(Outcome End Point)的影响并不平行,而且一些对临床替代终点指标有明显治疗效果的药物,反而增加患者死亡率,或导致患者病情的恶化。

2. 循证医学要求对患者疾病的防治进行干预,建立在具有充分的科学证据基础之上,它不仅评价药物或非药物手段对替代终点的作用,而且强调评价它们对预后终点(如总死亡率、生存率、并发症、成本 - 效益比等)的影响。

3. 现代麻醉学的研究内容包括临床麻醉、疼痛治疗和重症监测治疗等方面,但麻醉学专业与其他专业存在明显的区别,其他专业(如内科、外科等)本身就是治疗疾病,而麻醉学科施行麻醉大多数是为手术的顺利进行,而麻醉本身并不是治疗,临床麻醉的目的是既要保证患者安全,又要为手术提供良好的操作条件。因此,有关临床麻醉的研究,一般仅以实验室检验结果、血压等各种生理参数这些中间结果作为终点指标,但对于疼痛治疗和重症监测治疗的研究,麻醉科医师仍应该按照循证医学的要求,不仅选用中间指标,而且还应尽量使用与临床相关的终点指标。

　　未来的麻醉医师、麻醉学研究者必须认真学习循证医学,参与循证医学,作为循证研究者去提供证据,作为循证实践者去利用证据,作为循证教育者去推广循证医学,把循证医学原理运用到临床麻醉及麻醉学的教学与研究中去。

第二部分　麻醉前准备篇

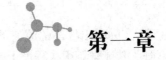

第一章

呼吸系统手术前准备和呼吸功能锻炼

慢性阻塞性肺病、肺结核、支气管扩张等疾病患者的肺功能可能比较差,并且患者可能因此对手术的耐受能力差,手术后可能出现呼吸衰竭、肺部感染等可能危及生命的并发症。因此,对于这些患者来说,无论是开胸手术还是其他部位的手术,手术前呼吸系统的准备十分必要。其中呼吸功能锻炼十分重要,通常容易被忽视。事实上,某些患者经过呼吸功能锻炼,就可耐受手术,有些肺功能较差的患者没有经过呼吸功能锻炼,在手术后有可能难以恢复,最后因呼吸衰竭导致死亡。

一、病 理 生 理

肺功能差的患者手术前一般存在基本肺部疾病,如肺部存在慢性炎症,小气道被堵塞等。慢性阻塞肺病患者是一种气流受限特征的肺部疾病,其病理改变主要表现为慢性支气管炎及肺气肿。支气管黏膜上皮细胞变性、坏死,溃疡形成。纤毛倒伏、变短、不齐、粘连,部分脱落。肺气肿的病理改变是肺过度膨胀,弹性减退,肺泡壁变薄,肺泡腔扩大、破裂或形成大泡,血液供应减少,弹力纤维网破坏。用力吸气时,胸内负压突然增大时,由于肺顺应性降低,某些肺泡并不张开,而某些肺泡又过度扩大,通气效率低;当用力呼气时,胸内压力突然增大,由于弹力纤维网的破坏,巨大的压力又可使某些肺泡管关闭,表现为呼气困难,实际呼出气体的流速下降,同样也导致通气效率低。因此,呼吸功能锻炼很大程度上是通过缓慢增加或缓慢减少胸腔内的压力来最大限度地使某些平常不参与或很少参与呼吸的肺组织重新焕发出呼吸功能和活力。

二、呼吸功能锻炼的内容

呼吸功能锻炼的目的是为了提高肺功能,增加心肺功能储备,包括以下内容:

1. 体位引流、咳嗽排痰 有些患者肺功能差是由于存在肺部的慢性炎症,肺部感染灶可能积聚着大量的浓痰,由于患者肺功能差,往往采取半卧位或坐位,痰液由于重力的作用始终不能排出,对于年老体弱者来说痰液堵塞气道后更加难以咳出。这时要排痰最好的办法就是体位引流。临床医师可根据病变的部位不同,让患者采取使病变部位高于病变部位的支气管开口,再让患者的支气管开口处高于隆突、声门,这样痰液就可随重力的方向流出来。具体技巧是:让患者取前倾或头低位,以 5~15 分钟为宜,引流时护士协助叩击患者的背部有助于排痰,体弱及呼吸困难的患者一次引流时间不宜太长。如果患者的痰液并不太黏稠,这种排痰方法是最理想的,是任何祛痰药物和消炎药物都不能比拟的。排痰的目的是保持气道通畅,特别是一些被堵塞的小气道。另外,还可以让患者有效咳嗽来排痰,避免无效咳嗽,减少体力消耗。具体方法是:尽量坐起或上身向前倾斜缓慢深呼吸或采用缩唇呼吸两次,在最后一次深呼吸后,张嘴呼气期间用力做两次短而有力的咳嗽。不能坐起的患者咳嗽时应由医务人员协助其翻身置侧卧位,同样,患者咳嗽时他人用手心屈呈凹形,由下向上,由外向内轻轻叩击背部以助排痰。

2. 祛痰、消炎 如果患者的痰液黏稠、量少,可雾化吸入祛痰药物,尽可能使痰液咳出来,同时应该积极使用抗生素消炎。

痰液排出可使被堵塞的小气道重新开放,藉以增加交换面积;炎症消退后,可使肺组织的水肿减轻,使气体交换、弥散效率增强,肺功能可得到一定程度的改善。

3. 呼吸功能锻炼　怎样才能锻炼这类患者的肺功能呢?中心环节就是使患者胸内压力不要骤然升高或骤然降低。缓慢深吸气或缓慢深呼气,可提高肺功能。慢性阻塞性肺病的患者,许多肺组织发生病变,长期不开放,也不参与气体交换,让这些肺组织重新"活化"就可增加肺功能。怎样使得这些肺组织重新"活化"呢? 这就需要让患者进行自我呼吸功能锻炼。其主要目的是扩张肺泡,增加参与呼吸的肺泡数量。正确进行有效及时的呼吸功能锻炼能够改善肺功能,提高肺泡与血液、血液与组织器官之间的气体交换能力,从而使机体各部获得更充分的氧。口诀是吸气时"丝、丝、丝……",呼气时是"呼、呼、呼……"。具体方法有腹式呼吸法、缩唇呼气法、呼吸体操等数种。不同的呼吸锻炼方法、患者耐受程度不同,要求锻炼的时间不完全相同,一般每次半小时左右,每天 4~6 次,持续 5~7 天,患者的肺功能可能有一定程度的提高。

(1)腹式呼吸法:腹式呼吸法是指呼吸时让腹部凸起,吐气时腹部凹入的呼吸法。选用何种体位进行练习,应请医师根据所患疾病选择立位、坐位或平卧位。初学者以半卧位最合适。两膝半屈或在膝下垫一个小枕头,使腹肌放松,两手分别放在前胸和上腹部,用鼻子缓慢吸气时,膈肌松弛,腹部的手有向上抬起的感觉,而胸部的手原位不动,呼气时腹肌收缩,腹部的手有下降感。患者可每天进行练习,每次做 5~15 分钟,每次训练以5~7 次为宜,逐渐养成平稳而缓慢的腹式呼吸习惯。需要注意的是,呼吸要深长而缓慢,尽量用鼻而不用口。训练腹式呼吸有助于增加通气量,降低呼吸频率,还可增加咳嗽、咳痰能力,缓解呼吸困难。

(2)缩唇呼气法:缩唇呼气法就是以鼻吸气,缩唇呼气,即在呼气时,胸部前倾,口唇缩成吹口哨状,使气体通过缩窄的口型缓缓呼出。吸气与呼气时间比为1：2或1：3。要尽量做到深吸慢呼,缩唇程度以不感到费力为适度。每分钟7~8次,每天锻炼两次,每次10~20分钟。

（3）膈式呼吸法：膈式呼吸的目的是增加膈肌的收缩能力和效率,使胸式呼吸变为腹式呼吸。具体方法是放松双肩,将双手放在腹部肋弓下缘用鼻吸气,并将腹部向外凸顶住双手屏气呼吸,以保持肺泡张开,呼气时双手在肋弓下方轻轻施加压力用口缓慢呼出气体。

（4）控制性缓慢呼吸：控制性缓慢呼吸的目的是减少呼气阻力和无效腔通气,有利于气体在肺内均匀分布,改善通气血流的比例。具体方法是行走、停下、深吸一口气、然后再行走,同时缓慢呼气。

（5）呼吸锻炼操

1）单举呼吸：单手握拳并举起,举起时深吸气,放下时缓慢呼气（吸气：呼气=1：2或1：3）或做缩唇呼吸。

2）托天呼吸：双手握拳,有节奏地缓慢举起并放下,举起时吸气或呼气,放下时呼气或吸气。

3）蹲站呼吸：双手自然放松,做下蹲动作同时吸气,站立时缓慢呼气。

三、心肺功能联合储备的锻炼

有些肺功能不好的患者同时也伴有心功能不全,除了肺功能的锻炼外,加强心脏功能锻炼也十分必要。临床上,最简单的办法是让患者在其医务人员的指导下,由家属陪伴,从简单的步行开始,渐渐增加活动量,再后来可开始爬楼梯,一般如果患者能爬3楼而不气喘,基本上已经达到了锻炼的目标了。

四、锻炼后肺功能的评估及心肺功能联合储备的评估

　　心肺功能联合储备的锻炼实际上是手术前准备中十分重要的环节之一,明确通过锻炼是否达到一定的效果十分重要。必须明确的有:患者自觉症状是否有明显的改善? 体位引流是否成功? 肺功能检查结是否有明确的改善? 患者能否耐受爬楼梯? 肺功能检查结果是否有明确的改善? 通过评估,麻醉医师和手术医师可以基本明确患者耐受手术的能力。顺便指出的是,不是所有患者的心肺功能联合锻炼都可使患者平安地度过围术期,锻炼只能起到辅助作用,决定性因素还是患者自身肺部疾病的严重程度。

第二章

麻醉禁忌与停手术

我们临床麻醉工作中经常会遇到有各种麻醉禁忌证患者,而一旦患者有麻醉禁忌,就有可能要停手术,给患者及其家属、手术医师都带来不便。手术医师每周固定手术日,今天停手术,所有后面患者的手术必将后延;患者安排手术后,家属请假陪护,改日手术必将再次请假;患者经过肠道准备、禁食、插胃管和导尿管等,改日手术则一切必须重来。所有这些我们必须考虑,患者确实有麻醉禁忌证不得不暂停手术时才考虑停手术。有些麻醉学专家认为,根本不存在麻醉禁忌证,只要外科医师敢把患者放在手术台上,我们麻醉科医师就敢上麻醉。事实上,由于目前医疗市场的特殊现状,患者及其家属对医师的要求越来越高,除不得不冒的风险外,我们麻醉科医师必须自我保护。唯一的办法就是一切按照科学的原则办事。临床上所有禁忌证都是相对的,遇到急诊手术,任何禁忌证都必须克服,有的禁忌证实际上是某种麻醉方法的禁忌证。作为麻醉医师,在遇有麻醉和手术禁忌证的患者时,必须向上级医师、医院主管部门汇报,同时应该反复向患者家属交代麻醉禁忌证和存在的风险,尽量取得患者家属的支持与理解。

1. **术前进食过与饱胃的患者** 麻醉前患者需要禁食是由于麻醉后患者的贲门括约肌松弛,食物有可能反流入口内,一旦误吸则导致窒息。临床上,手术前常规禁食混合性食物 8~12 小时。其实禁食时间的长短完全取决于所进食的食物的性质和量,进食水和流质一般数分钟最多 2 小时胃内就完全排空了（幽门梗阻除外），有的麻醉医师因为患者进食一口牛奶、喝一口水就停手术是不负责任的。混合性食物排空时间为 8 小时，而大量进食高蛋白、高脂肪的食物后胃排空时间在 8~12 小时。如果进食的量并不大，胃内充盈不明显，即使进食的是混合性食物或高脂肪食物，经过 4~6 小时后，食物实际上已经从胃内排空了。一般饱胃的患者特别是腹压高的患者的麻醉风险比较大，麻醉后误吸的几率大，是全麻的相对禁忌证，尤其是单纯静脉全麻（无气管插管）的绝对禁忌证，应尽量选择神经阻滞，包括硬膜外阻滞或脊髓麻醉。紧急手术必须全麻时，以往的方法是清醒气管插管，现在许多医院的麻醉科是直接快速诱导插管，但必须用去掉吸痰管的吸引皮条直接放在口腔，一旦反流则立即吸出，同时保持头高足低位。顺便指出的是，即使患者未进食，但胃内腺体还在正常分泌胃液，小儿的胃液分泌更加旺盛，麻醉诱导过程中也可能有胃液反流误吸的风险，麻醉医师在麻醉过程中管理单纯静脉麻醉时也应该警惕。有条件时应该术前置胃管并且经常吸空胃液，小儿麻醉苏醒前吸空胃液更加重要，因为小儿麻醉苏醒后容易躁动、呕吐。

　　2. 高血压病患者　由于降压药物的发展，目前高血压病患者的麻醉处理对麻醉医师来说已经根本不是问题。然而，尽管控制性降压（全身动脉血管或容量血管扩张）的理论依据十分充足，但是对于高血压病患者来说，降压后的患者还是面临两大难题：一是高血压病患者的血压从很高的水平降低到某种程度后，重要的生命器官有可能供血不足；二是麻醉后容量相对不足导致的血流动力学巨大波动，麻醉难以平稳。这两大难题，如果我们不慎重对待，那么手术后各种并发症就有可能出现。我们麻醉界的前辈们规定严重的高血压作为手术麻醉禁忌证是他们经过长期临床实践经验总结出来的，我们应该尊重。临床上应该特别引起重视的是，既往有高血压病史又未用任何药物控制的高血压病患者,由于全身血管收缩,血容量明显不足,麻醉后血压有可能大幅度波动。如果这些患者的收缩压在 180mmHg 以上、舒张压在 110mmHg 以上,应该暂停手术。有些患者平时血压不高,由于紧张或应激导致交感 - 肾上腺兴奋等,经过镇静(咪达唑仑),血压一般会有一定的下降。有些患者从来未量过血压,不知道自己患有高血压,手术前检查发现高血压,如果病情允许,应该暂停手术,先用降压药物 5~7 天,待血管状态改变后可手术,同时也要积极明确患者高血压的病因。原来有高血压的患者长期规则服药降压药物,入手术室后,由于紧张,血压也可能会升高,这种患者不是停手术的指征。最鲁莽的是,麻醉医师遇有入手术室后高血压病患者,立即用降压药物把患者的血压降下来,很快投入麻醉。正确的处理应该起码明确几个问题:高血压的原因是什么? 原发性还是继发性高血压? 用过降压药物吗? 有无脑血管病史? 有无肾功能不全? 另外,高血压病患者的麻醉管理十分重要,必须力求麻醉及围术期平稳,避免血流动力学巨大波动。高血压患者的血压下降到正常范围后,有可能供血不足。例如,原来收缩压是 180mmHg,下降到 144mmHg(20%)时,还是我们通常认为的高血压,但患者有可能已经出现了对他来说的低血压反应。

　　3. 有严重的心律失常的患者　严重的心律失常有很多种,手术前常规心电图就可发现。麻醉医师在术前访视患者时,一般就可发现。在经常遇到的心律失常中,二度Ⅱ型房室传导阻滞、三度房室传导阻滞、病态窦房结综合征、窦缓(HR 在 45bpm 以下)等应该安装起搏器,至少应该安装临时起搏器再手术。风湿性心脏病、高血压冠心病引起的房颤心室率在 100bpm 以上也是手术的相对禁忌证,手术过程中栓子脱落、转变为其他类型的严重心律失常的几率很大。临床上有些患者虽然患有严重的心律失常,但经过长期的适应,患者无任何自觉症状,心功能也正常,能从事劳动,显然这些患者无麻醉禁忌证。

4. 血小板减少与硬膜外穿刺　教科书上规定,血小板正常值在 100 万 /L 以上。有些麻醉参考书上认为血小板在 80 万 /L,甚至 50 万 /L 以上就可做硬膜外穿刺,鉴于当前的医疗环境,我认为应该严格按照教科书执行,给患者硬膜外穿刺时必须按教科书上的标准执行,否则万一硬膜外腔内出血可引起纠纷。肿瘤患者化疗后造血功能受到影响、长期服用抗凝药阿司匹林、华法林与双香豆素等情况应该特别引起注意。临床上,还有极少数患者遗传性缺乏某些凝血因子,这些患者应该绝对禁忌硬膜外穿刺。

5. 严重贫血　血红蛋白在 60g/L 以下的患者,不能手术,临床上应该先纠正贫血,最好输入新鲜血液及血浆。因为这种患者手术麻醉过程中组织极易缺氧,不能满足机体起码的新陈代谢。另外,手术过程中有可能发生低血压,组织供血不足,进一步加重了组织缺氧。对于许多组织(如神经组织)来说,这种缺血、缺氧对组织的损伤是不可逆的。即使急诊手术,麻醉选择上也要慎重。中度贫血应该尽量用全麻,而重度贫血患者应该禁忌硬膜外阻滞麻醉,因为硬膜外阻滞后需要扩容,胶体液进一步稀释血液后,血红蛋白更低。全麻则可提高血氧分压,不需要扩容。

6. 心肺联合储备极差的患者　不能步行、不能爬一层楼梯的患者,一般有充血性心力衰竭,安静状态下呼吸频率在 25BPM 以上,必须先治疗呼吸循环系统的疾病,否则难以顺利度过围术期。

7. 脑血管疾病患者　曾经患有脑血栓、脑梗死以及脑出血等疾病的患者,潜在复发的风险很大,他们大脑内的疾病实际上是一颗"定时炸弹"。本人认为能上神经阻滞麻醉的,应该尽量避免全麻。这是因为全麻后如果患者脑血管疾病进展无法观察到(仅仅从瞳孔大小来反映是不够的),更重要的是,万一患者手术过程中发生脑血管意外引起医疗纠纷时,责任的认定比较明确。另外,脑血管病患者用硬膜外阻滞麻醉后需要扩容,给患者扩容可使患者血液稀释,降低血液黏滞度也有利于防治脑血管疾病的突然发作。全麻在麻醉诱导插管时血压可以有巨大的波动,手术过程中麻醉深度也比较难以控制,对脑血管意外的发生可作为诱因。

8. 女患者来月经　女患者来月经后,身体主要有两个方面的变化:一是激素(雌激素水平升高而孕激素水平降低)水平变化,二是凝血系统变化。激素水平变化使得全身小血管变脆,毛细血管变丰富,开放率增加,手术过程及手术后容易出血;此外,患者子宫内膜出血后,必然也调动机体的凝血机制,因此,患者的凝血因子尤其是血小板动用多,再承受大手术的载荷能力降低。因此,女患者来例假后,对已有肝功能损害、长期用抗凝剂的患者应该尽量避免大手术。对于有些关键部位特别是一些美容手术、脑血管手术等,本人建议应该暂停。实际运用中应该由外科医师及麻醉医师共同掌握。从麻醉角度来说,应该影响不是太大。

9. 水、电解质、酸碱平衡紊乱　脱水的患者血容量不足,麻醉后患者很容易出现低血压。酸碱平衡紊乱一般也伴有电解质紊乱,手术前都可纠正。低钠患者手术后可能苏醒困难,患者表情淡漠,反应迟钝。低钙、低镁等在一些肠道功能紊乱的患者比较常见,急性血浆钙、镁浓度下降一般出现相应的临床表现。低钾或高钾则经常会出现心律失常,必须纠正。但有些长期不进食的患者表现的低钾血症很难纠正,由于患者身体已经适应了低钾血症,细胞内外的钾已经平衡,可不强调补钾到正常值。总之,水、电解质和酸碱平衡紊乱的患者应该在手术前尽量纠正补足,以满足患者在麻醉期间维持基本的新陈代谢。由于麻醉科设备的完善,目前一般医院的麻醉科都有血气分析机,对于某些手术前未来得及纠正的水、电解质和酸碱平衡紊乱的患者可在手术过程中纠正并且勤查血气以明确纠正的效果,不一定要停手术。

10. **肝肾功能异常**　麻醉和治疗的许多药物需要在肝脏代谢、肾脏排泄。因此患者肝肾功能异常也是麻醉医师经常面临的困难。许多凝血因子需要在肝脏合成;糖代谢以及脂肪代谢等都需要肝脏提供酶;麻醉药物需要肝脏解毒;急性肝炎时这些功能明显受到影响,加上麻醉过程中血流动力学波动,机体内的代谢增加肝脏的负担,手术后有可能发生凝血功能障碍、肝性脑病等极其危险的并发症。因此,急性肝炎应该是手术麻醉的禁忌证。急诊手术时应该充分考虑到麻醉方法和麻醉药物对肝脏可能造成的损伤。肾脏维持尿液的浓缩排泄功能和水、电解质和酸碱平衡等功能,大多数麻醉药物需要经过肾脏排泄。对于有肾功能损害的患者,麻醉选择和麻醉管理过程中也应该尽可能减少对肾脏的影响。

11. **长时间禁食或未进食的患者**　有些患者由于病情所致,长时间不能进食食物或需要禁食,如果有良好的静脉营养则问题不大,但有些患者无静脉营养或者仅仅输注葡萄糖、脂肪乳剂等,长时间的负氮平衡使得机体呈现明显的营养不良、消瘦、水电解质紊乱,长期处于代偿、应激状态。临床麻醉医师都知道,这类患者的麻醉处理非常棘手,对麻醉药物的敏感性极高,手术过程中患者很可能发生低血糖、低血压以及组织低灌注等,手术后患者有可能不醒或出现严重的神经系统并发症。例如,颞下颌关节强直的患者,张口度极小,长期不能正常进食,只能进食面条、流质等,患者身体消瘦,患病儿童身体发育缓慢,体重轻,抵抗力弱,他们对麻醉的承受力低于正常人,应该特别引起重视。对于这类患者,在麻醉前数日内一定要加强静脉营养,使患者的新陈代谢恢复正常,这样患者就可平稳顺利度过麻醉过程。

12. **长期卧床的患者**　长期卧床的患者的血流动力学、血液流变学、应激能力都发生显著的变化,心功能下降,副交感神经的张力相对大,血流相对缓慢。麻醉后患者对血压、心率等的调节能力降低。我们在给这类患者麻醉前 5~7 天内,应该让患者争取下床活动,实在不能下床活动的患者,应该由其家属或护理人员给其活动身体、按摩、可采取坐位或半卧位,这对提高患者的心功能有一定的帮助。麻醉医师遇到这类患者,一定要与患者家属沟通好,把麻醉风险向患者家属说明,争取患者家属的理解,不能蓦然给患者直接开始麻醉。

13. 呼吸道感染、发热 急性呼吸道感染时,患者的气管黏膜充血水肿,气管插管时容易损伤黏膜,气管插管机械通气可加重呼吸道、肺部炎症,最为严重的是气管导管的套囊对气管黏膜的长时间压迫容易使气管黏膜缺血坏死,形成瘢痕后则造成气管狭窄。因此,急性呼吸道感染的患者麻醉时应该尽可能暂不手术,急症手术时应该尽量采用不插管麻醉。发热时患者机体的各种酶活性增加,新陈代谢水平增加,心跳快,麻醉状态下机体对低血压、手术创伤的耐受能力下降,同时机体的应激能力被透支,勉强手术则可能造成组织特别是脑组织的损伤。这些损伤近期不一定能看出,但远期则有可能非常明显。

14. 内分泌肿瘤 手术前从未进行过任何准备的内分泌肿瘤患者应该是有麻醉禁忌的。临床麻醉医师在遇到内分泌肿瘤患者时,应该要特别引起重视。大多数内分泌肿瘤具有内分泌功能。手术前准备如果不充分,不但麻醉过程中生命体征不平稳,患者有可能难以渡过围术期。内分泌肿瘤的患者术前准备要达到一个目的,就是对抗肿瘤所分泌的激素的功能,使机体的内环境稳定。垂体瘤患者有的有肢端肥大症,患者有头大口大,气管插管时用通常型号的喉镜片可能暴露困难,有的患者用中号喉镜片无法暴露,需要用大号喉镜片。促肾上腺皮质激素分泌过多的患者体内有钠水潴留。甲状腺功能亢进患者的术前准备一般的医院手术医师会十分认真,但有些甲状腺高功能腺瘤在术前往往不被重视,谈不上良好的术前准备,在手术后有少数患者出现甲状腺危象甚至死亡。嗜铬细胞瘤的患者术前准备通常也比较成熟,但极少数隐匿性嗜铬细胞瘤患者术前并无高血压表现,手术前表现为腹膜后占位或其他部位的占位,在手术过程中手术医师探查时患者的血压骤然上升,这是十分危险的。这种患者麻醉前需要做连续有创动脉血压监测,并且准备好降压药物,手术医师动作要轻柔,先结扎肿瘤周围的营养血管,最大限度地减少肿瘤内的肾上腺素和去甲肾上腺素被挤压而释放入血。有些医院的医师一发现隐匿性嗜铬细胞瘤就关腹暂不手术的做法值得商榷,因为这种患者术前并无特别的准备,肿瘤分泌肾上腺素或去甲肾上腺素的能力并不太大,只要手术医师和麻醉医师通力合作,切下肿瘤后患者一般无特别危险的并发症。

值得一提的是胰岛细胞瘤等良性内分泌肿瘤常常为多发性,在切除某个肿瘤后,其他地方的小肿瘤仍然会释放胰岛素,患者身体内的胰岛素水平并未降低,因此肿瘤引起的效应也是与手术前一样。

有些肺癌患者的肿瘤能分泌多种激素,类癌也分泌许多生物活性物质,这些激素或生物活性物质包括组胺、5- 羟色胺、激肽、缓激肽、肿瘤坏死因子、血管活性肠肽、胰高血糖素等,这些患者的手术前准备比较困难,因为难以找准术前准备的切入点,只能从基本的内环境、血压、凝血功能等基本面着手,最重要的还是手术过程中的对症处理。患者手术过程中表现有休克、低血压、气道阻力突然增高、皮疹、肺水肿、凝血功能障碍等,风险极大,而且防不胜防。麻醉医师在麻醉过程中必须加强监测,发现问题后必须及时对症处理。

15. 手术当天用药　许多患者患有慢性疾病,需要长期用药。有些药物 1~2 周前就需要停药,有些药物手术当天应该停用,有些药物则不能停。是否停药要依照必须原则。必须用药则不能停。

（1）口服糖尿病药物必须停用。手术当天由于患者不进食，口服降糖药物必须停用，以免导致低血糖。术中必须在监测血糖的前提下输注糖水，酌情加胰岛素。

（2）继续使用高血压药。由于对手术的恐惧，心理紧张，许多患者处于应激状态，导致高血压。有些医师嘱咐患者禁食，患者不敢吃高血压药，怕吃药喝水。结果患者血压过高，给麻醉管理带来难度。高血压病患者突然停药可造成反跳，出现严重的高血压。

有学者认为，正在口服利血平的患者不能手术，主要是由于利血平耗竭神经递质。可阻止肾上腺素能神经末梢内介质的贮存，将囊泡中具有升压作用的介质耗竭。手术过程中可能出现难以纠正的低血压。我们在处理这种患者时准备好去甲肾上腺素，一支 1mg 加入 500ml 生理盐水中稀释 500 倍，术中可间断推注。术后可泵注。必要时联合使用肾上腺素。

（3）抗凝剂。许多患者长期服用小剂量抗凝剂，如小剂量阿司匹林，防治发生血栓，一般不可能出现过度抗凝，患者体内抗凝和凝血长期处于平衡状态，因此除非很大手术，一般术前不需要停药。但是有些患者术前需要停用抗凝剂，以免术中发生凝血障碍。停药时间长短要视药物作用的机制及作用时间而定，如某些作用于血小板的抗凝剂需要停药 9~12 天，新生血小板完全取代原来的血小板后才可手术。

（4）皮质激素类药物、控制心衰、哮喘类、抗癫痫类药物等必须继续使用，而且术中避免大量输液降低血药浓度，诱发相应的疾病。

第三部分　麻醉操作篇

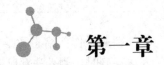

第一章

硬膜外穿刺规范化操作的要点

临床上硬膜外穿刺是最常用的操作之一,由于国内尚没有十分统一的操作规范或者由于地域差异,各家医院的麻醉医师在做硬膜外穿刺操作时方法各异,虽然硬膜外穿刺操作成功了,麻醉也成功了,但有的操作过程中有明显错误或者有值得商榷的地方。这些错误大概归纳如下:

一、无菌在硬膜外穿刺操作时是否应该严格?

每一本麻醉学教科书上都会谈到硬膜外穿刺的并发症中的硬膜外腔感染、脓肿导致瘫痪等,但是实际上,大多数麻醉医师一辈子也见不到1例这样的患者。是我们在做硬膜外穿刺操作时都很规范、无菌效果好? 其实真正的原因是我们给患者用的局麻药如利多卡因、丁卡因、普鲁卡因等都具有抑菌功效,另外,滥用抗生素也可能是一个重要原因。鉴于硬膜外腔感染后果的严重性,在做硬膜外穿刺时,仍然必须坚持严格的无菌操作。

二、体 位

硬膜外穿刺时让患者采取左侧卧位、右侧卧位甚至坐位都是无可非议的,主要是根据麻醉医师自己的习惯。习惯用右手的医师可能还是让患者采取左侧卧位更加方便些。很多时候硬膜外穿刺操作前给患者摆好体位是穿刺成功的一半,尤其是直入法穿刺时。侧入法穿刺时对体位的要求较低。如果患者无明显的脊椎活动受限,应该尽可能使患者的穿刺点突出,穿刺点附近的棘突间距离尽量拉大,这样才可能最大限度地暴露穿刺点的脊椎间隙,使得进针更容易些。患者的背部应该紧靠手术台的边缘,这样一方面可使患者可安全地睡在窄窄的手术台上,还可保证穿刺时硬膜外导管不至于下垂到手术台上。

三、何时打开硬膜外穿刺包?

有些麻醉医师在没有把患者摆好体位就先把硬膜外穿刺包打开了,这显然是错误的。因为,给患者摆放体位时有可能造成周围空气流动,患者身体表面、被子上都可能带有细菌,细菌随着气流可能污染已经打开了的穿刺包。

四、怎样打开穿刺包?

目前国内绝大多数医院都在使用一次性硬膜外穿刺包,在打开穿刺包时,有的麻醉医师为图省事,往往很随意地抓起包装纸的一边,用包装纸再抓起穿刺包里面的小盒子摆放起来。这显然是不对的,应该用专门的消毒钳子把穿刺包里面的小盒子和其他物品一一摆放好,无菌操作才算合格。

五、给包内加药

硬膜外穿刺包打开后一般需要给包内加消毒液、局麻药、生理盐水。许多医师抓起打开的玻璃安瓿,对准包里面的盒子快速抖动,盐水或局麻药被倒入盒子里。这也是错误的,因为不但违反了无菌操作,还可能把安瓿的碎玻璃屑倒进盒子里。正确的做法是用大注射器把针头插到安瓿的底部把药液大部分抽出来,再注入盒子里面。一方面避免细菌被"抖"入包内,另一方面可避免碎玻璃屑被倒入盒子里面。

六、消　　毒

麻醉医师在硬膜外穿刺时,消毒错误主要有:

1. 消毒范围不够　消毒范围必须上达腋中线下达腋后线。

2. 时间不够　有位麻醉医师曾说,他硬膜外穿刺只要3分钟。很显然,如果这位麻醉医师使用的是传统的消毒剂,那么他的硬膜外穿刺可能违反了操作规范。第一遍刷完消毒液后理论上必须等消毒液干了以后才可刷第二遍。即使是目前在很多医院使用的消毒液说明书上写明只需要刷一遍,也应该等消毒液干了以后才可进一步操作。有些麻醉医师在发现消毒液未干时,居然用小纱布给患者把消毒液擦干,这显然是不对的。

3. 消毒后的刷子应该扔进垃圾筒内,而绝对不应该还放在台面的穿刺包中,在下一项操作时(如深静脉穿刺)继续使用。

七、铺　　巾

消毒好后,铺巾也很重要。是铺上面还是铺下面呢? 由于重力的作用,细菌一般是从上方下来,因此有些医院把铺巾铺下面是没有意义的,穿刺过程中患者身体动弹,也可能使铺巾离开患者的身体或从手术台上掉下来,铺巾就更加无意义了。因此,规范的铺巾应该是铺上面。

八、局　　麻

局麻时应该先在患者的皮肤表面打一皮丘,再把局麻针深插至椎板的骨膜附近,注射局麻药物才有效。否则患者在硬膜外针插进时会感到明显的酸胀和疼痛。有些麻醉医师给患者注射很多局麻药,穿刺时患者还是感到酸痛。

九、握 针 手 势

临床麻醉医师在作硬膜外穿刺时的握针方法不尽相同,正确的操作握针方法可参考《现代麻醉学》上的握针手法。

十、尽量不要接触穿刺针尖和硬膜外导管

为了无菌或把手套上的滑石粉带入硬膜外腔,麻醉医师在给患者做硬膜外穿刺时应该尽量避免接触穿刺针的尖端,插入硬膜外导管时也不要接触硬膜外导管的前端。目的是为了尽可能避免把滑石粉、纱布棉纤维、碎玻璃屑带入硬膜外腔。

十一、硬膜外过滤器的使用

目前国内医院麻醉科使用的局麻药物,大多数是玻璃针剂,安瓿打开后不可避免有细小的玻璃碎渣落入局部麻醉药物中,这种玻璃碎渣被注射到组织、特别是被注射到硬膜外腔后作为异物就会形成肉芽肿,后果可想而知。一般硬膜外穿刺包中都有过滤器,正确的方法是在接好硬膜外导管接头后再接上硬膜外过滤器,这样可保证玻璃碎渣不被注射到硬膜外腔中。

十二、回　　抽

插入硬膜外导管后必须立即回抽,看有无脑脊液和血,看注

射器是否松动,能否注得进去。平卧后、注药前也都要回抽1次,
而且回抽的持续时间还需要更长一些,确保局麻药不被注入血
管或蛛网膜下腔。

第二章

硬膜外阻滞的几个重要问题

硬膜外阻滞被麻醉学先驱发现至今已有 100 多年历史,对麻醉学的发展作出了巨大的贡献。虽然某些大医院减少了硬膜外阻滞的使用,但目前国内基层医院也还是最常用的麻醉方法。其操作简便、费用低等优点是全麻不可替代的。随着现代麻醉学的发展,硬膜外阻滞被赋予了新的内容。

1. 解剖和阻滞的神经 脊柱和椎管的解剖在不同节段有较大的差异。腰骶段韧带发达,越往上越薄弱。与硬膜外穿刺关系密切的有棘上韧带、棘间韧带、骶棘肌腱膜、横突间韧带、黄韧带。横突间韧带在颈部缺如,胸部呈条索状,腰部为膜状。椎管内的脊神经主要有前根和后根。前根为较粗大的运动神经,后根为感觉神经,包括体表感觉神经、交感神经、骶部副交感神经、除与迷走神经同行以外的所有内脏感觉神经。硬膜外阻滞可阻滞的神经是脊神经的前根和后根。前者是运动神经,被阻滞后产生肌肉松弛作用;后者包括体表感觉传入神经、交感神经节前纤维、部分内脏感觉传入神经、骶部副交感神经的传入神经。

2. 直入法还是侧入法 既往硬膜外穿刺多使用的直入法,直入法对体位的要求比较高,需要患者的配合,而侧入法对体位要求比较低,即使患者伸直脊柱也可穿刺成功,因此,总体上来说,侧入法穿刺成功率要比直入法高。此外,直入法穿过的韧带较多,韧带为致密结缔组织,毛细血管较少,损伤修复较难,易出现术后很长一段时间穿刺点疼痛。侧入法则可减少或避免术后穿刺点疼痛。其穿刺途径为:皮肤-浅筋膜-深筋膜-背阔肌腱膜-骶棘肌-椎板间隙(-横突间韧带)-黄韧带-硬膜外腔。尽管目前许多医院仍然在使用直入法穿刺,越来越多的麻醉医师已经常规采用侧入法穿刺。

3. 硬膜外穿刺成功率 多年来,在一些医院困扰麻醉医师的是他们在施行硬膜外阻滞时,硬膜外穿刺有一定的失败率。一般来说,除非有严重的黄韧带骨化(强直性脊柱炎等),硬膜外穿刺都应该成功。目前临床上硬膜外穿刺不外乎以下两种方法:一种方法是握针穿刺刺穿黄韧带有"突破感",接带盐水注射器,如果可轻松注入穿刺医师就认定穿刺针进入了硬膜外腔;另外一种方法是握针徒手穿刺遇黄韧带后,接盐水注射器,加压,出现注射受阻,持续加压,同时将针推进,盐水突然被轻松注入,说明进入硬膜外腔。很显然,前者有一定的失败率,原因是:骶棘肌腱膜、横突间韧带均较薄,刺破后均有"突破感",经常给穿刺者假象,出现"突破感"后,有时针尖未接触黄韧带而在软组织中,盐水也可被轻松注入。有时甚至刺穿黄韧带后也不一定有明显的"突破感"。第二种方法有一个给注射器加压——持续加压下盐水不能被注入——将针推进——盐水突然被轻松注入的过程,只要穿刺针没有进入黄韧带,给注射器加压均不能维持注射器内的压力,黄韧带较厚,针进入黄韧带后盐水则不可注入,突破黄韧带进入硬膜外腔后盐水可被轻松注入。如此硬膜外穿刺成功率可达百分之百。骶棘肌腱膜、横突间韧带被刺破后虽有"突破感",但二者薄弱,穿刺针斜面不可能完全埋入其中,因此给注射器内盐水加压不可能维持压力。综上所述,硬膜外穿刺成功最确切的指征是"找到黄韧带",而不是找所谓的"脱空感"。

4. 硬膜外阻滞用药 多年来利多卡因和丁卡因混合液在临床麻醉中发挥了巨大作用,直到今天还被许多医院采用。近年来,0.25%~0.375% 布比卡因在上胸段、0.5%~0.75% 布比卡因在下胸、腹部、腰段硬膜外阻滞中使用较为普遍。特点是阻滞平面广、肌肉松弛确切。既往争议的所谓布比卡因的"心脏毒性"并未经常出现。从临床效果和经济角度考虑,布比卡因均有较大的价值。注药方式:应个体化。试验剂量一般是脊麻剂量,在确认导管未进入蛛网膜下腔或血管后追加局麻药剂量应较大,既往每次加药 3~5ml 易致肌松不全,因为仰卧位脊神经前根是运动神经,位置较高,硬膜外腔大的患者用小体积局麻药很快向头尾扩散,不易阻滞位置较高的前根,可造成肌松效果欠佳。以0.5% 布比卡因为例,通常对于健康成人我们的给药序列是:试验剂量(脊麻剂量)3ml、追加量 7ml、8~10ml。为了使阻滞平面进一步扩散开来,必要时可再注射生理盐水 5~10ml。罗哌卡因、碳酸利多卡因等局麻药物不但价格高,临床实践中从阻滞效果和毒性来说,相对于布比卡因来说并无优势。

5. 预防局麻药被误注入血管　硬膜外阻滞联合全麻时,在全麻诱导给药前必须先给硬膜外试验剂量,以免全麻后给硬膜外腔注射局麻药时一旦误入血管而患者难以表现出麻醉医师可觉察的症状和体征,如烦躁、抽搐,继续大量给药则后果不堪设想。回抽看有无血液或脑脊液时,手感很重要,如果可轻松抽出,则应该立即警觉起来。通常麻醉医师必须在插好硬膜外导管后立即回抽 10 秒钟,无回血可让患者平卧,每次注药前必须回抽20 秒钟,因为硬膜外导管细,平卧时导管前端距离麻醉操作人员可视部分较长,即使导管误入硬膜外腔的血管,回血不一定很快、很容易被抽出。

6. 穿刺失败换穿刺点?　临床上硬膜外穿刺不成功的情况时有发生,许多医师往往由侧入改为正中入路或换一个间隙穿刺。在患者背后有两个以上的穿刺孔非常"难看",另外,穿刺失败不需要换穿刺点,把穿刺针拔至皮下,向上或向下滑0.5cm,先追加局麻后再穿刺,可使穿刺针的角度变化,应该比较容易进入硬膜外腔。

7. 单次硬膜外阻滞还是连续硬膜外阻滞？　20 世纪 60~70 年代，硬膜外阻滞在我们国家刚开始使用时，国内还没有专职的麻醉医师，由手术医师在硬膜外穿刺成功后一次把局麻药物注射入硬膜外腔。目前国内极少数医院的麻醉科医师仍然在使用。这种方法的优点是：由于穿刺针较粗，麻药进入血管或蛛网膜下腔的机会反而少；肌松效果好、平面扩散广；缺点是有时硬膜外阻滞平面过广而风险较大、不能满足长时间手术对麻醉的要求。随着硬膜外导管的出现，这种单次硬膜外阻滞目前已经很少使用，一般使用连续硬膜外阻滞。但某些麻醉医师过于谨慎，硬膜外注射药物量小、速度慢（如传统的 3ml、3ml、4ml），使连续硬膜外阻滞的效果不能满足手术要求。连续硬膜外阻滞应该借鉴单次硬膜外阻滞的用药速度和用量，才可达到前者的阻滞效果。

8. 硬膜外阻滞不全、肌松不好、阻滞偏侧、无效　临床上这些问题经常困扰麻醉医师。多次硬膜外穿刺可能导致硬膜外腔粘连，局麻药扩散受限，导致阻滞不全。可将导管拔出少许，再注入局麻药；肌松不好主要为：患者仰卧位时，脊神经前跟（运动支）高，后根（感觉支）低，硬膜外腔大的患者，注入局麻药较少时，可向水平位扩散，感觉神经易阻滞而运动神经没阻滞，造成无痛但肌松欠佳。可加大注射的局麻药量或予弓状体位。硬膜外导管插入过深可从椎间孔穿出，注射局麻药则阻滞一侧部分脊神经，出现阻滞效果偏侧，可将导管向外拔出 1~2cm，再注入局麻药。极为少见的是有时候硬膜外穿刺穿刺者感觉很好，置管顺利，可以十分肯定在硬膜外腔内，但注药后无硬膜外阻滞效果。这与置管后固定不牢、手术室护士给患者摆体位时搬动患者导致硬膜外导管脱出有关，摆放截石位、老年人后背皮肤松弛等最常使硬膜外导管移位，甚至完全脱出，麻醉医师往往不能察觉，硬膜外阻滞效果欠佳在所难免。

9. 硬膜外阻滞与扩充血容量 维持动脉血压主要靠心脏泵血、血容量及交感缩血管神经对动脉壁的作用产生的张力。交感神经节前纤维位于脊神经后根,硬膜外阻滞的局麻药可同时阻滞交感神经,使动脉血管扩张,造成相对性血容量不足。从T_1到L_3都有交感神经与感觉神经并行于脊神经的后根,根据感觉神经阻滞的范围,可知道至少哪些节段的交感被阻滞。T_1到T_6阻滞时,心脏和肺内的血管受交感神经影响不大,仅仅皮肤和肌肉血管扩张,因此上肢、肺及乳腺手术时的上胸段硬膜外阻滞不需要扩容;硬膜外阻滞平面在T_6以下时,腹腔脏器动脉血管受交感神经影响大,必须扩容,特别是胃肠道等术前禁食加泻药胃肠道准备的患者在硬膜外用药前应先扩容,推荐20~30ml/kg(1晶体:2胶体)。而在阻滞消退后又应防止容量过多加重心脏负担。

10. 硬膜外阻滞与内脏感觉 众所周知,内脏感觉神经的传入神经有一部分与自主神经一起加入脊神经,硬膜外对这部分神经纤维可阻滞。但有很大一部分与迷走神经并行,则硬膜外阻滞不到,因此许多腹腔手术内脏痛觉硬膜外阻滞无法消除。这就是为何临床上麻醉平面好但牵拉内脏时患者却出现疼痛。全麻药对内脏痛有很好的效果。传统的度氟合剂有效,但不确切,小剂量氯胺酮或异丙酚等效果佳。

11. 硬膜外阻滞潜在危险与交感神经张力 硬膜外阻滞可阻滞交感神经节前纤维和骶部副交感神经,对迷走神经则无作用。造成暂时自主神经张力失衡,特别是阻滞平面广的硬膜外阻滞存在巨大的潜在风险。在心、肺、血管等表现尤为明显。阻滞平面达$T_{1~4}$时,心交感神经被阻滞,副交感神经(迷走)张力相对大,表现为心率减慢。此时阿托品只能降低迷走张力,对提高心率作用往往不明显,要升高心率应该使用直接兴奋窦房结的药,如麻黄碱、异丙肾上腺素等。在动脉血管上的交感-副交感失衡表现为相对血容量不足,必须扩容。手术结束给患者过床时必须让患者始终处于平卧位。体位改变、剧烈咳嗽、呕吐会出现副交感神经张力进一步增加,出现严重的低血压或心跳减慢,甚至心跳停止。众所周知,临床上许多硬膜外阻滞的意外事件就在此时发生。在过床前必要时可给患者注射小剂量的麻黄碱,麻醉医师在送患者时应该随身携带麻黄碱,必要时给患者静脉注射。

12. 硬膜外阻滞在联合麻醉中的地位 既往硬膜外阻滞联合全麻中究竟应以谁为主,有较长一段时间的争论。目前被广泛接受的是在保证足够的全麻深度使患者能对气管导管耐受的前提下尽可能用较浅的全麻,因此硬膜外阻滞联合全麻中硬膜外阻滞应占主导地位。硬膜外阻滞联合静脉麻醉(插管或不插管)是目前使用最多的麻醉方法。硬膜外阻滞为主,静脉全麻的作用为消除内脏痛、消除患者紧张情绪、使患者入睡。国外有的麻醉医师把硬膜外穿刺只是作为手术后镇痛使用,手术过程中仍然是单纯全麻。

13. 硬膜外阻滞与全麻的比较 硬膜外阻滞和全身麻醉是临床上使用最广泛的麻醉方法,有各自的特点,见表 3-2-1。

表 3-2-1 全麻和硬膜外阻滞的特点

	硬膜外阻滞	全麻
阻滞部位	脊神经,"麻"而不"醉"	中枢,"醉"而不"麻"
内脏神经痛	无效	有效
术中痛觉反射	无,传入神经冲动受阻	有,痛觉可传入中枢
肌肉松弛	有	无,需复合肌松剂
操作	简便	较复杂
费用	低	高
患者知觉	有	无

从上表可看出,硬膜外阻滞的作用部位在脊神经,给患者的主观感觉是"麻木",但患者清醒,即"麻"而不"醉",只要硬膜外阻滞全面,外科手术操作产生的痛觉不可能上传,不可能形成痛觉反射。但对部分内脏感觉无效。而单纯全麻的作用部位在中枢,虽然患者处于睡眠状态,外科手术操作产生的痛觉时刻都在向上传导,如果麻醉深度不够,可能形成痛觉反射。外科操作可作为"唤醒"刺激时时"召唤"着患者。这实际上是"醉"而不"麻",使临床上部分患者出现术中知晓。

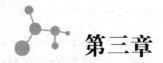

穿刺、置管误入蛛网膜下腔

　　临床麻醉工作中,偶有在硬膜外穿刺、置管时误入蛛网膜下腔的情况,一般来说,只要麻醉医师按常规操作,就可以尽量避免误入蛛网膜下腔,一旦误入,可及时发现而避免全脊髓麻醉的发生。根据相关解剖以及自己的临床经历,在此对穿刺、置管误入蛛网膜下腔的原因及预防、处理进行探讨。

一、相 关 解 剖

　　硬膜外穿刺时见脑脊液从针尾部涌出、从硬膜外导管中能够连续抽出无色透明液体,可确诊为误入蛛网膜下腔。硬膜外穿刺侧入法从皮肤到蛛网膜下腔所经过的路径是:皮肤、皮下组织、肌肉腱膜、黄韧带、硬膜外腔、硬脊膜、硬脊膜下腔(潜在)、蛛网膜、蛛网膜下腔。

二、穿刺、置管误入蛛网膜下腔的原因

　　1. 患者本身的原因　一般来说,误入蛛网膜下腔最主要的原因是患者本身的特殊情况造成的,麻醉医师操作不熟练、操作时麻痹大意是次要原因。最常见的原因是硬脊膜与黄韧带粘连。患者有硬膜外腔慢性炎症史(无菌性炎症为主)、脊椎外伤、劳损造成出血、水肿等、既往有硬膜外腔穿刺史等。硬膜外导管滞留

在硬膜外腔数小时(术中)或 2~3 天(镇痛),作为异物对身体的刺激,可导致局部组织的炎症反应、增生、粘连;此外,造成粘连的原因还可能有:硬膜外用药中的不纯局麻药、碎玻璃屑在硬膜外腔中永久入住导致纤维组织增生;患者原有椎管疾病如椎间盘突出、膨出或脱出。由于这些原因导致硬脊膜与黄韧带粘连在一起,穿刺时穿刺针突破黄韧带不可避免地刺穿了硬脊膜,而蛛网膜又和硬脊膜紧密连在一起,也同时被刺穿,导致穿刺误入蛛网膜下腔。硬膜外穿刺方法中,带注射器持续加压的气泡压缩法在针突破黄韧带后可将硬脊膜推开,理论上可减少直接打穿的机会。

2. 穿刺原因　根据穿刺针尖到达的地点,可分为以下三种情况:

(1) 直接刺穿硬脊膜、蛛网膜:通常是由于麻醉医师技术不熟练。上胸段、胸段黄韧带较薄弱,甚至有些患者黄韧带本身薄弱,使得麻醉医师刺穿黄韧带时突破感不明显,继续向前进针则穿破蛛网膜而误入蛛网膜下腔。

(2) 刺穿硬脊膜而未刺穿蛛网膜:有极少数情况下麻醉医师在作硬膜外穿刺操作时,尽管小心翼翼,在征象不明显时,把穿刺针刺穿了硬脊膜,但未刺穿蛛网膜,测试时与进入硬膜外腔无异,回抽也无异常,但是注射药物后则出现全脊髓麻醉或极为广泛的阻滞平面的表现,即所谓的硬膜下阻滞。一旦发生也不必惊慌,按照既定的措施处理就可以了。

(3) 刺穿硬根膜:刺破硬脊膜和蛛网膜后,如果发现了,可直接把硬膜外导管插入蛛网膜下腔作连续脊髓麻醉,也可以拔针重新硬膜外穿刺,注射药物时小心就可以了。即使未发现已经刺穿了蛛网膜,换点硬膜外穿刺成功,一般也未必就会全脊髓麻醉,因为,硬膜外腔是负压,刺穿蛛网膜后,脑脊液一般只会由蛛网膜下腔向硬膜外腔单向流动,只要注射的药物不是太多,一般也只是局麻药物向蛛网膜下腔渗漏而已。还有一种情况,就是穿刺针进入硬膜外腔后,由于惯性刺穿了包绕在脊神经前后根上面的硬根膜,患者会出现明显的"电击样"异感,由于硬根膜是硬脊膜的延续部分,此时实际上是已经刺穿了硬脊膜,注射药物时应该小心,有的麻醉医师认为应该干脆放弃硬膜外阻滞,改用全麻。事实上麻醉医师只要注射药物时更谨慎些就可以了,少量、多次注药,同时必须密切监测阻滞平面和血流动力学参数。手术后必须按照常规测试阻滞平面,如果平面太广可继续留患者在苏醒室观察。另外,所有硬膜外阻滞平面过广的患者都必须改用静脉镇痛泵。

3. **置管原因** 硬膜外穿刺成功后,置入硬膜外导管时导管刺破硬脊膜、蛛网膜可误入蛛网膜下腔。相对于直接打穿脑脊液涌而出来说,这种情况不易被发现或容易被忽略,潜在危险性更大。有些情况是硬膜外穿刺感觉很好,但置管不顺,勉强置入导管,回抽有无色透明液体持续流出,这实际上是插管插破硬脊膜和蛛网膜。插管不顺是由于针尖已经顶住硬脊膜,勉强置管有插破硬脊膜和蛛网膜的可能。还有一种情况,麻醉医师感到已经突破黄韧带,滴水试验发现波动特别明显,这也是由于针尖顶住硬脊膜,脑脊液随动脉搏动经过针尖直接传递出来引起的,此时置管如遇阻力,则有插破硬脊膜的可能性。针尖进入硬膜外腔先是负压将空气吸入,一般无随动脉一起的波动。此时应该退针少许,再置管。

三、误入蛛网膜下腔的后果

硬膜外穿刺误入蛛网膜下腔后的并发症中必然既有硬膜外阻滞的并发症又有脊麻的并发症。在这些众多的并发症中需要重点指出的是如下三项。

1. **全脊髓麻醉** 由于硬膜外阻滞的试验剂量与脊麻一次用量相当,一般来说全脊髓麻醉发生的可能性较小。但如果穿刺点较高,试验剂量引起的平面也会很高。

2. 脊髓和脊神经损伤 如果穿刺点位置在 L_1 以上,穿刺、插管均可直接损伤脊髓。硬膜外用药的浓度比脊麻用药的浓度高很多,也可损伤脊髓。

3. 头痛 目前脊麻用的穿刺针已经很细,蛛网膜上的针孔很小,一般不需要去枕平卧。但硬膜外穿刺、置管误入蛛网膜下腔则不同,留在蛛网膜上的针孔大,脑脊液渗漏快,低颅内压引起的头痛的发生在所难免,一旦发生,必须采取积极的预防措施。

四、全脊髓麻醉的预防

1. 按照操作常规进行操作 我们麻醉学的前辈给我们制定了一系列操作常规,这些是前人的经验总结,必须严格执行。只有按照常规操作,一旦出现误入蛛网膜下腔也可从容面对并加以正确处理。

2. 绝对避免提前硬膜外给药 有些麻醉医师为了追求硬膜外阻滞快速起效,在硬膜外穿刺成功后立即提前注入局麻药再置管,这种情况应该加以制止。因为接下来置管可能不顺,一旦出现局麻药毒性反应或脊麻表现,静脉通道未建立或可能难建立则使麻醉医师处于很窘迫的境地。

3. 试验药物和剂量的选择 一般来说,硬膜外阻滞的试验药物应该选用可以作为脊髓麻醉的药物。通常所用的试验药物为所用硬膜外药物,有些医师用 2% 利多卡因作为试验药物,实际上 2% 利多卡因为低比重液,一旦硬膜外给药 2ml 或以上,如果穿刺、置管误入蛛网膜下腔,会导致高平面脊麻。试验药物剂量应相当于或低于该药作为脊麻药时的用量。

五、误入蛛网膜下腔的处理

1. 呼吸抑制、低血压的处理 高平面脊麻或全脊髓麻醉导致呼吸抑制,患者会有明显的胸闷,应立即予以吸氧。患者若有二氧化碳蓄积则会烦躁,可监测血气。血气结果欠佳、烦躁、年老体弱者应立即建立辅助通气。低血压可补充血容量并用升血压药物。

2. 穿刺误入蛛网膜下腔穿刺点在 L_1 以上　如果穿刺点在 L_1 以上,硬膜外穿刺误入蛛网膜下腔时,脑脊液快速涌出,没有经验的麻醉医师由于害怕,一般会立即拔针,这实际上是不对的。这时一般不赞成置管作连续脊麻,因为置管有可能损伤脊髓,但千万不可立即拔针,而是必须堵住针尾部,注入 20~30ml 生理盐水再拔针。此举是防治头痛的最有效的办法,任何其他方法诸如平卧、大量补液等都收效甚微。

3. 穿刺误入蛛网膜下腔穿刺点在 L_1 以下　穿刺点位置在 L_1 以下,无置管损伤脊髓之虞,可置管做连续脊麻,每次注入 2% 利多卡因 1ml,可维持脊麻 50 分钟左右。术毕再注入 20ml 生理盐水后拔管。

4. 脊髓损伤和脊神经损伤的预防　穿刺针对脊髓的贯穿损伤等有关教科书上都有谈及,建议加用皮质激素。

5. 置管误入蛛网膜下腔　如果穿刺成功,插管后发现误入蛛网膜下腔,可以固定导管,平卧,做连续脊麻,每次注入 2% 利多卡因 1ml,可维持阻滞作用 50 分钟左右。术毕再注入 20ml 生理盐水后拔管。

六、术后镇痛

误入蛛网膜下腔后的连续脊髓麻醉,术后可在蛛网膜下腔内注射 0.1mg 吗啡,拔管后用静脉镇痛泵,不可用硬膜外镇痛泵,因为局麻药和麻醉性镇痛药均难以控制,且长时间留管有细菌感染造成脑脊髓膜炎的可能。

七、术后头痛的预防和处理

穿刺、置管误入蛛网膜下腔最常见的并发症就是头痛。前者穿孔面积大,损伤大,头痛症状肯定较严重;后者是导管刺破硬脊膜,针孔面积较小,症状较轻。预防头痛最有效的防治办法是往硬膜外腔或蛛网膜下腔注入生理盐水 20~30ml。此外,去枕平卧 72 小时、不要坐起来或下床走动是十分必要的,同时应加大补液量,因为补液量不足,患者相对脱水也可加重颅内低压引起的头痛。此外,低血压也可加重低颅压,应予以及时纠正。对于严重头痛的患者,必要时给予心理辅导。

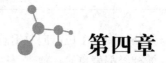

第四章

颈丛神经阻滞方法和要求的探讨

目前许多医院颈部外科手术都采用全身麻醉,颈丛神经阻滞已经很少使用,这有麻醉医师及医疗机构追求经济效益的原因,也有麻醉医师阻滞技术不过关的原因。颈部外科手术如果采用全麻,一方面短小手术得不偿失,另一方面全麻下手术开始时经常麻醉深度不够,手术结束时麻醉医师为了追求尽快苏醒而过早停用麻醉药物,导致手术后期患者疼痛和术中知晓。而神经阻滞或神经阻滞联合浅静脉全麻则可以避免这些情况的发生,达到最佳麻醉效果。完美的颈丛神经阻滞下外科手术时患者可完全清醒而且毫无疼痛,患者、手术医师、麻醉医师均会感到十分满意。怎样才能打一个完美的颈丛神经阻滞呢?现就颈丛神经的解剖、颈丛神经阻滞的方法及经常失败或阻滞不全的原因,谈谈个人的一些看法。

一、颈部的神经解剖

颈部的神经特别丰富,主要有颈丛神经、臂丛神经、迷走神经、副神经、舌下神经、颈交感干等。颈丛由第 1~4 颈部脊神经的前支组成,依次互相吻合成三个神经袢并发出分支。解剖位置位于肩胛提肌和中斜角肌的前方,第 1~4 颈椎的前外侧、胸锁乳突肌的深面。分为浅、深两组,浅丛从胸锁乳突肌后缘中点(通常作为浅颈丛阻滞的穿刺点)穿出,有 4 条分支,分别呈后上、升、横、降三个位方向放射状分布走行,枕小神经、耳大神经和颈横神经都来自 C_{2-3} 前支,枕小神经分布于枕部的皮肤,而耳大神经则分布于耳廓和腮腺部位的皮肤,颈横神经横跨胸锁乳突肌中份表面行向前,分布到颈前区的皮肤。锁骨上神经来自 C_{3-4} 神经的前支,分内侧、中间、外侧三支,越过锁骨浅出,分布到颈前外侧部、胸上部(第 2 肋以上)和肩部的皮肤。颈丛深支则支配颈部深肌、肩胛提肌、舌骨下肌群和膈肌。由于深支从颈丛初始部位分出,临床上不可能单纯阻滞深颈丛神经,也没有必要单纯阻滞颈丛深支。要么单纯阻滞浅颈丛神经,要么阻滞颈丛神经使浅、深两组均被阻滞,临床上说的深颈丛阻滞实际上就是阻滞颈丛神经。

二、颈丛神经阻滞的方法

颈丛阻滞包括浅颈丛阻滞和深颈丛阻滞。有关教科书、参考书上的内容均有谈及。实际操作中如果完全按照参考书上的操作步骤进行,有时阻滞效果难以保证。一般仅作双侧浅颈丛阻滞就可满足绝大多数手术要求,最多加一侧深颈丛阻滞。我们的操作方法是,抽局麻药(推荐用 0.375% 布比卡因)10~15ml,在胸锁乳突肌后缘中点处进针,相当于胸锁乳突肌后缘与颈外静脉交汇点附近,穿刺点定位不一定要求很严格,针尖突破颈阔肌回抽无血后,快速注射完毕,局部按揉,使局麻药向四周充分扩散,另在胸锁乳突肌后缘锁骨上 2cm 处进针,刺破颈阔肌回抽无血后注入局麻药 5ml,目的是阻滞浅颈丛的锁骨上神经分支,两侧浅颈丛需要同时阻滞。用针头测试阻滞范围,看是否满足手术野要求,如果不能满足则需要适当追加局麻药,这一点很重要,许多医院的麻醉医师不这样做,颈丛阻滞效果不确切。如果切口位置低,必要时做切口局部封闭。深颈丛阻滞方法与一般参考书基本一致,只是我们在确认回抽无血、针尖不在血管内后,立即快速注入局麻药物,这样药物扩散会更广一点。

三、颈丛阻滞的要点

要达到很好的阻滞效果,必须强调如下几点:

1. 浅颈丛注射药量要大　浅颈丛神经在胸锁乳突肌后缘向前、上、下呈扇叶状分布,必须有足够大的药量才可把这些扇叶状分布的神经阻滞到。有些麻醉医师在阻滞浅颈丛时用量过小,所以效果不完善。

2. 注射速度要快　快速注射的目的是希望药量迅速向四周扩散,注射的局麻药在颈阔肌下把颈阔肌迅速顶起来,局麻药就更容易向四周扩散。扩散开了,就会产生好的阻滞效果。深颈丛阻滞同样也要求尽快注药,目的也是希望扩散更广。

3. 注射后按揉　同样,在注射结束后,应该迅速按压、搓揉穿刺点,使局麻药尽可能扩散开来,从而尽可能达到好的阻滞效果。

4. 锁骨上神经阻滞、切口局部封闭　由于锁骨上神经的解剖变异较大,有时阻滞效果不太满意。如果有深颈丛阻滞,一般浅颈丛的锁骨上分支就不需要追加阻滞了,但如果仅仅是两侧单纯浅颈丛阻滞,则需要在胸锁乳突肌后缘锁骨上 2cm 处追加锁骨上神经阻滞。有的外科医师根据患者的美容要求,切口位置很低,我们必须测试切口的阻滞效果,如果有痛则需要做切口局部封闭。

5. 测试平面　神经阻滞药物注射结束后,应该测试阻滞效果,必须确认整个手术野均无痛,才可让外科医师消毒手术。如果阻滞不满意,必须适当追加局麻药,再测试,直到完全无痛为止。有许多麻醉医师在打完局麻药物后,立即让外科医师消毒,结果有可能出现阻滞不完全。

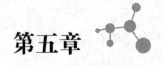

第五章

乳腺手术的肋间神经阻滞术

乳腺肿瘤手术时，由于暂时不能确定肿瘤是否恶性，需要切下肿瘤作快速冷冻切片以明确病理诊断。这类患者由于手术数量特别大，手术的特点是"短平快"，如果每一个患者均予全麻，那么麻醉医师的工作量太大！对患者来说如果是良性肿瘤直接用全麻，不但经济上不划算，医保局也不答应。如果用局部麻醉，有些患者的肿块小且质地软（由于患者自我防范意识的增强，越来越小的早期肿瘤被发现），局部麻醉后局部肿起则难以摸出肿瘤，给手术医师在手术过程中寻找肿瘤带来困难，更重要的是局麻效果比较差，难以确保患者无痛。为了解决这些问题，多年来我们上海肿瘤医院麻醉科对这类患者采取肋间神经阻滞麻醉，不但节省医疗费用，同时也节省了送快速冷冻切片后漫长的等待时间，而且给手术医师和麻醉医师的工作都带来了很大方便。

一、肋间神经阻滞的适应证和禁忌证

理论上所有乳腺肿块手术均是适应证，尤其是对于肿块小、质地柔软、性质不确定的肿块。由于肋间神经阻滞所需要的操作时间短，可许多患者同时进行，打好后患者可等待手术，而全麻则需要尽快手术。经过肋间神经阻滞下乳腺肿块短小手术切除肿块后，患者不需要复苏，可在休息室等候快速冷冻切片报告,冰冻报告为良性肿块的患者可送回病房,可立即正常进食或直接出院,如果是恶性,则需要马上进一步全麻下手术。特别肥胖的患者的肋骨可能难以触及,应该避免肋间神经阻滞,因为这样可能会造成穿刺针误刺胸膜。此外,由于要对 T_{2-6} 至少3根肋间神经阻滞,穿刺点至少为3点,需要和患者沟通好,取得他们的合作,对疼痛特别敏感的患者也不宜作肋间神经阻滞麻醉。

二、解剖和方法

脊神经的前后根合并成脊神经后沿着肋骨内面稍下行走在肋间内肌和肋间最内肌之间,第1肋间神经分出一大支加入臂丛神经,一小支分布于第1肋间,第2~6肋间神经行走于相应的肋间隙,于肋角前方发出一侧支向前下行走于肋骨的下缘,肌支分布于相应的肋间肌等肌肉,皮支有2支,一支是外侧皮支,在肋角前分出后分布于胸侧壁和肩胛区的皮肤,另外一支是前皮支,在近胸骨侧缘处穿出,分布于胸前壁的皮肤等。第4~6肋间神经的外侧皮支和第2~4肋间神经的前皮支都分布到乳房。肋间神经行走在肋间后血管的下方,这实际上是人类进化的产物,是为了防止外来损伤由肋骨担负起对血管和神经的保护责任。

一般来说,肩胛下角线处是肋骨最为后凸的地方,因此,传统的肋间神经阻滞的进针点就在此。然而,由于肩胛对第1~5肋骨的阻挡,我们无法在此处垂直进针,我们在乳腺外的肋角处附近大约腋中线到腋前线之间的肋骨清晰处进针,触及肋骨后把针尖下滑至肋骨下缘,刺破肋间内肌腱膜,向患者肋弓的方向倾斜注射器尾部,使针尖稍向肋骨后滑,回抽无血后快速注入 0.375% 布比卡因 4~5ml。根据手术范围的大小的不同,一般可阻滞第2-6肋间神经。由于肋角在前锯肌的附近,穿刺点有时难以定位,此时我们可以选择离肋角最近的肋骨最清晰处进针,注射速度要快,目的是希望局麻药可向肋角方向扩散,阻滞更完善。注射完毕后必须用针尖测试阻滞平面,如果阻滞不完善则需要在穿刺点附近沿肋骨下缘稍稍移动,更换穿刺点重新穿刺阻滞肋间神经,直到阻滞完善为止。有些患者由于神经的变异等因素影响,镇痛效果不佳,也不必强求,可请手术医师追加局麻或由麻醉医师加少许静脉麻醉药。

三、要 点

乳腺手术肋间神经阻滞的操作要求尽量把穿刺针的尖端刺破肋间内肌腱膜后扎到肋骨下缘后稍上,即脊神经的解剖位置所在。这样阻滞的效果可能会确切一些。另外,操作时应该嘱患者不能咳嗽、保持安静,否则如果胸廓剧烈起伏可导致刺破胸膜,造成气胸。

四、并发症及处理

肋间神经阻滞对乳腺外侧手术效果一般较好,乳腺内侧及乳晕部位则效果有时不太确切。手术时如果有必要需要追加局麻,此时需要的局麻药量一般要比无肋间神经阻滞时少得多。这可能与乳腺内侧有对侧脊神经末梢分布有关。针尖刺破胸膜一般也可自行痊愈,发生气胸一般可自行吸收。但如果刺破肋间血管造成血气胸则不一样,胸腔负压可使出血难以停止。因此乳腺手术肋间神经阻滞后,应该告诉患者,如果有不适特别是呼吸困难应该及时就医。

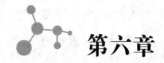

第六章

气管插管和困难气管插管

　　临床麻醉医师必须掌握气管插管技术,尤其是困难气管插管,如果处理不当就可酿成大错,危及患者生命,同时对麻醉医师的执业生涯造成很大的影响。怎样顺利完成气管插管尤其是困难气管插管是每个麻醉医师每天日常工作中必须考虑的最重要的一个部分,也是保证医疗安全最重要的一个环节。

一、插管前准备

　　1. 机器及设备的检查　所有麻醉操作前必须检查麻醉机、监护仪、氧气、插管用具,包括喉镜亮度、负压吸引装置等。

　　2. 给氧及驱氮、驱 CO_2　插管前给患者大潮气量经面罩加压给氧的目的是使血氧分压快速升高、血二氧化碳分压迅速降低。一次纯氧大潮气量吸气后松开面罩,呼气结束后再扣上面罩给纯氧,可保证每次吸入气中无重吸入的氮气,反复操作可使患者迅速驱氮,迅速提高患者的血氧分压、降低血二氧化碳分压,增加患者在插管时对呼吸停止的耐受性。

　　3. 保持呼吸道通畅的方法　多数患者只要头后仰,被扣上面罩就可顺利加压通气,但有些肥胖、短颈患者等在对其面罩加压时难以通气,原因是舌根后坠导致呼吸道不通畅。插管操作者一般可把患者的下颏先朝脚方向推再向上提起,可减轻舌根后坠,呼吸道能立即通畅,仍然不通畅的患者可予放置口咽通气道、鼻咽通气道再通气。

二、患者体位

教科书上介绍的插管体位只有两种,一种是经典式体位,已经很少有麻醉医师使用,比较常用的是修正式体位,操作者应使患者头部尽量后仰再垫高枕头。有些医院的麻醉医师在给患者气管插管时喜欢把患者的枕头抽掉,患者的头位介于经典式与修正式之间,显然去枕不并能使口、咽、喉三条轴线尽量重合,本人认为这仅仅在一些颈椎关节严重病变无法后仰时可采取的体位,一般无特别意义。

三、插管过程

操作者应该用右手握住喉镜柄,先用喉镜片挑患者的下唇,左手拇指与中指交叉轻推患者的上下牙,使患者张口,慢慢把喉镜片完全插入,换左手握镜柄的中下部,把患者的舌向左挪开,向前、上轻提镜柄,慢慢后退,寻找会厌,找到会厌后把镜片的前端放在舌根和会厌之间,轻轻上提就可看到声门,看不到声门时可前后左右移动厚喉片的前端,可找到声门或确定声门的大概位置。操作者应尽量看清声门,看清声门后固定喉镜,轻轻插入气管导管。实在看不清声门时,可确定会厌根部后面中点大概所在,这里就是应该把气管导管前端应该放置的地点,对准后拔掉导管芯,轻轻探寻到声门就可以插管。

四、插管损伤及其预防和处理

有些麻醉医师插管时过于担心患者呼吸停止、缺氧,动作十分急躁、粗暴,导致患者上、下唇、牙齿、口腔及咽喉部黏膜损伤。其实在吸氧、驱氮以及降低血二氧化碳分压后,患者耐受呼吸暂停的时间为 3~5 分钟,也就是说麻醉医师大可不必过于急躁。对于门牙为独牙、松牙、缺牙等情况,应该用纱布临时充填,加倍小心,以免造成损伤。如果反复插管或已经造成了黏膜损伤、出血,应该静脉注射地塞米松 5~10mg,这样可减轻声门组织水肿。

五、确认导管在气管内

气管导管插入后前端的位置只有两种可能:一是食管,二是气管。确定气管导管在气管内的方法有:

1. **看**　给气时可见患者胸廓抬动、特别是看见锁骨、胸骨抬动,可确定在气管内。麻醉医师半蹲下身体,使视线与患者的胸、腹部平面平行,这样最容易看清患者胸廓的抬动。呼气时看到气管导管内出现白雾也可基本确定导管在气道内。如果导管被插进入食管则仅可看到剑突下形成球形隆起。

2. **听**　操作者可附耳气管导管接头处,轻压患者胸廓,如果导管在气管内有时可听到气体从导管内出来,但有时即使导管在气管内也听不出,因此不是绝对的。比较确定的方法是借助于听诊器,在通气时听呼吸音,有无呼吸音、上下、左右两侧是否对称可确定导管是否在气管内以及是否在支气管内。

3. **测**　通过监护仪上的 $ETCO_2$ 检测可确定气管导管是否位于气道,$ETCO_2$ 波形、数值出现在监护仪上则可确认气管导管位于气道内,这是金指标。有条件的单位应该在插管后立即接上有 $ETCO_2$ 的监护仪,因为这样可迅速确定导管是否在气道内。

六、气道痉挛的预防

有时候插管和拔管时患者出现喉头痉挛,表现为"鸡鸣"样声音,插管后气道阻力特别大,使麻醉医师甚至不相信导管在气道内,这实际上是气管和支气管痉挛。喉部肌肉为横纹肌,对肌肉松弛剂敏感,随着肌松剂的起作用,很快会消失,但气管、支气管平滑肌痉挛导致的气道压力升高处理起来比较棘手,最重要的是预防,一般是全麻必须达到一定的深度、肌松剂作用完善后方可插管,麻醉过浅、插管过早是其主要原因。插管后阻力特大操作者先要确认导管是否在气管内,听诊不确定时可接呼气末二氧化碳监测,如果导管在气管内,即使潮气量很小,呼出气体内的 CO_2 也会被测出。如果测出呼气末二氧化碳并且有波形,可肯定在气管内,反之则应该立即拔出气管导管重插。对于下呼吸道痉挛,可采用的方法有:加深麻醉、静脉注射肾上腺皮质激素、氯胺酮、平滑肌解痉药如硫酸镁等。

七、困 难 气 道

评估困难气道的方法在传统教科书上有很多,也有很多分类方法,按照是否有气道疾病可简单分为生理性困难气道和病理性困难气道。

1. **生理性困难气道** 患者身体本身特质,包括肥胖、短项、口小、小下巴、头后仰困难等。强直性脊柱炎、颈椎骨折等患者在生理状态下颈椎活动受限也使得插管时暴露困难。

2. **病理性困难气道** 由于疾病导致的气道狭窄,口、面部外伤后瘢痕挛缩导致口小或张口困难、肿瘤或肿瘤转移扩散形成声门上占位,导致吸气性呼吸困难;声门下占位、气管受压包括胸骨后巨大甲状腺、纵隔肿瘤等导致呼气性呼吸困难,是困难气道中最常见的原因。

有困难气道的患者全麻后有可能加压给氧困难,有时候暴露声门困难或气管导管即使过了声门但难以进一步插入是困难插管的困难所在。

八、困 难 插 管

（一）事先气道评估有困难者可采取的措施

1. **清醒气管插管** 术前估计有插管困难的患者,如胸腺瘤、胸骨后巨大甲状腺、纵隔肿瘤、显著颈短、肥胖者等,可对其进行清醒气管插管。

2. **氯琥珀胆碱诱导** 尽管许多麻醉医师对氯琥珀胆碱肌松插管嗤之以鼻,但氯琥珀胆碱还是有其独特的优势,即肌松效果好、维持时间短,万一插不进导管,患者呼吸会很快回来。对困难插管不失为一个好的选择。但如果反复插管在追加氯琥珀胆碱后也应该追加全麻药物,以达到必要的麻醉深度。

3. **气管第一环状软骨间隙定位** 麻醉插管医师在插管前必须给第一环状软骨间隙定位,包括记号笔定位和针头甚至先插入导引钢丝定位。万一插不进导管而患者的血氧饱和度急剧下降时,可紧急处理,包括紧急气管切开、急救套管插管等。

4. **插管辅助设备** 包括五官科用的间接喉镜、可视喉镜、纤维支气管镜、急救插管套装等。

（二）意外插管困难

临床上许多困难插管的情况则是意外事件,事先未估计到患者的插管难度。张口困难、牙齿畸形、看不到声门、声门关闭,甚至看不到会厌,都是困难插管时经常遇到的情形。插管医师需要做的事情最重要的有两件:一是寻找声门口。对于可张口的患者,在用喉镜暴露后,看不到声门时可先试探盲探气管插管,插管助手应该站在患者的左侧,用右手握住喉镜尾部,帮助操作者向前、向上提起,左手前后左右按压患者的甲状软骨,直到操作者能看清声门,这样既可使声门暴露更清楚又可减少损伤患者牙齿的危险。如果暴露声门不成功,可用五官科检查用的间接喉镜反光寻找声门口,哪怕是声门后裂隙,可判断声门大概的位置,也可用可视喉镜通过屈光折射成像,看清声门的位置;没有上述条件时,可把导管沿着会厌根部向上前后左右移动,感觉导管的前端有"空感"或"脱空感"就说明导管前端斜面对准了声门或已经进入气管内;二是把气管导管的前端对准声门口插管。有时插管困难是由于助手把导管芯拔掉后,导管前端斜面就从声门口离开了,正确的方法是把导管前端斜面对准声门口后,稍稍前插,使斜面顶住声门口,拔导芯时可尽可能防止气管导管前端的斜面移位。

(三)困难气管插管的应对措施

1. 高频喷射通气 为了防止患者缺氧,或者由于肌松剂的作用患者无自主呼吸时,面罩加压给氧无法给进时,可考虑高频喷射通气。具体方法有经环甲膜高频喷射通气和经口高频喷射通气两种方法。前者是将一粗针头经环甲膜插入气管内,针尖指向气管隆嵴,高频喷射通气,效率高,但有 CO_2 蓄积,可短时间使用;后者是把通气端尽量放近声门,高频通气,特点是操作方便,但通气效率低,效果不十分确切,紧急时可使用。

2. 喉罩通气插管 困难气管插管时,喉罩也是一个不错的选择,一方面可用于临时通气,甚至可作为整个麻醉过程中机械通气的用具,尽管喉罩为不稳定人工气道,麻醉过程中有可能发生移位、食管通气、喉罩堵住气道等;另一方面,二代喉罩可用于辅助气管插管。有些困难插管的病例,借助喉罩气管插管可轻而易举地插入气管导管。

3. 借助插管探条插管 插管探条对可张口但难以看到声门的患者是一个不错的选择,尤其是没有纤支镜的医院。

(1)选择导管:可选用 ID6.5mm 或 ID6.0mm 的气管导管,使导管内径与插管探条的外径(5.0mm)相仿,并给探条和导管适当润滑。

（2）插入探条：看不到声门或看不到会厌时，可先借助喉镜尽量暴露，把插入探条绕到会厌的后面轻轻前插探条，遇有阻力则稍稍后退，把探条的前端前后左右移动，寻找"空感"或"脱空感"，有"脱空感"则可轻轻插入探条，也可稍稍弯曲探条前端再试。过声门约 5~10cm 后，可停止送探条。插入探条时若遇有"黏滞阻力"则可能进入食管。把气管导管套入探条中，探条露出导管接头后，立即连通导管一起插入气管内 5cm 左右，握住探条，单送导管，待导管进入 22cm 左右时拔出探条即可。

（3）送管技术：有时把气管导管套入探条后送管困难，这有两个原因：一是导管内径比探条外径大许多，在声门口上弯曲时导管斜面离开探条很远，容易被声带阻挡，导致送管困难，勉强用暴力插管可损伤声带；二是探条打折。解决的办法是换细一点的气管导管，另外，需在使探条外端外露的前提下，把探条尽量插入过声门 10cm，这样探条在气管内有一定的长度，与声门上探条就成一较大的钝角，探条就不易再打折，送入探条就会比较容易。本人发明的箭头侧孔式气管导管前端为圆钝的锥形，可通过插管探条、纤维支气管镜及吸痰管，不但显著地降低可能的气管插管损伤，同时在使用插管探条和纤维支气管镜插管时送管十分容易。

（4）借助插管探条双腔管插管：双腔管由于其独特的结构，插管比单腔管困难得多，困难插管的机会因此多于单腔管插管。由于双腔管较长，如果按照常规先插探条再套入双腔管探条是不可能够长的。这里我们总结的办法是先把探条涂上润滑油，再把双腔管导管芯拔掉，套入探条，当探条尾端从双腔管的尾端露出 2cm 时，由助手抓住探条，喉镜暴露后，插管者与助手同时连同导管和探条一起送，探条找到声门后进 10cm 以上，改由插管者握住探条送管过声门，根据左右管的要求转动导管，慢慢送管即可。

4. 经鼻气管插管　有些患者在喉镜暴露下因声门高而难以看到,这时鼻插是个不错的选择,因为经鼻插管时,气管导管前端过后鼻孔后,形成的弧度正好把气管导管指向上面,许多困难气管插管口插改为鼻插往往会变得十分容易。

5. 逆行气管插管　既往有些麻醉医师对插管困难的患者采用逆行气管插管,就是把硬膜外导管从第一环状软骨下向口腔内插入,再把气管导管套入硬膜外导管中,送入气管导管。选用的气管导管须较细。由于硬膜外导管细而软,过声门有时困难,另外,在把气管导管沿着硬膜外导管向气管内送入时经常受到声带的阻碍,导致送管困难及逆行气管插管失败。本人发明的铅笔型逆行气管插管导芯、导引线很好地解决了这一问题。具体方法是:用穿刺针在第一环状软骨间隙处刺入气管,向声门方向把导引线(钢丝)向口腔送入,退出穿刺针,用一小血管钳夹住导引钢丝的尾部,把导引线插入铅笔型逆行气管插管导芯,送入导芯达到气管壁,再将气管导管套入导芯内到达气管壁,拔除导芯和导引线即可。导引钢丝相对于硬膜外导管的优点是更容易送入口腔内,而导芯前端尖,因此容易到达气管壁而不受声带的阻碍。气管导管套入内径与之相仿的导芯也可免受声带的阻碍,因此逆行气管插管容易成功。导芯和导管前移受阻时说明导芯和导管前端已经到达穿刺点附近。但也有导管前端在声门上受阻的情况发生,要确认可给导管的套囊充气,接上麻醉机给贮气囊加压,如果不漏气说明导管在气管内,反之说明在声门上。应旋转导管轻轻插管或更换更细的导管插管。确认导管在气管内后,可再向隆突稍进,达到通常插管时的深度即可。这种方法插管成功率高,尤其是在基层单位无纤维支气管镜等昂贵设备时是一价廉物美的可选设备。

6. 纤维支气管镜辅助气管插管　有纤维支气管镜的医院,在遇到可能困难气管插管的患者时,应该尽早选用纤支镜插管,因为这样成功率高、损伤小。先把气管导管套入纤维支气镜的根部,用45℃温水给纤支镜的镜头加温,使镜头与口腔内的温差不会太大,如果温差太大镜头会起雾,导致操作者的视野不清楚。对于口腔结构复杂的患者也可由助手先用喉镜初步暴露,再插纤支镜时镜头的前端可直接到达声门口附近。也可把气管导管先插至声门口上再从气管导管插入纤维支气管镜,原理是一样的。用小儿纤支镜辅助插管时,必须先把气管导管插到咽喉部,再用小儿纤支镜经过气管导管插入咽喉部寻找声门口。插入纤支镜后应该插过声门10cm,再送管,这样可保证送管时不至于纤支镜打折,使送管更容易。

纤维支气管镜辅助气管插管也非万能,主要有两个原因。一是找不到声门。有时由于反复插管,声门及梨状窝出血水肿,纤维支气管镜也难以看清声门的位置。这时可从第一环状软骨间隙逆行插入导引线,把气管导管套入导引线,再把纤维支气管镜插入气管导管内,导引线可引导气管导管直达声门,再用纤维支气管镜寻找声门就十分容易。待纤维支气管镜进入气管内后可拔出导引线,送入气管导管。二是送管困难。目前临床上常用的气管导管前端一斜面,常受阻于声带,尤其是声门高的困难插管病例。本人发明的箭头侧孔式气管导管很好地解决了这一问题。这种导管前端为圆钝的锥形,可"紧紧地抱住"纤维支气管镜的镜杆,免受声带的阻碍,使送管十分容易。

为了避免送管困难,应该选择镜杆较粗的纤维支气管镜辅助插管,同时应该尽量选择内径较小的气管导管,以便镜杆的外径与导管的内径不要悬殊太大。小儿纤维支气管镜内径一般在3.5~3.7mm,常用于双腔管的定位,不宜用于辅助气管插管。勉强用于气管插管,不但有时送管困难导致插管失败,还容易损伤甚至折断纤维支气管镜的镜杆。

临床麻醉气管插管时所需要的时间一般在1分钟之内,患者可耐受缺氧和二氧化碳蓄积的时间在3~5分钟,实在不行可给患者面罩加压给氧快速通气,因此不需要急躁,插管动作一定要轻柔、迅速,以免对呼吸道黏膜造成损伤,导致出血、手术后咽喉部疼痛。选用气管导管应该按照"细管原则",因为细管更容易"找到"声门口、更容易通过声门口,通常体重 70kg 的患者,采用内径为 6.5mm 甚至 6.0mm 的气管导管通气,潮气量在 500ml 时,对气道阻力是没有影响的。在看不到声门口时,前后左右移动导管的前端"寻找"声门口的感觉十分重要,千万不要认为只要把导管前端朝上、正中位就可拔掉导管芯插管,因为这样不能肯定导管的前端已经对准了声门口。

九、气管插管意外死亡的原因及预防

气管插管不成功导致患者意外死亡虽然发生率极低,但一旦发生其后果极为严重。其主要原因是反复、多人插管,使得导管的前端对声门及喉头造成损伤导致急性喉头水肿、喉痉挛等。临床上最主要的原因除了患者本身气道因素外,声门关闭是最常见的因素。全麻诱导时如果经外周静脉给药,在全麻药和肌松剂发挥最大药效前尝试插管可激惹气道,导致迷走神经兴奋,后果是气道痉挛、声门关闭。有些患者在全麻诱导后声门并不开启,或只开有一条小缝,这种状态下气管导管难以通过声门,勉强插管则容易损伤。预防措施是插管医师操作应该尽可能轻柔,不可强行用暴力插管,一般三人插管未进应该暂停插管,给患者充分辅助通气供氧并且排出二氧化碳,同时予以静脉注射地塞米松 10mg,减轻喉头水肿,再改用别的方法插管或暂停手术。

十、急 救 措 施

插管困难而加压给氧又加不进氧气时是十分危险的,随着患者血氧饱和度的急剧下降,此时麻醉医师需要当机立断。急救措施包括：

1. 气管内高频通气　插管困难而加压给氧无效时最有效的方法是经环甲膜穿刺高频通气。任何医院的麻醉科都应该时刻准备好这一应急措施。把一粗针头消毒好，外接一肝素帽接头，用时把连接带水注射器的针头刺入环甲膜，回抽有气泡说明针头在气管内，卸下注射器，接上肝素帽，把高频通气针插入肝素帽内，打开高频通气机即可通气。

2. 喉罩通气　喉罩是最简便的方法，紧急时可以优先考虑。

3. 双套囊导管通气　如果喉罩通气不能奏效，也可用双套囊导管插入后通气。无论导管前端到达食管还是气管，给双套囊分别充气，分别给两个接口通气，胸廓有效抬起、呼吸音好者为继续通气接口。

4. 经环甲膜穿刺急救插管　选择经环甲膜穿刺急救插管包，在第一环状软骨间隙处穿刺，置入导引钢丝和扩张器，插入导管后可迅速通气。

5. 急救气管切开插管　必要时紧急气管切开气管插管通气：用一有盐水的注射器插入第一环状软骨间隙，回抽有气泡则证明针头在气管内，沿针头位置的间隙横切一个小口，用一大血管钳插入小切口内，拔出针头，先横向张开血管钳，再纵向张开血管钳，插入一内径为 5.5~6.0mm 的气管导管，给套囊充气后可紧急通气。注意紧急气管切开气管插管有别于气管造口（切开）术，前者仅需 1 分钟，不用考虑无菌、出血、美观等，讲究的是争分夺秒，而后者则是一个外科手术的名称，需要 10 分钟乃至半小时不等，一般不需考虑手术所需要的时间。

如果声门没有关闭，第 2、3 种方法就可奏效，但如果喉痉挛、声门关闭，必须采用第 1、4、5 种方法才可急救。

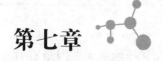

第七章

双腔管插管和管理的临床要点

很多医院都有胸外科手术,一般需要肺隔离的手术均需要插双腔管,有些胸外科医师,为了手术操作方便,食管、纵隔等手术也希望插双腔管。因此,双腔管目前使用越来越普遍。双腔管插管操作及管理时,有些问题需要引起麻醉医师的注意,传统教科书上鲜有谈及,这些要点包括:

1. 对侧插管原则 在选择双腔管时,根据手术部位的不同,选择的导管有所不同。一般下肺叶手术估计操作不太复杂可从节省费用的角度考虑可选择单腔管,也可选择双腔管。如果是其他肺叶手术,则应插双腔管。同时应该根据对侧原则选择双腔管,即左侧手术选右管,右侧手术选左管。其主要目的是:如果同侧插管,手术医师操作、牵拉肺等可导致套囊移位,使导管的套囊在主支气管壁上摩擦,造成黏膜损伤出血、水肿,此外,同侧插管不利于吸痰,可能导致肿瘤扩散、感染播散(套囊滞留可能含有肿瘤脱落细胞及脓液),手术操作也可压破甚至切破气管壁、套囊。同时,如果手术过程中改作一侧全肺切除,同侧双腔管插管则无法完成手术。有些麻醉医师几乎所有开胸手术均用左侧双腔管,实际上是错误的,没有考虑对侧插管原则。

2. 导管芯 与单腔管插管的区别在于,双腔管比较粗,插管时导管经常要阻碍麻醉医师的视线,因此暴露时要用喉镜片最大限度地把患者的舌向左推移,使镜片与右侧口角之间的空间尽可能大。导管芯也与单腔管芯不同,单腔管插管时在导管前端过声门后必须拔除导芯,以免对声门、气管黏膜造成损伤,而双腔管的管芯是塑形的,目的是让导管的前端塑造的形状更容易适应支气管的解剖角度,因此尽量不要弯曲导管及导管芯,特别是插左管时。一般插双腔管时,应该把导管插到底,再拔除导管芯。遇到阻力不能再进,说明导管在气道内,如果导管可无限插入说明导管在食管。给套囊充气,接麻醉机通气,听呼吸音确定双腔管的位置,必要时看气道阻力,如果很大则应放掉气囊稍退出导管,再充气,听两肺的呼吸音和气道阻力,进一步确定双腔管的位置。肺困难插管时有的医师把导管最前端弯曲,但过声门后就要把导管芯拔掉,以免插管时导管对气管壁黏膜造成损伤。即使有纤维支气管镜定位,导芯也不应过早拔除,因为用导管芯对位成功机会更大,有时候把纤维支气管镜前端送入一侧主支气管后,送管也困难。

3. **导管转正** 插双腔管时,一旦导管前端过了声门后,应该立即转正导管,再继续往前进。如果未及时转正导管,导管深入一段气管后再转则难以按照操作者的意图转正位置,造成导管前端的套囊位置不佳。具体方法是:插左管时先把导管尾端朝右平放,导管过声门后,立即按逆时针方向旋转 90°,这样导管的前端就能适应声门及气管的解剖形态,减少继续前进时对黏膜的损伤,再前进时导管前端的塑形正好与主支气管的位置一致。插右管时,应该先把导管向左平放,前端过声门后立即按顺时针方向旋转 90°。目的与上述左管插管时一样。

4. **吸痰管** 一般双腔管盒子里面有 3-4 根吸痰管,应做好标记,左右分开使用,因为手术一侧的支气管的痰液、分泌物等中可能有脱落的癌细胞、细菌等,混用吸痰管有可能造成健侧肺被感染。口腔内是有菌的,更加不能混用,双腔管的吸痰管较细,吸口腔内的痰液效率低,应该另外用粗吸痰管吸痰。

5. **术中吸痰与张肺前吸痰** 胸外科手术时麻醉医师必须重视吸痰,一般至少吸痰 4 次:插管后、断支气管下标本时张肺前、关胸前、拔管前应该各吸一次痰。手术过程中，应该根据情况尽可能把痰吸干净，吸痰甚至关系到患者术后的生存机会。如果麻醉医师粗心大意，手术中没有给患者很好地吸痰，手术侧的痰液先向下流入支气管内，再随着呼吸被机器打进肺内，可造成感染、肿瘤扩散、手术后呼吸衰竭等，严重时可威胁到患者的生命。就感染而言，再好的抗生素都不如好的吸痰。

6. **听诊定位与纤维支气管镜定位**　插入双腔管后，需要确定双腔管套囊的位置是否在主支气管内，这样才能保证通气时整个一侧肺通气而对侧（手术侧）不通气。无论左右管，正确的位置是目的侧上下肺叶呼吸音均衡，而对侧无呼吸音。例如，插左管左侧通气时，右侧肺完全无呼吸音（需排除对侧呼吸音传导音）、左肺上、下均有呼吸音且强度一致才说明位置佳。有纤维支气管镜的医院，应该尽可能用纤支镜定位：左管定位先从右侧进，看见隆突时见左主支气管开口处有蓝色套囊说明位置基本正确，但仍然需要再从左管进，见到上叶支气管开口说明位置正确，通气时可保证左肺上、下叶均通气。插右管时应该先从左侧管进，看到隆突和右主支气管开口处有蓝色的套囊，说明位置基本正确，再从右侧管进，把纤支镜对准双腔管侧孔，如果见到上叶支气管开口说明位置正确。不同厂家的双腔管有所不同，患者的个体差异也比较大，不能根据麻醉医师的经验来简单定位。手术过程中由于各种原因套囊也可移位，必要时应该加以调整。

7. **双腔管套囊移位**　这是一个非常棘手的问题，麻醉医师应该深有体会，因为许多时候明明插管顺利，套囊的位置佳，但一转眼就发现通气阻力突然加大。这可能是因为：

（1）套囊内的压力过低，通气时自动移位。

（2）患者头部前倾和后仰，导致套囊移位。一般是麻醉医师或手术室护士在给患者摆放好体位后不经意地给患者活动了头部。

（3）从平卧位转为侧卧位时,导管的一端被固定在牙垫上,另一端在搬动过程中很容易移位。

（4）开胸后手术侧肺萎陷,纵隔由于重力的作用下沉,使得套囊在主支气管内移位。

（5）手术医师操作时牵扯肺组织,最容易使套囊移位。套囊的移位要么过深使通气阻力陡增,通气效率低,血氧饱和度下降,二氧化碳蓄积;要么过浅脱出,无法单肺通气。麻醉医师一旦发现后必须及时纠正。

8. 双腔管位置不佳时的处理　在发觉双腔管位置不佳时,如果有纤维支气管镜,可把双腔管拔至气管内,先把纤维支气管镜插入目的侧主支气管,再沿着纤维支气管镜送入导管。如果没有纤维支气管镜,可先把双腔管深插,再慢慢往后退管,直到气道压力好、呼吸音佳为止。左管退管应该慢,因为一旦退管至气管后,有可能难以再插入左主支气管。而右管往外拔管则相对轻松,即使拔至气管内,再插一般还是能插入右主支气管内。

9. 夹闭一侧导管　为了单肺通气,必须夹闭一侧通气管,那么夹哪里呢?双腔管设计有专门让麻醉医师夹管的地方,即三叉接口下方的软塑料管,这里的塑料材质适合长时间钳夹,其他地方都不能夹闭。有的麻醉医师干脆把螺纹管接在通气侧导管的接头上,这样也能通气,同时又减少了机械无效腔。

10. 危险并发症　双腔管插管及肺隔离通气有许多可能发生的并发症,如肿瘤播散、感染播散、肺损伤、肺大疱、复张性肺水肿、导管插破气管、支气管、低氧血症、高碳酸血症（低血压引起）等,麻醉医师的操作、管理一定要规范,千万不能随心所欲。低年资麻醉医师一般要在有经验的医师指导下完成一定数量的双腔管插管操作和管理后才能独立操作。

11. 套囊压力　插管成功后给双腔管的套囊充气时,应该考虑到两个因素,如果套囊的压力太低,手术医师的操作牵拉经常导致套囊移位,导致单肺通气失效。压力太大则导致套囊过于压迫支气管壁的黏膜,造成黏膜缺血损伤,因此麻醉医师应该慎重。

12. 间歇双肺通气 为了避免长时间单侧肺通气造成的肺损伤,可与外科医师沟通好,间歇双肺通气。一般间歇 1 小时,每次 5 分钟左右。

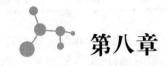

第八章

逆行气管插管

由于麻醉医师插管技术的进步和插管辅助设备的日益增多，逆行气管插管的适应证越来越少。然而在一些条件有限的基层医院，在无纤维支气管镜等辅助插管器械时，对估计有明显的插管困难的患者，可考虑直接用逆行气管插管。逆行气管插管有操作简单、成功率高、安全、实在插不进可迅速气管切开等优点，唯一的不足是需要在气管前穿刺。

一、插管前准备

逆行气管插管一般是对估计有明显的插管困难的患者使用，因此多数是清醒气管插管，环甲膜穿刺给气管黏膜表麻以及用表面麻醉剂喷喉给口腔、声门上的黏膜充分表麻尤为重要。为了防止意外发生，除了常规准备全麻设备外，应该把急救气管切开包准备好，以便于紧急气管切开。

二、传统逆行气管插管的方法

由于逆行气管插管的机会少，因此谈不上传统很成熟的逆行气管插管方法，但对于逆行气管插管一般教科书上和文献报道都有涉及。具体方法就是用硬膜外穿刺针在第一环状软骨间隙穿刺进入气管，带水注射器回抽有气泡说明针已经进入气管内,把硬膜外导管经穿刺针向口腔内插入,口腔内见到硬膜外导管时退针,夹住硬膜外导管的尾端,再把气管导管套入硬膜外导管中,送入气管导管。逆行气管插管选用的气管导管需较细,这样能使导管更容易通过声门。不足之处:硬膜外导管的刚性不足,有时难以送入口腔,同时由于硬膜外导管比较细,容易贴住气道壁,插管时送管也容易在声门上受阻。

三、我们的方法

临床麻醉工作中,极少数患者需要用到逆行气管插管。在逆行插管时,我们把既往的方法加以改进,发明了铅笔型逆行气管插管导芯、导引线,并且获得了国家专利。用注射器抽生理盐水 2ml,接上穿刺针,在第一环状软骨间隙进针穿刺,针尖指向口咽部,一边进针一边回抽,注射器内有气泡说明针尖已经进入气管内,把导引钢丝向口腔送入,当钢丝从口腔内露出时退出穿刺针,用一小血管钳夹住导引钢丝的尾部,目的是防止钢丝被拉进气管内。把导引线插入铅笔型逆行气管插管导芯,送入导芯达到气管壁,再将气管导管套入导芯内到达气管壁,拔除导芯和导引线即可。导引钢丝相对于硬膜外导管的优点是更容易送入口腔内,而导芯前端尖,因此容易到达气管壁而不受声带的阻碍。气管导管套入内径与之相仿的导芯也可免受声带的阻碍,因此逆行气管插管容易成功。操作要点是当导芯和导管前移受阻时说明导芯和导管前端已经到达穿刺点附近。但也有导管前端在声门上受阻的情况发生,要确认可给导管的套囊充气,接上麻醉机给贮气囊加压,不漏气说明导管在气管内,反之说明在声门上,可旋转导管轻轻插管或更换更细的导管插管。确认导管在气管内后,应该拔除导引钢丝,把导管再向气管隆嵴稍推进,达到通常插管时的深度即可。

四、插管困难的处理

逆行气管插管时应该尽可能一次成功,但也有不顺利的可能。在遇到不顺利的时候千万不能慌张,具体的情形有:

1. **导引线送不到口腔**　由于硬膜外导管是软的,如果患者的声门关闭,那么硬膜外导管就很难被送入口腔,这时可令患者咳嗽,一般硬膜外导管可被咳出,用血管钳夹出硬膜外导管即可。我们采用深静脉穿刺包中的导引钢丝替代硬膜外导管,可减少这一情况的发生。

2. **导管受阻于声门上**　导管口径越大,导管前端斜面的面积就越大,经过声门时越难。原因是声带形成的三角形裂隙容易卡住导管的斜面。因此,导管越细则相对越容易过声门。如果患者是清醒的,嘱患者吸气可张大声门,这时送管可比较容易过声门。对于全麻的患者,充足的肌松也可扩大声门,使得送管容易成功。

第九章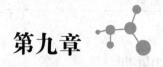

喉罩使用的探讨

喉罩的发明和使用给临床麻醉医师带来了很大的方便,目前临床上喉罩已经广泛用于急救通气、短小手术代替气管插管、借助喉罩气管插管用于困难气道的气管插管等。但是喉罩也有其缺点,例如喉罩为不稳定气道、不能吸痰或很难吸痰等。第一代喉罩仅仅可以作为简单通气工具,有口咽通气道和鼻咽通气道难以比拟的优点,如无误吸的可能、可加压通气等。第二代喉罩既可作为通气工具,又可辅助气管插管用于困难气道的气管插管。第三代喉罩还可以插胃管,这对于保持胃空有重要的意义。

一、喉罩的适应证和禁忌证

根据喉罩在临床上的使用情况,喉罩最适用于急救通气。有些困难插管的患者,特别是极度肥胖的患者,在用通常的方法托下颌经面罩加压给氧时,患者难以有效通气,此时患者的血氧饱和度急剧下降,麻醉医师必须当机立断,用喉罩通气通常是一个不错的选择。其次,喉罩用于短小手术代替气管导管机械通气,最好是保留自主呼吸,必要时也可以用麻醉机机械通气。一般半小时到 1 小时内可完成的手术可用喉罩完成,手术时间太长则难以保证。因为患者可能在手术过程中由于麻醉变浅、肌松剂作用消退等因素的影响下不自主活动,导致喉罩移位,出现漏气或给不进气等情况,另外,手术时间太长也不利于吸痰。长时间手术还是气管插管比较安全,实在气管插管困难又另当别论。不宜用喉罩作为临时气道麻醉的手术包括甲状腺体位手术和侧卧位手术等,因为这些体位下喉罩不易固定且容易移位。

二、插喉罩的方法

插喉罩的方法在教科书和许多文献上均有谈及,要求先在喉罩的背面涂上润滑油,抽干喉罩内的空气,先给予略低于全麻插管剂量的全麻药物,如果不考虑用机械通气可不用肌松剂,不必在喉镜暴露下就可直接插入喉罩。应该尽量把喉罩插在口腔的正中,给喉罩完全充气,接上麻醉机,观察贮气囊随着患者的自主呼吸的活动情况,判断喉罩的位置是否合适,也可直接给贮气囊加压,观察患者胸廓的抬动情况来判断是否有漏气、位置是否恰当等。喉罩插好后麻醉医师应该给患者垫上枕头,目的是使患者的头部稳定于这一姿势,防止喉罩移位。患者头后仰则喉罩前面与患者喉部接触变松,因此容易漏气,这就是为何喉罩不可以用于甲状腺体位的手术患者的原因。

三、喉罩的相关并发症

一般来说使用喉罩是比较安全的,如把喉罩作为通气道,保留患者的自主呼吸时是非常安全的。但是喉罩终究是不稳定气道,偶可引起严重的危险并发症。这些并发症包括:

1. **气道和食管双向通气**　手术过程中由于喉罩的移位可导致通气不畅,极少数情况可导致呼吸道和消化道双向通气。有用喉罩时气道和食管双向通气使得胃极度胀气、缺血而导致胃壁坏死而呼吸系统没有异常表现的案例。

2. **呼吸道梗阻**　手术过程中由于肌松剂作用减退或麻醉

变浅以及麻醉苏醒时患者挣扎,可导致喉罩移位,可能堵住气道造成呼吸道梗阻。手术过程中则需要加深麻醉或肌松后再调整喉罩的位置,而手术结束患者苏醒时则不同,此时再调节喉罩的位置往往无效,应该干脆拔除喉罩,让患者自主呼吸,必要时经面罩加压给氧即可。

3. **肺炎** 把喉罩作为临时气道时,由于呼吸道的分泌物难以被吸出,有时可造成肺部感染,因此喉罩不适用于长时间手术。由于有些喉罩不是一次性使用的物品,如果消毒不严格可造成院内感染或交叉感染,临床麻醉医师应该加以注意。

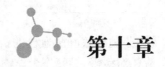

第十章

深静脉穿刺的深度思考

随着临床麻醉学的发展和进步,深静脉穿刺已经是临床上被广泛使用的麻醉操作技术了。然而许多医师在临床操作时还是经常感到有一些困难,这些困难中最为突出的就是"有时就是穿不进"。麻醉医师怎样才能十分自信地完成深静脉穿刺的操作呢? 我们可以从以下几个方面来考虑。

一、深静脉穿刺的适应证

麻醉学教科书上都有对深静脉穿刺的适应证作详细的阐述,随着麻醉操作技术的进步和经济水平的提高,深静脉穿刺的适应证越来越宽:患者要求穿深静脉、需要反复外周静脉穿刺者、对疼痛极度敏感者、长期化疗可能损伤外周静脉者、有些外周静脉条件差、过度肥胖的患者都可作深静脉穿刺。

二、经常作为穿刺静脉的一些 深静脉的解剖特点

临床上经常作为穿刺的深静脉有锁骨下静脉、颈内静脉、股静脉等。这些静脉各自有其解剖特点:锁骨下静脉位置固定,随呼吸运动粗细变化不明显,在锁骨后略斜向上,胸廓外;颈内静脉位于动脉的外侧,随呼吸运动其粗细变化十分明显,血流较

快,穿刺导致静脉血栓的机会少;股静脉位于股动脉的内侧,血流相对缓慢,导管作为异物激活凝血功能的机会大,也即是形成静脉血栓的机会大,留置导管的时间不宜过长。此外,股静脉离右心房太远,股静脉压不可作为中心静脉压。

三、深静脉选择

从上述深静脉的解剖特点来看,选择深静脉穿刺应该首选锁骨下静脉、颈内静脉,次选或尽量少选股静脉。有些医师认为锁骨下静脉穿刺有导致气胸的可能,且一旦误扎锁骨下动脉无法压迫止血,事实上,从解剖来看(《临床麻醉操作》,陈志扬、彭章龙、于布为著),锁骨下静脉在锁骨后,与胸廓的第1肋骨有很大一段距离,位置固定,穿刺容易成功,一旦误扎入动脉也可在锁骨两侧稍加压迫就可止血。此外,锁骨下静脉穿刺还有左右两侧锁骨下静脉均可选用,穿刺后患者回病房后睡眠时无颈部异物感等优点。相反,颈内静脉的解剖位置相对不稳定,随着呼吸运动其充盈状态有很大变化,一旦误扎入动脉必须压迫较长时间,而且压迫止血时有误压颈动脉窦的风险,患者回病房后长时间留置导管有些患者有颈部异物感而影响睡眠等。

四、深静脉穿刺注意点

1. 左右侧选择 如果手术时患者平卧,一般选右侧深静脉,如果是侧卧位,一般根据手术体位选择位于术侧(在上)的深静脉,目的是防止摆好患者体位后压迫静脉导管或导致导管打折。左侧颈内静脉穿刺时穿刺点应该尽量靠上(头侧),以免伤及胸导管。

2. 体位 深静脉穿刺时让患者摆好体位十分重要,其目的是让将要穿刺的深静脉尽量充盈,使穿刺成功率增加,减少误穿动脉的机会。颈内静脉穿刺时应该让患者取去枕平卧、头低脚高位,必要时让患者屏住呼吸,使颈内静脉尽量充盈,确定颈内静脉充盈时的状态。锁骨下静脉穿刺时需要让患者将穿刺侧上臂自然伸直,前臂外旋,这样可最大限度地展平肩关节,穿刺针进针后才得以尽量放平,不会进针过深。

3. 颈内静脉搏动　颈内静脉位于胸锁乳突肌的后面,一般是不能看到的。通过让患者屏气,患者的颈内静脉可明显充盈,此时可看到颈内静脉明显将胸锁乳突肌顶起,随心脏的跳动有轻微的波动。颈内静脉内压力是不大的,一般没有搏动,但充盈时可由于右心房、上腔静脉内压力随着心动周期的变化而有所变化,有时候可看见颈内静脉轻微的搏动。完全充盈后颈内静脉的内径是动脉的2~3倍,穿刺成功率可想而知。临床上许多颈内静脉穿刺失败就是由于颈内静脉未充盈。老年人、心肺功能不好者,不需要屏气,颈内静脉自然充盈,穿刺成功率比较高。

4. 穿刺点选择　锁骨下静脉穿刺点的选择有两点,即锁骨中外 1/3 交界点下 1cm、中内 1/3 交界点下 1cm。应该尽量选用中外 1/3 交界点下 1cm 处,因为中内 1/3 交界点下 1cm 进针后针尖离纵隔血管太近。也有选择锁骨上进针者,在胸锁乳突肌锁骨头后缘锁骨上 1cm 处进针。颈内静脉后路和中路穿刺在临床上选择较多,穿刺点亦无特别之处。股静脉穿刺的穿刺点在股动脉搏动点内侧,穿刺时一离开股动脉搏动点即可进针,回抽到暗红色静脉血说明针尖已经进入股静脉。

5. 导引钢丝方向　为了防止导引钢丝扎破血管、上腔静脉甚或心脏,设计者把钢丝前端设计成独特的半圆形弯曲,当钢丝进入静脉后可能方向有:①经无名静脉到上腔静脉,这是我们希望达到的;②经锁骨下静脉到腋静脉;③经颈内静脉到颅底的静脉。后两个方向是我们不希望的。操作者手握导引钢丝时必须考虑到钢丝前端一旦进入血管后自然又恢复半圆形而可能行进的方向。例如,颈内静脉穿刺时,导引圈钢丝前端应该向外,进入颈内静脉后伸展开来正好指向无名静脉。送导引钢丝遇到有阻力切不可蓦然向前插,以免插破血管或心壁。

五、并 发 症

传统教科书上都有谈及深静脉穿刺的并发症。插导引钢丝时误插向头部应加以注意,表现为钢丝送 10cm 左右后再送不进,原因是导引钢丝的前端进入颅底,需要拔出钢丝重新置入。此外,钢丝扎破血管进胸腔也偶有发生,表现为液胸(穿刺侧无呼吸音)、升压和麻醉药物等经过该静脉注入无效果(因为药物未进入血液循环),这一点与通常麻醉诱导时麻醉药物迅速起效果完全不同。导引钢丝刺破上腔静脉、右心房、右心室会导致心脏压塞,表现为突然血压下降、严重的心律失常等,一旦怀疑有心脏压塞,应该立即开胸切开心包。

第四部分　麻醉管理篇

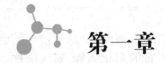

第一章

吸入全麻的管理

　　临床上，吸入麻醉的使用已经有很多年了，它的发现和临床应用开创了麻醉医学、外科医学乃至整个医学领域的新纪元。吸入麻醉的优点是所有麻醉医师都十分清楚的，由于某些麻醉医师过分渲染了吸入麻醉剂尾气造成的环境污染，在一些条件有限的医院吸入麻醉的使用明显受到了影响，甚至在一些大的医院现在吸入麻醉的使用也越来越少。在此，我把自己的对吸入麻醉的理解和在临床上怎样准确使用吸入麻醉的一些经验介绍给麻醉同仁。

一、吸入全麻的意义

　　教科书上描述的乙醚麻醉分期是 GUEDEL 于 1937 年发表的，被称为经典麻醉分期，它奠定了麻醉深度的理论基础，曾对临床麻醉管理起到了重要作用。乙醚麻醉分期根据横纹肌张力为主的体征，包括躯体肌肉张力、呼吸形式和眼征，共分为 4 期：第一期为痛觉消失期（镇痛期）；第二期为谵妄兴奋期；第三期为外科手术期，由浅至深又分为四级：一级肌肉不松，二级腹部肌肉松弛，三级肌肉很松弛，肋间肌松弛，可做刺激强度大的手术，四级，肌肉完全松弛，呼吸逐渐停止，循环显著抑制，应减浅麻醉，人工呼吸；第四期为延髓麻醉期。从上述分期可看出，乙醚的麻醉深度的发展是乙醚对中枢神经的抑制从大脑皮层向延髓进展的,越向下产生的麻醉深度越深。吸入麻醉剂由于其独特的理化特性,对大脑产生随浓度增加的深度渐进。而静脉全麻药则往往只随血流向大脑组织的扩散,在血流丰富的大脑皮层最容易起作用,而对大脑深部的作用不及吸入麻醉剂。临床上,长时间手术、大手术、血流动力学不稳定的患者对吸入全麻药物的反应肯定优于静脉麻醉剂。稳定的吸入麻醉可有效预防术中知晓,维持稳定的血流动力学状态。

二、吸入全麻药物的选择

临床上选择吸入全麻药物一般是选择对呼吸道无刺激、无心肌抑制、血/气分配系数低、油/气分配系数高、在体内代谢少、价格合理等的气体麻醉剂。目前临床上常用的吸入全麻药物有异氟烷、安氟醚等,价廉物美,已完全能满足临床需要,七氟醚、地氟醚等药效好,苏醒快,但价格不菲,麻醉医师必须加以考虑。

三、影响吸入麻醉起效的参数

吸入麻醉剂作为气体通过肺吸收入血再经过血液循环作用于大脑中枢发挥药理作用。由于吸入麻醉剂在血液内的运输、到达大脑后向脑组织的扩散主要与患者的循环状态以及药物本身的理化性质有关,因此,影响吸入麻醉剂起效的因素主要还是麻醉剂的弥散速率。弥散速率(D)与以下因素有关:

$$D \propto \frac{\Delta P \cdot T \cdot A \cdot S}{d \cdot \sqrt{MW}}$$

其中,ΔP 为肺泡与血之间的分压差,T 为温度,A 为扩散面积,S 为溶解度,d 为扩散距离,MW 为分子量。因此,影响吸入麻醉剂起效的因素应该包括:

1. 吸入全麻药本身的特性,包括分子量、血/气分配系数、油气分配系数等、肺泡与静脉血药浓度差;

2. 患者的血流动力学状态,包括血压、心排出量、心率等;

3. 患者肺部有无病变,肺水肿、肺泡透明膜病变导致弥散距离增加、扩散面积减少,起效也慢;

4. 体温,体温越高扩散越快,如果患者体温很低,麻醉药物起效慢、排出也慢,苏醒延迟;

5. 麻醉机、监护仪参数。

临床麻醉工作者对于麻醉剂本身的特性无法控制,只能在进行麻醉剂的选择时适当加以考虑,对患者的血流动力学状态的控制只是让患者的血流动力学稳定,实际操作中最重要的是控制麻醉机、监护仪上的参数。这些参数包括潮气量、呼吸频率、氧流量、挥发罐上给药浓度、吸入气中麻药的浓度、呼气末麻醉剂浓度。而呼气末麻醉剂浓度与肺泡内麻醉剂的浓度、肺静脉血(手术结束麻醉剂排出时是肺动脉血)内吸入麻醉剂的浓度关系非常密切。在吸入麻醉的初始阶段,血内吸入麻醉剂的浓度为0,呼气末肺泡浓度主要是由肺泡无效腔内未弥散、转运的麻醉剂型成。而后呼气末浓度则主要由解剖无效腔内的麻醉剂型成加上肺泡无效腔内的气体麻醉剂共同形成。由于存在无效腔,肺泡药浓度总是低于吸入气平均浓度,而后者总是低于挥发罐上的给药浓度。临床上要想使吸入全麻迅速加深达到稳定状态,就必须使这三者在数值上迅速接近。怎样让三者的数值尽快接近呢?

通常,吸入潮气量 = 新鲜供气量(氧流量/呼吸频率)+ 部分呼出潮气量,吸入潮气量与呼出潮气量在体积上是相同的,由于二氧化碳被钠石灰吸收,必须提供一定流量的氧来补充二氧化碳被吸收的体积(50kg 体重的人大约为 300ml/min),增加氧流量则必然有一部分呼出潮气量不参与再吸入而从麻醉机的尾气中排出。当氧流量增大到一定程度,新鲜供气量 = 吸入潮气量时,呼出潮气量全部被当作废气排出,吸入潮气量中麻醉气体的浓度接近挥发罐供气浓度(由于有机械无效腔),肺泡浓度接近吸入气浓度(由于有解剖无效腔)。此时再增加氧流量已经无意义,多余的麻药和氧气直接被当作尾气排出。只要不降低挥发罐的给药浓度,肺泡与静脉血浓度梯度始终存在,麻药始终向血液内转移。当麻醉药物在人体内分布排泄与吸收达到比较稳定的状态时,血药浓度与肺泡浓度梯度最小,麻药转移速度减慢。呼气相时由于浓度梯度并未发生变化,麻醉药物并不会从血内漂移入肺泡,之所以在呼出气中检测到麻醉剂是因为无效腔内的麻醉剂被呼出。因此,临床上在做吸入麻醉时,在开始阶段,应该先调节氧流量,使潮气量 = 新鲜供气量时,吸入气麻醉药浓度在最短时间内接近挥发罐给药浓度,肺泡麻醉药浓度在最短时间内接近吸入气内麻药浓度,根据所需要的呼气末 MAC值调节挥发罐上的供药浓度即可。一般设置挥发罐供药浓度为需要呼气末麻醉剂浓度的 1.3~1.5 倍即可。临床上许多麻醉医师用小流量麻醉或在麻醉开始时给的氧流量太小,使得监护仪上呼气末麻醉剂的浓度上升得很缓慢,以致达不到所需要的麻醉深度,术中知晓在所难免。

例如,当麻醉机的挥发罐上给药浓度为 2%Vol、氧流量为 2l/min 时、潮气量为 400ml、呼吸频率为 10BPM 时,表明机器每次通气给患者吸入含 2%Vol 的麻醉气体 200ml,如果呼出气中麻醉剂的浓度为 0,那么实际吸入气体中麻药的浓度为 200/400 × 2=1%Vol。因此,在吸入全麻的初始阶段,把氧流量加大到每次通气给氧体积 = 吸气潮气量时,可基本保证挥发罐上的给药浓度 = 吸入气麻醉剂浓度。当然,再加大氧流量也无意义,气体麻药和氧气会从尾气中白白流失。如果在上述例子中把氧流量增加到 4l/min,那么吸入气中全是新鲜给药的气体,而无呼出气的再吸入。这时可保证吸入气浓度、肺泡浓度接近挥发罐供药浓度,迅速达到稳定状态。

传统低流量麻醉也可达到所需要的吸入浓度,但需要经过计算,吸入气中麻醉剂的浓度 =(挥发罐浓度·氧流量 / 呼吸频率 + 呼气末浓度·重吸入呼气潮气量)/ 潮气量,低流量麻醉时必须大幅加大挥发罐的供药浓度,这样才可保证吸入气体中麻醉剂的浓度达到我们的期望值。在吸入麻醉的初始阶段,由于螺纹管管道、解剖及生理无效腔等,低流量麻醉显然不如大流量麻醉(吸入潮气量 = 氧流量 / 呼吸频率)更快达到稳态。缺点是呼出气中的麻醉剂不再被再利用而从尾气中排出,麻醉剂消耗多,可能对环境有一定的影响。

值得一提的是,由于有部分呼出潮气量中的气体麻醉剂参与形成吸入潮气量中麻醉剂的浓度,低流量麻醉时,吸入潮气量中麻醉剂的浓度有渐渐下降的趋势,因此稳定性较差,需要及时增加挥发罐的供药浓度。随着麻醉的加深、呼气末浓度渐渐增加,又需要及时降低挥发罐的供药浓度。唯一的优点是尾气排放少,麻醉剂消耗少。

吸入麻醉的深度显然与血药浓度有关,而血药浓度与吸入气体的浓度、潮气量、呼吸频率、气体麻醉剂弥散特性、患者本身情况等因素有关。因此在吸入麻醉的初始阶段,把挥发罐上的给药浓度加大(不可突然加大,因为突然吸入高浓度的麻醉气体有些患者出现气道反应,表现为气道阻力增加,甚至痉挛、呛咳等),氧流量加大,双管齐下,待呼出气体内麻醉药物的浓度基本稳定后再调节至所需要的浓度。

四、吸入全麻的饱和状态

临床上我们在做吸入全麻时经常发现,吸入全麻一段时间后,如果我们增加吸入浓度,呼气末浓度也相应增加。这说明此时增加的吸入全麻药实际上不再能被患者吸收了,而是直接呼出了,实际上患者吸收吸入麻醉剂的能力达到最大,吸入麻醉剂在此状态下已经饱和了。

吸入麻醉剂量＝呼出量＋肝肾代谢量＋血浆蛋白结合量＋物理溶解在人体血液、组织内的量＋通过皮肤向环境扩散的量。从此可以看出，当患者吸入麻醉剂一段时间后，的确存在吸入全麻的饱和状态。临床麻醉医师应该尽快让患者到稳定状态。以七氟醚为例，临床上当吸入浓度与呼出浓度的差稳定在 0.3%~0.5%Vol 时，说明基本达到了饱和状态。实际上当患者已经达到了饱和状态时，再增加吸入浓度并不能再增加麻醉深度。

这里讲的饱和状态是对某一温度下，气体麻醉剂的分压恒定来说明的。吸入浓度增加时，麻醉剂分压增加，物理溶解量势必会增加。

五、吸入全麻的苏醒烦躁

有些吸入全麻的患者苏醒时确实会出现烦躁。究其原因主要有两个。一是中枢敏感化。术中镇痛不够、麻醉深度不够等比较容易出现。在硬膜外联合全麻的患者中，这种术后苏醒烦躁的发生机会就少很多。处理原则主要是预防，保证手术过程中有足够的麻醉深度和充分的镇痛。二是兴奋中枢和抑制中枢全麻消退的不均衡。吸入全麻患者苏醒时，大脑中枢中某些平时主要作用是抑制兴奋中枢过分活动的神经中枢被全麻药抑制了，苏醒的速度慢于那些被其抑制的中枢，使得后者暂时处于兴奋状态，表现为苏醒烦躁。解决的办法很简单，可暂时给患者短效静脉麻醉剂，如异丙酚、硫喷妥钠等。等到吸入麻醉剂大部分排出后这种烦躁自然消失。

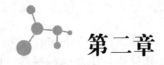

第二章

"麻"、"醉"、"麻醉"及麻醉深度的探讨

　　临床上麻醉医师对患者作周围神经阻滞(硬膜外阻滞、脊麻以及各种神经阻滞等)后,患者的中枢神经并未受到影响,神经阻滞产生的作用仅仅是"麻";各种全身麻醉(静脉全麻、吸入全麻等)作用于中枢神经系统,患者的周围神经并未受到阻滞,全麻产生的作用仅仅是"醉";将神经阻滞与全麻结合起来,成为"麻醉"。"醉"与"麻醉"状态下麻醉深度的控制是完全不同的。

　　现代麻醉对全麻的要求不外乎:"无痛"、"无意识"、生命体征平稳、维持机体内环境稳定,最大限度地减少手术操作和麻醉对机体产生的影响。临床上根据麻醉药物的作用部位可将麻醉方法分为两大类,即麻醉药物作用于中枢神经的全身麻醉和麻醉药物作用于周围神经的神经阻滞麻醉。由于诸多原因,后者的单独运用越来越受到限制,全身麻醉或全身麻醉联合神经阻滞麻醉越来越被麻醉医师使用、越来越被患者接受。

　　对于全身麻醉来说,由于麻醉药物作用部位主要是从脊髓到大脑皮层这一段广阔的区域,包括传入神经、传出神经、神经中枢的多种神经元。疼痛引起的反射的反射弧中枢部可在脊髓、皮层等各级中枢,各种神经元对全麻药物的敏感性存在巨大的差异性。而麻醉过程中一方面要阻滞痛觉神经、运动神经等,另一方面又要维持患者必要的生理功能如心跳、自主神经活动等,这些神经的活动不能被深度抑制。理想状态的全身麻醉必须是满足外科手术的一切要求包括无痛、肌肉松弛等，同时又必须使患者生命体征平稳。麻醉药物的用量、究竟中枢神经系统应该被何种程度地抑制，是临床麻醉必须考虑的问题。因此麻醉过程中必然存在一个重大的研究课题，即全身麻醉的深度。有关全麻深度的监测，到目前为止尚无某一指标可令人信服的反映。下面就全麻深度监测的发展作一简单的概述。

一、全麻深度监测的发展

我们麻醉学的先驱者在发明了全麻的同时，也开始了麻醉深度监测的研究。早期使用的乙醚麻醉，在开放吸入的同时，麻醉医师必须观察呼吸方式、呼吸频率、呼吸幅度和瞳孔等，以确定麻醉深度。20 世纪 80 年代前，评价麻醉深度主要有血压、心率、呼吸、外周循环等。进入 20 世纪 80 年代后，麻醉学家们将脑电图处理技术应用到全麻深度的监测中来。如脑电图双频指数（BIS）、边缘频率等量化指标比较好地反映了患者在麻醉过程中的"睡眠程度"。后来的研究发现，在全麻下手术过程中"无意识"状态下，患者也能感觉到"疼痛"，BIS 即使控制在 40~60 左右，切皮时患者因体表痛出现肢体逃避和因内脏牵拉出现较大幅度的血流动力学变化。后来有人把脉搏波或心跳的变化进行时域分析或频域分析，用心率变异性来评价麻醉过程中自主神经功能。心率变异性是评价交感迷走均衡性的一个有用指标，特别是全麻状态下患者对疼痛刺激反应首先表现的是交感-副交感系统的兴奋。但经过量化的心率变异性指标在麻醉过程中经常受药物等因素的影响，如东莨菪碱、β-受体阻滞剂等可使心率变异性增高。同时反映中枢神经抑制程度的可靠性并不充分。同样把听觉诱发电位量化后确定某一范围的数值作为麻醉深度也非可取，如在单纯全麻下，要满足手术的切皮刺激无疼痛，必须对中枢神经有很深的抑制，即深度麻醉，此时由于上传的神经冲动较多,在中枢产生"易化",使即使较低的听觉刺激也可产生诱发电位,而对于全麻复合硬膜外阻滞时,很好的硬膜外阻滞使切皮时无任何冲动上传,此时即使用很少的全身麻醉药,形成很轻的中枢抑制,对听觉刺激也不易形成诱发电位。即使形成诱发电位,对患者也并不意味着什么。

二、麻醉与内源性阿片肽

研究手术过程中的麻醉深度与研究静息状态全麻下的中枢神经状态是有所不同的。静息状态全麻下,BIS能很好地反映中枢神经被抑制的程度,而手术过程中则有持续的痛觉、温度觉等传入,无论是体表痛还是内脏疼痛都将上传到中枢,中枢同样要对其处理,甚至完成保护性反射(逃避反射),不能形成反射的神经冲动则形成"易化"。痛觉神经冲动传入至中枢神经系统后,机体最直接的反应是分泌内源性阿片肽。内源性阿片肽是哺乳动物乃至人类脑中天然生成的具有阿片样活性的短肽。正常人体脑组织、血液内就存在阿片肽。疼痛-逃避反射作为人类适应环境的产物,在机体产生分子生物学变化。阿片肽则是这些分子生物学变化中最重要的物质。疼痛刺激传至中枢后,与疼痛相关的一系列基因开始表达增加,同时肾上腺、淋巴细胞等组织也间接收到指令,同样有"镇痛基因"表达增加。产生的是前阿片肽,经过裂解加工进一步形成有生物活性的阿片肽。如前阿黑皮素(POMC)裂解成β-内啡肽,前脑啡肽裂解成脑啡肽,前强啡肽裂解成强啡肽。内源性阿片肽的生理作用主要有:参与痛觉信息调制、参与应激反应、调节摄食和饮水。此外阿片肽还与内分泌、呼吸、体温调节、胃肠道、肾脏、精神和情绪等有关。

外科手术操作对患者为强烈而持续的疼痛刺激存在,不可避免地会引起内源性阿片肽的分泌增加。我们在对全麻联合硬膜外阻滞下的患者研究发现,在手术开始后 20~80 分钟的时间内,血浆阿片肽的浓度均低于手术切皮前。而在单纯全麻时,尽管我们采用我们大家比较接受的麻醉方法,将 BIS 控制在 50 上下,吸入异氟烷的浓度在呼出气中达 1~1.5MAC,复合静脉芬太尼等麻醉性镇痛药,患者在术后的随访中并无术中知晓,但血浆内源性阿片肽的变化却令人吃惊:术中 20~80 分钟各时点均有不同程度的增加。我们在确认神经阻滞的功效的同时,再深入探讨麻醉深度。在尽可能远离中枢的位置,阻滞痛觉向中枢的传入后,用小剂量的全麻药,维持无意识状态应该是理想的麻醉。无法在远离中枢的位置阻滞痛觉传入神经的外科手术麻醉过程中,在充分镇痛的前提下,减少疼痛反射和痛觉传入神经冲动的易化,必将是我们的研究方向。随着研究领域的开拓,关于全麻深度监测的研究已经由血流动力学、BIS、心率变异性、听觉诱发电位等进入分子生物学领域。

三、研究全麻深度现状

麻醉学先驱者在研究全麻深度时最早在实验室内对动物或志愿者进行研究,让研究对象先接受全麻,在没有外界刺激状态下,记录中枢神经状态,以此作为反映中枢神经被抑制程度的依据。但在临床上却遇到难以解决的问题,用实验室内获得的数据,给患者施以麻醉药物,明显太浅。且手术过程中反映患者中枢神经状态的指标如脑电图双频指数、边缘频率等均不稳定。我们把生理学研究反射弧的理论用于全麻深度的研究,发现实验室内研究对象是在无任何其他刺激的状态下接受研究,而手术过程中患者作为研究对象情况则不同:外科手术的操作,时刻都将痛觉、触觉、压觉、温觉、本体感觉等刺激向中枢传递。如患者处于清醒状态则形成一系列反射。表现最常见的逃避反射、交感反射等。全麻状态下,由于中枢抑制,这些反射则不能完全显示出来。但可形成"易化"，使大脑皮层兴奋。这就是手术过程中反映中枢神经状态的脑电图指标不稳定的原因。

四、麻醉方法与麻醉深度监测

全身麻醉包括静脉全麻、吸入全麻、静脉复合吸入全麻等。静脉全麻和吸入全麻作用部位都在中枢。而硬膜外阻滞作用部位在脊神经，一旦硬膜外阻滞完善，痛觉传入神经被阻滞，特别是体表痛觉不能传入中枢，内脏感觉有部分是与迷走神经一起传入中枢，对全麻药物敏感，而另一部分与脊神经一起上传，也易被阻滞，这样手术过程中与实验室志愿者研究对象近似。因此，从痛觉神经冲动被作用的地点来说，全麻复合硬膜外阻滞与静脉复合吸入全麻的研究对象是完全不同的，两者全麻深度的要求完全不同。

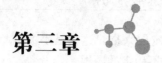

第三章

术中知晓

一、术中知晓的定义

临床上,术中知晓一般是指全麻肌松状态下,由于镇痛不全导致患者感觉到疼痛而又无法逃避的情形。但实际上除了这种患者对疼痛刺激的术中知晓外,从广义上说,术中知晓是指患者在手术过程中存在感知,包括意识、痛觉、温觉、触觉、视觉、味觉、嗅觉、本体感觉等。

二、人体感觉神经分类、传导及解剖

(一)意识

意识是机体对自身和环境的感知,包括意识内容和觉醒状态两个组成部分。意识内容包括语言、思维、学习、记忆、定向与情感,其中语言和思维是意识内容的核心。解剖学上大脑皮层是形成意识内容的器官。觉醒是由脑干网状结构上行激活系统自动发出神经冲动到大脑皮层使其维持一定的兴奋性。人依靠感觉器官与环境时时刻刻保持联系。视觉、听觉、嗅觉、味觉、温觉、痛觉、触觉、本体感觉、平衡觉、内脏感觉等通过相应的感受器将对环境的感知通过神经冲动传入大脑。觉醒状态可分为意识觉醒和无意识觉醒,前者是大脑皮层与上行投射系统相互作用下产生的,又称为皮层觉醒,人对外界刺激反应时具有清晰的意识内容和高度机敏力,包括经典感觉传导通路的上行投射系统和由脊髓上行感觉传导束到达脑干后发出的侧支与网状结构联系换元后再到大脑皮层的非特异性传导通路;后者是下丘脑生物钟在脑干网状上行激活系统作用下产生的,又称为皮层下觉醒,是指觉醒、睡眠交替周期以及情绪、自主神经和内分泌功能的本能行为,它的维持依靠下丘脑的生物钟、脑干网状结构上行投射系统和下丘脑的行为觉醒。全麻药物对大脑的抑制区域十分广阔,其中作用于脑干网状结构上行激活系统对意识的作用极为重要。

(二) 痛觉

痛觉是由伤害性刺激引起的复杂主观感觉,常伴有自主神经反应、躯体防御反应和心理、情感行为反应。疼痛包括痛觉和痛反应两种成分。痛觉是指躯体某部位的厌恶和不愉快感觉,主要发生在大脑皮层;痛反应的发生与中枢神经系统的各级水平有关。按照疼痛的部位可分为躯体痛、内脏痛、牵涉痛等。

1. 躯体痛 分为浅表痛和深部痛,浅表痛是由刺激皮肤引起的,特点是定位明确,反应快。深部痛是由于刺激肌肉、肌腱、骨膜、关节等引起,特点是定位模糊、反应迟钝。根据传入神经的不同分为头面部体表感觉和躯体体表感觉,前者是脑神经传入的,后者是脊神经传入的。传导途径是:疼痛刺激 - 痛觉感受器 - 脊神经后根(躯干及四肢)或三叉神经(头面部) - 脊髓丘脑束或三叉丘系 - 丘脑、丘脑皮质束等。

2. 内脏痛 内脏器官缺血、炎症、平滑肌痉挛及牵拉血管、韧带及系膜等使内脏神经末梢受到弥散性刺激时,产生内脏痛觉。内脏痛觉的特点是:感觉模糊,定位不明确;伴有其他部位的牵涉痛;感觉的产生伴随运动或自主性运动反射;持续的内脏痛可产生皮肤或深部组织的痛觉过敏。内脏痛觉的传导通路目前尚不完全清楚,一般认为有快痛路径和慢痛路径两条。传导途径大致是:内脏感受器 - 内脏感觉神经(与交感神经、骶部副交感神经、迷走神经及舌咽神经等伴行) - 相应神经节 - 中枢。

3. 牵涉痛 一些内脏器官受到刺激时,常在邻近或远离脏器的特定体表区域产生疼痛或体表感觉过敏,此为牵涉痛。

4. 痛觉反射弧 疼痛时机体对伤害性刺激的感知,使机体迅速作出逃避或防御反应,对机体的生存有重要意义。通常的反射过程为:伤害性刺激作用于痛觉感受器 - 传入神经(脑神经或脊神经后根) - 中枢(从脊髓到大脑皮层的广阔区域) - 传出神经(脑神经、脊神经前根、交感神经等) - 肌肉运动、血压、心率波动等。有肌松的全麻下虽然患者横纹肌不能运动,但自主神经等的反射是完全存在的。

5. 痛反应与意识的分离 虽然痛觉主要发生在大脑皮层,但痛反应、痛觉反射弧的中枢可在各级水平。因此,从神经传导上说显然痛反应和意识分离是极其可能的。

(三)其他感觉

精细触觉通过感受器经脊神经后根集中在脊髓的薄束和楔束,进一步向上传导。温觉、粗触觉通过相应的感受器,与痛觉神经一道传入。脊髓丘脑侧束传导痛、温觉,脊髓丘脑前束传导粗触觉。临床上硬膜外阻滞时先阻滞痛觉,而触觉稍滞后,患者经常说"不痛但摸上去有感觉"。本体感觉是指肌、腱、关节等运动器官本身在不同状态时产生的感觉,通过脊神经后根及薄束和楔束传入中枢。味觉、嗅觉、视觉、听觉、平衡觉分别通过相应的脑神经传入中枢。

三、诱发术中知晓的刺激

手术过程中,患者仰卧于手术台上,外科医师在手术操作,

一切环境刺激都是唤醒刺激,成为诱发术中知晓的原因。理论上所有刺激上述感觉的感受器的刺激都可诱发术中知晓。临床上主要有:

1. 外科手术操作 切皮、挤压与牵拉是产生痛觉的根源,只要手术未结束,这种痛觉必定持续存在,是诱发术中知晓最主要的刺激。

2. 环境温度 环境温度过低或过高都可传入中枢,有时患者出现面部及其他部位肌束颤动,这意味着患者温觉知晓,麻醉过浅。

3. 不舒适体位 不舒适的体位刺激本体感受器,患者有酸、胀等不适。

4. 气管导管刺激 全麻插管下气管导管的套囊持续挤压气管黏膜,患者保护性咳嗽反射出现呛咳。

5. 环境声音、患者睁眼、口腔消毒液等都可刺激相应的感受器形成传入神经冲动。

四、术中知晓的临床表现

(一) 意识存在但无痛觉

如果患者仅仅意识存在,并无疼痛或其他不适,一般患者较易接受。但肿瘤患者或其他思想高度紧张的患者如果意识存在,可能会出现恐惧、焦虑、烦躁及抑郁等表现。单纯神经阻滞或过浅全麻联合神经阻滞下患者经常出现这种情况。

(二) 无意识但有痛觉及其他不适

患者在全麻药的作用下意识消失了,但痛觉等感觉尚在,受到刺激时被"唤醒"。一般是大脑皮层被抑制,而下级中枢未被抑制。如单纯静脉异丙酚麻醉下患者意识消失,但手术切皮患

者立即出现逃避反射。这种情况一般发生在单纯全麻或全麻联合阻滞不全的神经阻滞麻醉下,大致有以下两种情况:

1. 有肌松全麻　由于肌松剂的作用,患者的逃避反射被阻断,如果患者有术中知晓,难以表现出来,只好忍受"凌迟"之痛。表现出流眼泪,血压升高、心率加快;皮肤、汗腺、竖毛肌反应;血内源性阿片肽浓度升高等;麻醉深度监测的一些指标(BIS、HRVI、LEC、AEP 等)迅速升高。

2. 无肌松全麻　如果患者有术中知晓,除上述有肌松全麻的临床表现外,出现逃避反射、挣扎等反应,这些都是麻醉医师能观察到的。除了一开始就应做好麻醉工作、预防此类术中知晓发生外,应立即暂停手术,加深麻醉。

(三)意识、痛觉及其他不适均存在

除上述表现外,如果未插管全麻患者可呼痛。可发生在手术任何阶段,尤其是全麻手术刚开始时,未及时加深麻醉切皮时和在单纯全麻手术快要结束时,麻醉医师为了追求尽快苏醒而过早停止给药,导致镇痛及镇静不足时。最为严重的是,全麻插管肌松状态下患者完全有意识而有疼痛,是真正意义上的术中知晓,比历史上的酷刑"凌迟"还要残忍,因为患者无法喊叫、逃避。这是非常不应该发生的事,随着大众法律意识的增强,麻醉医疗纠纷可能会由此而起。

五、麻醉方法与术中知晓

1. 神经阻滞　单纯神经阻滞下手术过程中患者完全清醒,始终术中知晓,只要患者接受,阻滞完全,也是很好的麻醉方法,如脊麻下下肢手术等。这种方法可节省麻醉费用,更符合我国的国情。

2. 神经阻滞联合全麻　如患者不接受术中清醒,神经阻滞

下加用较浅的静脉全麻,患者就可无术中知晓。如肿瘤手术、截肢手术、儿童、患者思想高度紧张等,这种方法目前最常用,也最受患者欢迎。

3. 单纯全麻　单纯全麻下术中知晓的发生可能性最大。在吸入全麻药的呼气末浓度及血药浓度尚未达到有效浓度时就开始手术,切皮(引起体表痛觉)是外科手术操作中最强的诱发术中知晓刺激,往往切皮时患者立即出现心率加快、血压升高。

六、术中知晓的危害

1. 紧张、恐惧、焦虑和心理创伤　如果患者并无痛觉仅仅是意识存在,一部分患者可能会很紧张,对手术、环境的恐惧,形成焦虑、烦躁、术后抑郁甚至谵妄等精神症状。严重的术中痛觉知晓的患者甚至存在心理创伤,需要及时的心理辅导和治疗。

2. 疼痛反射　不论患者意识是否存在,如果痛觉存在,必然存在疼痛反射。全麻下术中持续内源性阿片肽的释放就表明痛觉的存在。

3. 交感 - 肾上腺系统兴奋　有术中知晓的患者不可避免出现交感 - 肾上腺系统兴奋,出现血压升高、心跳加快,加重心脏负荷、心肌耗氧增加,甚至心律失常等。

4. 唤醒机制　麻醉学先驱者在研究全麻深度时最早在实验室内对动物或志愿者进行研究,让研究对象先接受全麻,在没有外界刺激的状态下,记录中枢神经状态,以此作为反映中枢神经被抑制程度的依据。但在临床上却遇到难以解决的问题:用实验室内获得的数据,给患者施以麻醉药物,明显太浅。而且手术过程中反映患者中枢神经状态的指标如脑电图双频指数、边缘频率等均不稳定。我们把生理学研究反射弧的理论用于全麻深度的研究,发现实验室内研究对象是在无任何其他刺激的状态下接受研究,而手术过程中患者作为研究对象情况则不同:外科手术的操作,时刻都将痛觉、触觉、压觉、温觉、本体感觉等刺激向中枢传递。如患者处于清醒状态则形成一系列反射。表现最常见的逃避反射、交感反射等。全麻状态下,由于中枢抑制,这些反射则不能完全显示出来。生理学上神经细胞兴奋的特点是阈下刺激形成的局部电流可叠加,持续的痛觉刺激传入形成"易化",使脑干网状结构、大脑皮层兴奋。这可能就是手术过程中反映中枢神经状态的脑电图指标不稳定的原因。

七、麻醉药物对感觉神经传导通路的作用

(一)局麻药

根据阻滞方法的不同,局麻药的作用部位也有所不同。局部浸润麻醉时,局麻药就作用于神经末梢,神经阻滞时局麻药作用于神经干或神经根,局部静脉麻醉或静脉麻醉时,通过血液流动,局麻药被运送到组织间(包括脑组织),也是对末梢神经产生阻滞效应。20世纪70、80年代经常使用的普鲁卡因静脉麻醉就是根据这一原理。局麻药吸收毒性和误注静脉时患者出现肌肉抽搐、痉挛,使我们联想到局麻药一定抑制了通常抑制运动中枢的中枢神经。由此不难想象,静脉给药时局麻药对感觉神经传导通路可能也有作用。

(二)全麻药

全麻药静脉注射或吸入吸收入血后,由于脑血流的丰富(占全身血流的20%),迅速透过血-脑屏障,发挥麻醉作用。人体神经元从周围神经到中枢神经形态学上存在巨大差异:胞体大小、神经纤维长短、有无髓鞘、血供等都不同。外周神经元大、有髓鞘、血供少而中枢神经元则相反。如此全麻药物的作用必然是:血流越丰富的组织越容易麻醉;神经元越集中的部位越容

易麻醉;神经元的神经纤维越细小越容易麻醉;无髓鞘的神经纤维越容易麻醉。通常全麻药物产生作用是大脑皮层最先抑制,随后是脑干,延髓、脊髓的抑制最迟。同时,各种全麻药的药理特性也不相同。吸入全麻药主要作用是中枢抑制,随着麻醉的深入,产生从大脑皮层抑制引起意识消失到延髓抑制的一个渐进过程;麻醉性镇痛药主要作用于中枢神经的阿片受体,对大脑皮层无作用;丙泊酚、巴比妥类则主要作用于网状结构及大脑皮层,即使增加剂量对躯体痛觉传导也无作用;氯胺酮主要作用于大脑的联络系统,是唯一真正意义上的"静脉麻醉药"。了解各种全麻药的特点对预防术中知晓非常重要,特别是用药预防痛觉神经冲动的上传、易化是麻醉管理中最为关键的一个环节。

八、麻醉深度监测与术中知晓

到目前为止很难给全麻深度下个定义。如果全麻联合完善的神经阻滞,全麻的作用应该仅仅是使患者的意识消失、耐受气管导管刺激等弱刺激就可以了。但是单纯的全麻下全麻药必须抑制大脑皮层、脑干甚至脊髓才可以达到良好的镇痛。实际上,就镇痛来说,所谓麻醉深度应该是"全"或"无"的,因为相对于痛觉,其他感觉如意识、触觉、温觉、听觉等明显滞后。只要抑制了痛觉神经传导通路,全麻就基本上成功了。理想的麻醉应该尽可能从痛觉感受器、传入神经开始阻滞。术中知晓的发生可能就越小,即使发生也仅仅是意识而不是痛觉存在。

经典的吸入全麻药乙醚的麻醉深度有明确的分期,但其他全麻药物则不易区分。现代麻醉监测将脑电图双频指数(BIS)、心率变异性(HRV)、听觉诱发电位(AEP)等引入麻醉深度的监测中,给临床上的确带来了方便,但这些指标都有一定的局限性。

首先,随着麻醉方法的不同这些监测指标意义不同。全身麻醉包括静脉全麻、吸入全麻、静脉复合吸入全麻等。静脉全麻和吸入全麻作用部位都在中枢。而硬膜外阻滞作用部位在脊神经,一旦硬膜外阻滞完善,痛觉传入神经被阻滞,特别是体表痛觉不能传入中枢,内脏感觉有部分是通过自主神经传入中枢,其节前纤维也被阻滞,这样手术过程中与实验室志愿者研究对象近似。因此全麻复合硬膜外阻滞与静脉复合吸入全麻的研究对象是完全不同的,两者全麻深度的要求完全不同。BIS 在有联合神经阻滞的全麻中意义较大,也稳定。它反映的是大脑皮层的状态,但单纯全麻时痛觉随着手术的进展,可能有持续上传时 BIS 十分不稳定。HRV 反映自主神经的均衡性,对因为痛觉引起的交感—肾上腺系统变化有意义,但在有联合神经阻滞的全麻时,患者血流动力学波动等引起 HRV 变化则并不说明什么。同样,AEP 在有联合神经阻滞的全麻下,即使诱发了听觉电位,并不说明患者意识存在或有痛觉。

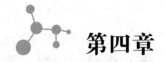

全麻复合胸段硬膜外阻滞对心肌缺血应激反应的影响

一、机体的基本应激反应

　　机体在受到各种内外环境因素的刺激时产生一系列非特异性全身反应，即应激反应。许多刺激如恐惧、忧虑、失败、强烈的冷热、创伤、炎症，甚至紧张的工作学习等躯体或心理刺激因素作用于机体，达到一定强度后，除了能产生与刺激因素直接相关的特异性反应外，均可引起一系列与刺激因素的特性无直接关系的全身性非特异性反应。例如，手术引起的组织创伤、麻醉操作气管插管后导管对气管黏膜的刺激、心理刺激引起患者对手术的恐惧，除此之外还引起一些非特异性变化，如心跳加快、血压升高、肌肉紧张、胃肠道松弛、分解代谢加快、负氮平衡、血浆中某些蛋白质的浓度升高、细胞因子的释放增加等。这些变化在机体受到的不同种类刺激时表现出来的反应十分类似。

　　强烈而持久的刺激作用于机体，产生应激反应的神经内分泌变化主要表现为交感 - 肾上腺髓质系统和皮层 - 下丘脑 - 垂体 - 肾上腺皮质轴的异常兴奋，释放应激激素，如促肾上腺皮质激素（ACTH）、去甲肾上腺素（NA）、皮质醇、胰高血糖素等。多数应激反应的生理生化变化与外部表现都与这两个系统的强烈兴奋有关。并使机体产生一系列生物效应，如心跳加快、血压升高、血糖浓度升高等。

　　1. 交感 - 肾上腺髓质系统的兴奋，使血浆内肾上腺素、去甲肾上腺素的浓度显著增加,一方面有防御、代偿机制:心率加快、心肌收缩力加强、心输出量增加、血压升高等可使组织的血液供应增加,促进糖原分解,升高血糖,促进脂肪动员,使血浆中的游离脂肪酸增加,从而保证了应激时机体对能量的需求增加;由于各组织气管内肾上腺素能受体的分布和敏感性的差异以及局部代谢因素的影响,出现血液的重分布,心、脑、骨骼肌得到更充分的血液供应,而皮肤、腹腔器官、肾脏等的血管收缩,这有利于机体集中力量对付各种紧急情况;支气管扩张有利于增加肺泡通气量,向机体提供更多的氧;儿茶酚胺同时促进其他激素的释放,包括 ACTH、胰高血糖素、生长激素、甲状腺激素、肾素、促红细胞生成素等,使机体在更广泛的程度上动员起来以对抗应激原。另一方面又有对机体的不利影响:腹腔器官内小血管的持续收缩可造成器官的缺血,如应激性溃疡的发生;外周小血管的持续收缩可升高血压;儿茶酚胺促使血小板的数目增多,黏附聚集能力增强,这有利于机体对抗出血,但同时却增加了血液黏滞度,减慢血液在组织内流动的速度,甚至淤滞,形成血栓;过多地消耗能量,特别是心肌耗氧量增加;促进脂质过氧化物的生成,如丙二醛(MDA)的生成增加、超氧化物歧化酶(SOD)的活性增加,损伤生物膜。

2. 皮层-下丘脑-垂体-肾上腺皮质激素系统的兴奋,是应激原作用于机体,通过传入神经通路进入大脑皮层及边缘系统,再由此发出信号进入下丘脑,内侧下丘脑的促垂体区的一些神经元可将神经信号转换成激素信号,使促肾上腺皮质激素释放激素(CRH)的分泌增加,CRH 经垂体门脉进入腺垂体,刺激 ACTH 的释放。ACTH 作用于肾上腺皮质,使皮质醇分泌增加,生理条件下皮质醇和 ACTH 的增多又反馈抑制 ACTH 和 CRH 的进一步增加,但在应激时上述负反馈效应减弱,从而出现 ACTH 和皮质醇的持续大量分泌。另外,神经垂体分泌的血管加压素(vasopressin)可加强 CRH 对 ACTH 的分泌效应;肾上腺素可直接作用于腺垂体使 ACTH 分泌增加。

糖皮质激素(GC)分泌增多是应激最重要的一个反应,对机体抵抗有害刺激起着极为重要的作用。具体机制可能是通过升高血糖、维持循环系统对儿茶酚胺的反应性、抗炎,包括抑制许多化学炎症介质,如前列腺素(PGs)、白三烯(LTs)、血栓素(TXA_2)、缓激肽、5- 羟色胺、纤溶酶原激活物、胶原酶、淋巴因子等以及抗过敏等来实现的。

此外,应激时胰高血糖素分泌明显增加,胰岛素可因血糖浓度升高和胰高血糖素的分泌增加而增加,另一方面儿茶酚胺又可使胰岛素的分泌减少。腺垂体合成 β- 内啡肽增加;生长素、催乳素的分泌也增加。应激时肾素 - 血管紧张素 - 醛固酮系统被激活,抗利尿激素(ADH)的分泌也增加。

机体处于应激状态时,产生一系列生物活性物质,包括上述急性期应激蛋白,以达到保护机体免受损伤。如蛋白酶抑制剂的增多可以避免这些蛋白酶对组织的过度损伤。急性期反应蛋白还有清除异物和坏死组织的作用,其中 C 反应蛋白的作用最为明显:它可与细菌的细胞壁结合,起抗体样调理作用,激活补体经典途径,促进吞噬细胞的功能,抑制血小板的磷脂酶,减少其炎症介质的释放等。此外铜蓝蛋白可清除氧自由基:补体成分的增多可加强机体的抗感染能力,凝血蛋白类的增加可增强机体的抗出血能力。

二、现代麻醉的要求与降低
应激反应的意义

全身麻醉针对外科手术必须满足睡眠状态、无痛和肌肉松弛这三项基本要求。随着现代麻醉学的发展,高质量的麻醉还必须:能阻断向心的手术刺激,不仅保证术中经过平稳,而且还要使患者术后血流动力学稳定;使术中、术后出血减少,减少输血及其并发症；围术期无痛；抑制应激反应，减少术后呼吸、循环及感染等并发症；可以早拔管，使患者获得良好的转归。

麻醉过程中降低应激反应的意义在于保持血流动力学稳定和心肌氧供需平衡；抑制各种内分泌激素的过量释放；减少心肌缺血的发生率及其严重程度，改善心肌缺血引起的心功能不全；减少分解代谢，预防负氮平衡，使血糖稳定；增强免疫系统功能，保护人体杀手细胞(NK-C)，减少术后感染等并发症；实施控制性降压，减少出血和输血；有超前镇痛作用(preemptive analgesia)；保护纤溶系统，防止高凝状态和血栓形成；减少术后氧耗，缩短通气支持；提高存活率，降低死亡率。

20世纪80年代，平衡麻醉的概念被引入临床工作中，其中最具有代表性的是浅全麻复合胸段硬膜外阻滞，使全麻与硬膜麻醉这两种最常用的麻醉方法优势互补。单纯全麻的优点是患者在手术中能始终保持处于"麻醉"状态，不能感知身体受到的刺激，但手术中有可能深度不够或镇痛不全。首先随着手术操作部位的不同所需要的麻醉深度是不同的，如切皮时需要的麻醉深度要比脏器上的手术操作需要的麻醉深度深得多；其次是疼痛"性质"的不同，要求的麻醉深度也不同，如单纯异丙酚全身麻醉对于乙状结肠镜检查或人工流产已足够，而对于急性阑尾炎却远远不够，前者是单纯的腹腔内脏器的疼痛刺激，后者则包括皮肤、内脏等多种手术刺激。尤其是在以吸入麻醉为主时，如麻醉性镇痛药的用量不足时，一方面术中就可能出现强烈的应激反应，另一方面在手术结束时，由于吸入麻醉药的大量排出，达不到有效麻醉浓度，手术创伤使患者产生剧烈的疼痛，此时需大剂量的麻醉性镇痛药，而大剂量的麻醉性镇痛药对患者的呼吸和循环都有很大的影响，不利于患者的恢复。单纯胸段硬膜外阻滞可直接阻滞脊神经，镇痛效果确切，可阻滞交感神经节前纤维，术后可经硬膜外镇痛。但也存在一定的不足：术中患者知晓、手术的全程可能平面不够、可有牵拉反射等。Booke等研究 100 例胆囊切除术患者,一组全麻,一组硬膜外阻滞加浅全麻,认为硬膜外阻滞加浅全麻的麻醉时间长,术中血压比较稳定,芬太尼的用量少。Yeager 等报告了 53 例胸部手术或血管手术采用硬膜外阻滞加浅全麻或单纯全麻,术后硬膜外镇痛,全麻患者采用麻醉性镇痛药镇痛,发现在硬膜外阻滞加浅全麻组术后心肌梗死和充血性心力衰竭的发病率比较低,而且术后 24 小时血浆皮质醇低,这都与应激反应的抑制和术后有效的镇痛有关。

在这一背景下,麻醉学的先驱们把硬膜外阻滞与全麻联合应用于临床,尤其是全麻复合胸段硬膜外阻滞现已被广泛应用于临床实际工作中。

三、应激反应与交感神经及心肌缺血

手术刺激和术后疼痛是强烈的应激原,它通过感受伤害刺激的传入通路激活心交感传出通路,导致血流动力学改变,如心动过速、血压升高等,心肌收缩力增强,心肌氧耗增加;另一方面,交感神经系统受刺激引起内源性儿茶酚胺分泌增多,激动 α 肾上腺素受体,可使心外膜冠状动脉和冠状小血管痉挛性收缩。Reves 等发现,体外循环(CPB)使应激反应激素中的单胺类神经递质(去甲肾上腺素、肾上腺素)显著增加,并持续到术后,导致冠状动脉挛缩,引起冠状动脉血流锐减,无法为心率增快、血压升高的心肌提供充足的氧,造成心肌氧供需失衡,心肌缺血缺氧,临床上表现为 ST 段改变、心绞痛、心律失常和心肌梗死面积增加。刺激心交感神经引起的 α 肾上腺素能受体介导的冠状阻力血管收缩作用可削弱局部代谢性血管扩张,使冠状动脉缺氧扩张力减少。实验显示,肾上腺素刺激可致冠状动脉强烈收缩。然而,动物和人体的去神经研究数据并未清楚地表明在该状态下冠状循环是否仍有交感缩血管反应。

四、胸段硬膜外阻滞(TEA)对心肌缺血(MI)的作用

30多年前人们已经观察到TEA可缓解或消除心肌缺血导致的心绞痛,降低心肌梗死的发生率。因此,人们对TEA与心肌缺血性心脏病之间的关系进行了深入的研究。结果表明:交感神经的活动性增高与心肌缺血有着密切的关系。

胸段硬膜外阻滞直接作用有:阻滞脊神经的感觉神经(包括痛觉、心肌缺血时的胸骨后压迫感等特殊感觉)、运动神经、交感神经节前纤维等。心脏手术患者常可因术中CPB刺激及手术后疼痛引发心肌缺血(发生率在25%~38%之间),影响手术预后。此外,心交感神经活性增加可加重术后MI,破坏冠状血流和心肌氧供需之间的平衡。TEA可通过有效的镇痛、阻断心肌缺血引起的特殊感觉、阻断心交感神经反射,减弱应激反应,改善心脏手术患者的预后。

1. TEA对心交感神经的作用和对冠状动脉血流、心肌氧供需平衡的影响 对正常人施行TEA时,其血压、每搏输出量、每分钟输出量、心率以及心肌收缩力都有不同程度的下降。为了研究TEA对冠状血流的影响,Hackel在冠状动脉狭窄和心肌梗死模型建立后,用多中心体技术测定TEA对冠状血流的影响,发现TEA使心肌血流产生明显的重分布,使狭窄的冠状动脉得到明显的扩张。而对正常的冠脉系统则无明显影响。另外,TEA可使冠状动脉的阻力下降20%~25%,血流量增加18%,明显改善冠脉的血流。虽然心肌耗氧量下降,但并未出现继发性心动过速,这说明压力感受器反应也被阻滞。有人通过经食管超声心动图对全麻下节段性室壁运动进行了观察,发现TEA明显改善缺血时心室壁的异常运动。在静息状态下,TEA能使心肌缺血时的左心室功能部分或全部得到改善,有人用核素技术

测定了 TEA 对运动负荷试验诱发心肌缺血时左心室功能的影响(部分或全部),结果显示,TEA 能提高心室的射血分数,明显改善运动负荷试验时全心室和局部室壁运动异常以及伴发的 ST-T 段压低。

影响冠状动脉血流最主要有代谢因素和神经因素。局部代谢产物对冠状血管的起很强的扩张作用。心肌和冠状血管受发自 T_{1-5} 心交感神经纤维支配,该神经激动可使冠状动脉收缩,在冠状动脉供血不足的患者,心交感神经张力增加可打破正常冠状血流和心肌氧供需平衡。动物实验表明,术后严重的血管缩窄是由心交感神经活性增强所致,它使 MI 引起的局部代谢性血管扩张作用减弱。此外,心交感神经还能在引发术后 MI 过程中通过收缩冠状血管,减少冠脉血流和心肌氧供起关键作用。

心外膜冠状动脉和冠状小血管上的交感神经分布密集,心肌缺血的痛觉传入神经即与交感神经并行。交感神经系统的功能状态与心绞痛、心肌梗死、严重的心律失常以及冠状动脉硬化的发生是密切相关的。实验证明,电刺激 T_1-T_5 交感神经节可使正常的或已有病变的冠状动脉收缩,引起缺血性疼痛。虽然 α 受体兴奋使血管收缩的生理效应是保证代谢性冠状血管扩张时跨肌膜的血流分布,但是,当有冠状动脉狭窄存在时,冠状血管收缩可破坏局部心肌血流;而交感神经兴奋使循环血中儿茶酚胺活性增强,可激发血小板在病变中心区域周期性聚集,导致冠状血流周期性的减少。此时,缺血性局部代谢性血管扩张受到限制,而且交感传入神经被激活,引发心-心交感神经反射,使心肌缺血进一步恶化。TEA 可有效地阻断心交感神经的传入和传出纤维,增加狭窄的心脏表面的冠状动脉的内径而不引起冠状小动脉扩张,改善局部和全心、左心室壁的运动能力,降低心肌耗氧量、心率、前负荷、后负荷,缓解心肌缺血的严重程度,对原有冠状动脉供血不足的患者,在运动负荷实验时增加了左心室的射血分数。此外心交感神经被阻断可增加心内/外血流比例和缺血期侧支循环,减少心脏手术后血管缩窄。有人在动物实验研究中发现,TEA使冠状动脉阻塞后的心肌梗死面积减小,同时也可减轻心肌梗死造成的损伤。

2. TEA确切的镇痛和特殊感觉的阻滞 围术期疼痛能激活自主神经系统,干扰人体各器官的功能,包括释放神经内分泌激素和细胞因子。这些激素和细胞因子可引起心动过速、血压升高、发热、休克和每分通气量增加。TEA可非特异性地阻滞手术区域感受伤害性刺激和非伤害性刺激的交感神经传导通路,降低交感神经的紧张性,使血液内的去甲肾上腺素的浓度保持稳定,减轻由于疼痛所引起的非特异性应激反应。有研究指出,成人冠状动脉搭桥术(CABG)后18小时内的有效镇痛可减少MI的发生率。

另外,在成人心肌梗死发生时,伴随剧烈心绞痛的同时,还有心前区的压迫感、紧缩感、濒死感等许多特殊感觉。这些特殊感觉在加重心肌梗死面积、进展等方面可能起重要的作用。TEA在阻滞痛觉神经的传入纤维和交感神经纤维的同时,也阻断了这些特殊感觉神经的传入神经纤维,对心肌缺血起一定的保护作用。

3. 防止患者出现血液高凝状态 较大手术后机体血液系统处于高凝状态,围术期的血液高凝状态可引发血栓栓塞,导致术后心肌缺血或心肌梗死的发生。虽然高凝出现的原因还不清楚,但应激反应显然是一个重要的诱发因素。实验研究发现,手术应激使血液内的凝血因子增加,凝血抑制因子抗凝血酶Ⅲ减少,血小板活性增强和聚集,纤维蛋白溶解系统受损,如纤维蛋白溶解酶原Ⅰ减少、纤维蛋白原活性降低及血液黏滞度增加。

TEA通过抑制应激反应降低高凝状态,防止血栓形成。Christopherson对外周血管手术的患者进行了不同麻醉状态下凝血功能比较,结果发现,全麻组1个月内因血管移植失败而再次手术者比硬膜外组高 5 倍。而且此种差异尤其多见于有内在高危血管闭塞的患者,如冠状动脉供血不足的患者。

4. 心肌缺血再灌注或心肌梗死时心肌细胞因子和激素的变化　心肌缺血再灌注或心肌梗死时心肌细胞内外产生一系列非特异性变化。在单胺类神经递质、肾上腺皮质激素等的作用下,心肌细胞内许多细胞因子表达明显增加。如肿瘤坏死因子(TNF)、白介素(IL)、一氧化氮(NO)、内皮素(ET)等明显增加。目前在心肌缺血再灌注的研究中 TNF、NO、IL 等研究较多。TNF 是一种多肽激素,具有广泛的生物学效应。它在机体处于应激状态时由激活的单核细胞、巨噬细胞、淋巴细胞等产生。循环中的 TNF_α 参与了急性病毒性心肌炎、心肌梗死、充血性心力衰竭的发病。近年来的研究也发现 TNF_α 也参与了心肌缺血再灌注(IRI)损伤的发病。Gurevitch 等研究发现,离体鼠心在缺血再灌注时,缺血的心肌细胞、停留在心肌的单核 - 吞噬细胞合成的 TNF_α 在再灌注时释放。在心肌缺血再灌注期间炎性细胞、心肌细胞被激活产生和释放 TNF_α,反过来 TNF_α 又促进了中性粒细胞对心肌的浸润并与中性粒细胞共同导致了心肌损伤,抑制 TNF_α 释放或拮抗其生物活性。NO 是内皮细胞释放的一种血管舒张因子,在体内持续释放对维持心血管收缩与舒张稳态、调节冠状动脉基础张力、心肌的血流灌注等至关重要。关于 NO 与心肌缺血 - 再灌注损伤(IRI)的关系、NO 在参与心肌 IRI 中是起保护作用还是起细胞毒性作用目前仍然有争议。有学者应用 NO 供体(如硝普钠、SIN-1、SPM-5185 等)或 NO 前体 L- 精氨酸能纠正 IRI 后的血管内皮功能紊乱,缩小心肌梗死面积,减少室性心律失常的发生;而一氧化氮合成酶抑制剂(如 L-NAME、L-NNA、L-NA 等)则加重心肌 IRI,增加心肌梗死面积;故认为 NO 是抗损伤因子,对 IRI 有保护作用。但也有文献报道,NO 可抑制线粒体氧化代谢和形成过氧化亚硝酸的细胞毒性作用,应用 L- 精氨酸后,降低心肌收缩功能,加重心肌 IRI;而

L-NAME 可减少心肌梗死面积,改善预后;L-NNA 可保护再灌注心脏功能。因而认为,NO 可能是 IRI 的发病因素。心肌缺血再灌注或心肌梗死时,血 NO 的含量明显升高。最近的研究发现,许多细胞因子与组织的缺血 - 再灌注有密切的关系。细胞因子是否直接损伤心肌及血管内皮目前还不十分清楚,但中性粒细胞(PMN)的存在可能起决定性的作用。PMN 可释放大量的氧自由基及分泌各种水解酶,两者均可直接损伤内皮细胞和心肌细胞的生物膜。用抗白细胞血清清除白细胞或用抗白细胞黏附分子的单克隆抗体来抑制白细胞的功能均可减轻再灌注损伤。PMN 的停留、移行、聚集与 PMN 及血管内皮表面黏附分子密切相关。TNF_α、IL-1、及 IL-6 均可刺激 PMN 及血管内皮表达表面黏附分子,相反,可抑制 PMN 与血管内皮细胞黏附的细胞因子[Ala-IL8]77,对再灌注心肌有保护作用。更确切地说,细胞因子可能参与心肌缺血 - 再灌注性损伤的正反两方面的调节。

五、心肌梗死时应激基因的表达

心肌缺血再灌注或心肌梗死引起的应激是一种非特异性反应,导致与应激有关的许多基因的表达增加。热应激、乙醇、重金属离子、氨基酸类似物、过氧化氢或自由基、缺血、冷损伤、感染、低氧血症等多种应激原可诱导应激蛋白(stress protein SP)的产生,对细胞受到的应激性损伤起重要的保护作用。正常时机体内也有这类应激蛋白(又称热休克蛋白,heat shock protein HSP),是细胞的结构蛋白。机体在应激时启动应激蛋白基因,导致应激蛋白 mRNA 的大量表达,合成应激蛋白。其中有代表性的有 HSP_{90} 和 HSP_{70}。研究资料表明,机体处于应激状态时,HSP 合成增加,HSPmRNA 表达增加。20 世纪 80 年代人们又发现 HSP_{70} 能保护缺血的心肌。蛋白质合成的分子生物学研究表明,应激蛋白提供心肌保护作用与其调节细胞内其他蛋白质的合成有关。即应激蛋白能修复由于缺氧所致的细胞内的蛋白质损伤,并使应激所致的蛋白质合成和 mRNA 拼装迟钝得到恢复,同时还涉及蛋白质聚合与展开、装配与分解、易位等过程。增强心肌抗氧化能力是应激蛋白提供保护作用的另一机制。有研究表明,缺血前高热预处理,使内毒素或其活性成分——白介素 -1 灌注游离心脏,均可使应激蛋白合成增加,并促使内源性抗氧化剂——触酶的合成和释放,使心肌 IRI 减轻。应激蛋白还可通过其他抗氧化剂机制保护心肌,在心肌内有低分子量的应激蛋白(SP_{32})存在,并由反应性氧、过氧化氢诱导。反应性氧在缺血后再灌注早期释放并在再灌注损伤中发挥作用,SP_{32} 已证明是血氧活酶 -1,即血红蛋白降解为胆红素的限速酶,而胆红素是反应性氧的强力清除剂,它的作用随缺血时 pH 的降低而增强。SP_{32} 仅在有氧的条件下才有活性,因此再灌注时由反应性氧调节诱导的血氧活酶 -1 具有抗氧化作用。Das 等在大鼠的心肌缺血再灌注预处理后,观察到心肌内 HSP 等与应激相关基因和抗氧化基因的表达增加,使心肌对抗缺血性损伤能力增加。Mehta 等在常温下结扎兔冠状动脉前降支,发现 18 分钟内有 $HSP_{70}mRNA$ 的表达。Knowlton 等在兔心肌缺血再灌注的研究中发现,再灌注区域的 $HSP_{70}mRNA$ 于 1 小时后升高,4 小时达到顶点,24 小时后恢复到基础水平。c-fos 基因表达的产物 Fos 蛋白与 c-jun 基因表达的产物 Jun 蛋白结合,作用于 DNA,调节相关基因的转录,发挥第三信使的作用,是心血管系统生长发育和应激所必需的基因。心肌梗死应激时原癌基因 c-fos 的即早表达已经有较为深入的研究。

六、全麻复合胸段硬膜外阻滞对心肌缺血的保护和对应激的降低噪作用

全麻复合胸段硬膜外阻滞对应激反应的影响在临床上有广

泛的研究。硬膜外阻滞复合全麻时儿茶酚胺浓度降低,平均动脉压下降。硬膜外阻滞平面 $T_1 \sim L_1$ 时阻断相关节段的交感神经,抑制许多应激激素的分泌。有研究指出,硬膜外阻滞不影响皮质醇的分泌。胸段硬膜外阻滞已经成功地应用于心脏外科手术中及手术后,作为全麻的补充使患者血流动力学更稳定,术后苏醒更快,拔管早。动脉血氧分压较高和减少心肌缺血。由于手术中肝素化和体外循环时对凝血因子损害而影响凝血酶功能,所以在肝素化前 24 小时行硬膜外穿刺,术后待体内抗凝剂作用消失后再拔除硬膜外导管,以减少硬膜外腔血肿的危险。临床上冠状动脉搭桥术的患者,其冠状动脉存在不同程度的狭窄,表现为冠状动脉供血不足。在微创冠状动脉搭桥手术中,由于不需要体外循环,术中肝素化使 ACT 达到 300 秒即可。术中手术创面涉及下肢取血管、劈开胸骨等强烈的刺激。对于不完全堵塞的冠状动脉的分支,在吻合血管前切开血管后,冠状动脉的灌注压为 0,心肌处于缺血状态,当成功地建立与主动脉的通道后,血液灌注充分。由冠状动脉供血不足到缺血、再到充分灌注,是一完整的缺血再灌注过程。手术的创伤、心肌缺血再灌注,都是强烈的应激原。加上手术的刺激,患者会产生强烈的应激反应。研究证实,全麻复合胸段硬膜外阻滞对降低微创冠状动脉搭桥术患者的应激反应有着极其重要的作用。

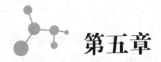

第五章

全身麻醉后苏醒延迟和苏醒障碍

　　临床上少数患者在全麻后复苏时间很长,或者苏醒的质量比较差,勉强送回病房则患者有可能出现一定的风险,有些患者就是在送返病房的途中发生意外呼吸心跳停止的,甚至有极少数患者麻醉手术后再也不能苏醒。怎样让这些患者迅速苏醒或者给予苏醒障碍的患者积极、及时的治疗,是我们每一个麻醉医师有必要认真对待的课题。

一、意 识 障 碍

　　根据意识障碍的程度不同,意识障碍可分为:

　　1. 嗜睡　是程度最浅的一种意识障碍,患者经常处于睡眠状态,给予较轻微的刺激即可被唤醒,醒后意识活动接近正常,但对周围环境的鉴别能力较差,反应迟钝,刺激停止又复入睡。

　　2. 昏睡　较嗜睡更深的意识障碍,表现为意识范围明显缩小,精神活动极迟钝,对较强刺激有反应。不易唤醒,醒时睁眼,但缺乏表情,对反复问话仅能作简单回答,回答时含混不清,常答非所问,各种反射活动存在。

　　3. 昏迷　意识活动丧失,对外界各种刺激或自身内部的需要不能感知。可有无意识的活动,任何刺激均不能被唤醒。按刺激反应及反射活动等可分三度:

（1）浅昏迷：随意活动消失,对疼痛刺激有反应,各种生理反射(吞咽、咳嗽、角膜反射、瞳孔对光反射等)存在,体温、脉搏、呼吸多无明显改变,可伴谵妄或躁动。

（2）深度昏迷：随意活动完全消失,对各种刺激皆无反应,各种生理反射消失,可有呼吸不规则、血压下降、大小便失禁、全身肌肉松弛、去大脑强直等。

（3）极度昏迷：又称脑死亡。患者处于濒死状态,无自主呼吸,各种反射消失,脑电图呈病理性电静息,脑功能丧失持续在24小时以上,排除了药物因素的影响。

4. 去大脑皮层状态　为一种特殊类型的意识障碍。它与昏迷不同,是大脑皮质受到严重的广泛损害,功能丧失,而大脑皮质下及脑干功能仍然保存一种特殊状态。有觉醒和睡眠周期。觉醒时睁开眼睛,各种生理反射如瞳孔对光反射、角膜反射、吞咽反射、咳嗽反射存在,喂之能吃,貌似清醒,但缺乏有意识的自主活动,故有"睁目昏迷"、"醒状昏迷"之称。患者常可较长期存活。常见于各种急性缺氧、缺血性脑病、癫痫大发作持续状态、各种脑炎、严重颅脑外伤后等。

5. 谵妄　系一种特殊类型意识障碍。在意识模糊的同时,伴有明显的精神运动兴奋,如躁动不安、喃喃自语、抗拒喊叫等。有丰富的视幻觉和错觉。夜间较重,多持续数日。见于感染中毒性脑病、颅脑外伤等。事后可部分回忆而有如梦境,或完全不能回忆。

6. Glasgow 昏迷量表　根据患者眼反应、对语言刺激的反应及运动反应能力来判断昏迷的程度。

E. 最好眼反应(4) 得分：□

1. 无睁眼；2. 疼痛刺刺眼睛；3. 语言命令睁眼；4. 自然睁眼。

V. 最好语言反应(5) 得分：□

1. 无语言反应；2. 无意义的声音；3. 无意义的语言；4. 语

言含糊;5. 定向力好。

　　M. 最好的运动反应(6) 得分:□

　　1. 无运动反应;2. 疼痛刺激伸直;3. 疼痛刺激屈曲;4. 逃避疼痛;5. 疼痛定位;6. 遵嘱运动。

　　记录方式为 E ＿＿＿＿ V ＿＿＿＿ M ＿＿＿＿ 字母中间用数字表示,如 E3V3M5=GCS11。评分结果等于或大于 13 分为轻度损伤,9~12 分为中度损伤,8 或 8 分以下为严重损伤。

二、麻醉后苏醒延迟和苏醒障碍的定义

　　全身麻醉后有少数患者苏醒慢甚至不醒,这给麻醉医师的临床工作带来很大的压力。既往的教科书上把全身麻醉后60~90 分钟患者仍然不醒称之为苏醒延迟。这一定义实际上是从简单意义上描述患者的意识是否恢复。从麻醉学的角度来考虑全麻后苏醒延迟和苏醒障碍必须从以下三个方面来说明:①意识是否恢复? ②肌松是否已经消退? ③患者生命体征是否稳定? 有无主诉? 既往全身麻醉所使用的作用于大脑中枢的麻醉药物如巴比妥类,对患者麻醉后意识的恢复影响很大,许多患者麻醉后意识的恢复比较困难,苏醒延迟比较常见。目前由于全麻药物的发展以及全麻联合神经阻滞的使用,全麻后苏醒延迟的定义显然应该改变。本人认为,全身麻醉后苏醒延迟应该定义为:全身麻醉手术结束后进入麻醉后恢复室(PACU)30~60 分钟不能达到出 PACU 的标准(患者意识恢复,定向力准确,气道通畅;肌松作用消退、肌力恢复;呕吐及误吸的危险已排除;循环和呼吸功能已稳定,血气指标在正常范围内,无特别主诉等)。全麻后苏醒障碍应该定义为:全身麻醉手术结束后 1 小时以上患者的意识未恢复或整体情况达不到出 PACU 的标准。

三、麻醉后苏醒延迟和苏醒障碍的原因

(一)麻醉相关原因

1. 吸入麻醉剂残留 手术结束后,吸入全麻药物在患者的组织尤其是脑组织内向血液内漂移、血液内的吸入麻醉剂经肺泡向气道、环境漂移,这种漂移的速度决定麻醉后患者的苏醒速度。这些速度受以下因素影响:①麻醉剂本身的油/血分配系数、血/气分配系数;②患者因素;③麻醉机参数潮气量小、呼吸频率慢、体温低、麻醉机回路内的麻醉剂重吸入、氧流量小,等多重因素妨碍了吸入麻醉剂的排出,自然导致全麻后苏醒延迟或苏醒障碍。

2. 静脉麻醉剂残留 麻醉后苏醒延迟,最常见的原因是麻醉药过量,其中较常见的是临床判断失误而投入过量的麻醉药。例如,麻醉性镇痛药物过量可因个体差异而发生。用大量巴比妥类药物来加深麻醉,以处理体外循环时灌注压增高或分泌儿茶酚胺肿瘤所致术中高血压。这种情况下未用特异性扩血管药或肾上腺素能阻滞剂可能导致麻醉药过量和苏醒延迟。

3. 麻醉药物再分布 临床所有巴比妥类以及其他催眠药如地西泮、咪达唑仑催眠作用的终止,可能主要取决于再分布。肝功能显著改变(如肝叶切除术或门静脉分流)与动物巴比妥类催眠时间延长有关。长时间反复给予巴比妥类或其他催眠药时,代谢性作用明显。

4. 肌松剂残留 去极化肌松剂由血浆假胆碱酯酶降解,肝功能异常可导致血浆假胆碱酯酶代谢异常,最终导致肌松剂残留和肌松恢复困难。非去极化肌松剂主要在肝脏代谢、在肾脏排出。肝肾功能异常势必导致肌松剂残留。

5. 低温 低温对全麻后苏醒障碍的影响是经常被忽视的因素。我们在做海富刀麻醉时,由于海富刀产生大量的热量,手术过程中患者的体温比较高,手术过程中消耗的全麻药量是通常的 2 倍,手术结束后麻醉苏醒所需要的时间也很短。许多全麻后苏醒延迟的患者实际上与低温有关。手术过程中导致患者体温降低的因素有:

(1)输液、输血温度低;

(2)胸、腹腔手术野长时间暴露导致蒸发量大因而散热多;

(3)大量温度较低的冲洗液带走很多热量;

(4)冬天手术室环境温度低、夏天空调制冷过度等。

低温导致麻醉苏醒延迟的机制是:

(1)低温导致吸入麻醉剂的弥散速率明显下降,麻醉起效慢、排出慢因而苏醒也慢。

(2)低温降低酶活性,人体新陈代谢的酶活性与温度有直接的关系。

6. 血浆假胆碱酯酶先天性缺失　既往氯化氯琥珀胆碱与普鲁卡因联合用于静脉麻醉维持,这两者药物的代谢都是靠血浆假胆碱酯酶来分解代谢的,合用必然产生竞争,因此各自的作用都有相应的延长。对于先天性血浆假胆碱酯酶异常的患者来说,肌松作用延长是必然的。

7. 低氧　过去术后意识障碍最常见原因是以氧化亚氮麻醉诱导时给予低氧性混合气体。尽管麻醉供气系统和氧气监测装置目前从技术上得到改进,但是脑低氧仍然是主要的危险。如果认为术中低氧是术后长时间意识障碍的原因,并且从临床与实验室检查可有力地除外其他结构、代谢和药理学原因时,则应进一步进行神经学检查与评价,以实施有效治疗。动态 EEG 对评价苏醒可能有一定价值。控制性低温似可减轻脑水肿,防止进一步脑损害。即使患者可能完全苏醒,但是亦有报告术后数周内发生神经学进行性损害,其原因尚不明了。

8. 过度通气或二氧化碳蓄积　麻醉过程中很容易过度通气,过度通气直接的后果是呼吸性碱中毒。患者体内二氧化碳被排出过多,则对患者的呼吸中枢影响较大,呼吸中枢比较难以兴奋。有些患者手术后呼吸迟迟不恢复,就是由于过度通气造成的。同样,手术过程中通气不足导致低氧、二氧化碳蓄积,形成呼吸性酸中毒,同样也会导致患者苏醒障碍。血气检查很容易发现异常,$PaCO_2$ 在 60mmHg 以上患者就可以出现昏迷。当然,如果患者原来就有慢性呼吸功能不全,$PaCO_2$ 在 60mmHg 以上患者不一定昏迷,因为患者已经耐受了高碳酸血症。

(二) 手术原因

1. **肺叶切除、肺不张** 肺叶切除特别是全肺切除后,由于交换面积减少了,患者的肺功能会有一定的下降,这可能影响吸入麻醉剂的排出速率,同时有可能导致缺氧和二氧化碳蓄积。这些因素都可导致全麻后苏醒延迟。

2. **骨科手术脂肪栓塞** 长骨骨折或大量组织创伤后12~48小时可发生脂肪栓塞,脂肪栓子进入脑血管必将引起该血管营养范围的脑组织发生梗死。直接的后果是患者不醒。如果栓塞的是肺动脉,导致呼吸衰竭也可能引起患者苏醒障碍。

3. **颅脑手术损伤** 这一点很容易理解,颅脑手术后大脑组织的水肿,手术本身对大脑的损伤等都可影响患者的苏醒,包括意识恢复、呼吸功能的恢复。

4. **羊水栓塞** 羊水栓塞是产科的严重并发症,引起脑血管、肺血管栓塞可导致患者苏醒障碍。

5. **手术后大出血、休克** 手术后大出血、休克引起的苏醒障碍也比较常见。手术过程中由于低血压患者处于休克状态,组织缺氧、酸中毒可引起患者意识障碍。另外,手术后如果突然由于大出血,导致大脑供血不足患者可迅速出现意识障碍。

(三) 患者本身的原因

1. **脑部病变** 患者意识障碍最可能的原因是脑部发生某

些病变,这些病变包括:

(1)脑血管破裂:动脉血压极度身高(收缩压在 210~230mmHg 以上、舒张压在 110~130mmHg 以上)的患者可出现脑血管破裂,发生颅内血肿。幕上血肿扩大的颅内出血通过压迫脑干和疝形成而使患者意识丧失。麻醉中喉镜暴露声门和气管插管诱发的高血压可导致脑出血。脑出血亦是需溶栓疗法或较长时间抗凝(如长时间体外循环)患者可能发生的并发症。

(2)大脑缺血性损伤:由于大脑动脉血管的自身调节作用,平均动脉压在 60~70mmHg 之间波动时,脑血流量不会减少,因此适当地控制性降压可保证大多数无脑血管疾病患者的安全,肱动脉血压降至 40~65mmHg,头低位 27°,长达 90 分钟的患者麻醉苏醒满意。无脑血管疾病患者利用神经节阻滞剂、头低位、气道正压和氟烷吸入实施控制性低血压时颈静脉氧分压测定结果显示无脑低氧症。然而,脑血管疾病者低血压易诱发脑缺血。因此,控制性降压对糖尿病或高血压病患者以及老年人尤其有害。麻醉患者体位不当时(如颈极度屈曲、过伸或旋转位牵引或其他机械性装置使颈动脉受压),可能发生颈椎循环血流受阻。直接后果是大脑组织缺血、缺氧,导致患者麻醉后苏醒延迟甚至苏醒障碍。

(3)脑栓塞

1)空气栓塞:心脏手术后患者不能苏醒可能由于脑栓塞。右向左分流患者静脉输入极少量空气都具有危险性,应加以避免,尤其是先天性发绀型心脏病儿童(即右向左分流)。心脏手术时空气可能通过许多部位进入循环,因此必需特别防止这种并发症。

2)心脏手术患者脑栓子的其他来源:包括钙化的左房室瓣与主动脉瓣,置管部位的粥样斑块,左房或左室血栓以及心内膜炎、风湿性心瓣膜病变。

3)脂肪栓塞:长骨骨折或大量组织创伤后 12~48 小时可发

生脂肪栓塞,伴有中枢神经系统抑制。因此,骨折复位术全麻后脂肪栓塞可表现为长时间神志不清。脂肪栓塞亦见于胸外心脏按压后以及大量糖皮质激素治疗后。

4）脑血栓:患者长时间平卧、手术前禁食而又灌肠等使得患者脱水,血流状态发生改变、血液浓缩,这些是脑血栓发生的危险因素。

（4）神经毒性药物:某些药物的毒性作用能引起中枢神经系统抑制。例如,L- 天冬酰胺酶和长春新碱等某些癌症化疗药物往往可引起中枢神经系统抑制和 EEG 变化。麻醉苏醒延迟中这种情况罕见,但是鉴别诊断时必须考虑。蛛网膜下腔注射造影剂亦可引起术后神经毒性作用。

（5）中枢神经系统敏感性增加:全麻药催眠作用的时间长短,取决于脑中麻醉药浓度与脑受体位点对该麻醉药的敏感性。这种敏感性存在生物个体差异性。老年人、低温和甲状腺功能低下的患者对麻醉药的需求量减少。这些因素亦可能延长催眠药物的作用时间,部分是增加通过中枢神经系统敏感性来实现的。

（6）代谢性脑病:麻醉后可能导致中枢神经系统抑制的全身代谢性紊乱,这必须与麻醉药的残余作用区别开来。代谢性脑病常常增加脑对抑制性药物的敏感性。

2. 蛋白结合减少 与巴比妥类竞争共同结合位点的药物,通过从血浆蛋白中置换巴比妥类,从而增强后者的作用,延长作用时间。低蛋白血症可能通过减少巴比妥类药物被运输入肝脏而延长其麻醉时间的。

3. 肝脏代谢功能下降与微粒体酶的形成与生物转化 老年、婴幼儿及营养不良、低温者,应用多种需肝微粒体系统解毒的药物,致肝代谢功能降低与麻醉苏醒延迟有关。为减轻苏醒时的幻觉现象,应用氯胺酮时合用镇静药可延迟麻醉苏醒。早期研究提示氯胺酮在肝脏的生物转化在终止其中枢神经系统作用中起重要作用,即使是单次静注剂量。氯胺酮在这方面不同于硫喷妥钠,因此肝功能严重不全患者应用氯胺酮应加以注意。西咪替丁和雷尼替丁可使肝微粒体对某些药物的氧化作用受损,从而合用镇静药或其他中枢神经系统抑制药物时可使中枢神经系统抑制作用增强、时间延长。严重肝脏疾病及有肝性脑病史的患者应用小剂量吗啡后可出现脑电图缓慢和中枢神经系统抑制。麻醉性镇痛药是引起肝性脑病的原因之一,宜慎用于严重肝脏疾病患者。肝叶切除术后或药物诱发肝损害的动物应用巴比妥类药物可明显延长催眠时间,但是严重肝脏疾病患者对单次或多次应用硫喷妥钠的敏感性并不增加。

4. **肾脏疾病** 在肾衰竭和氮质血症患者,巴比妥类药物麻醉后作用时间延长。该作用可能是由于中枢神经系统对巴比妥类敏感性增高引起的,其他原因可能包括蛋白结合下降、电解质紊乱和酸碱失衡。尿毒症患者对催眠药敏感性增高系血 - 脑屏障变化所致。

5. **内分泌和神经系统疾病** 甲状腺功能低下者对麻醉药需求量降低。临床研究显示严重肾上腺功能不全者麻醉后可能苏醒延迟。慢性舞蹈病患者在硫喷妥钠麻醉后苏醒延迟。

6. **呼吸功能衰竭、肺水肿及 ARDS** 各种原因导致的呼吸衰竭、肺水肿及 ARDS,其中心环节是低氧血症和高碳酸血症。术后呼吸衰竭可能导致麻醉苏醒延迟。通气不足不仅可引起呼吸性酸中毒和低氧血症,而且可延缓吸入麻醉药的排出。慢性肺疾病者吸入高浓度氧时可能发生二氧化碳麻醉,而无低氧血症。研究显示二氧化碳主要是通过诱发脑组织酸中毒而引起麻醉。

7. **水、电解质和酸碱平衡紊乱** 经尿道前列腺手术可能因水分吸收而发生稀释性低钠血症、血容量急剧增加。手术应激触发抗利尿激素的异常释放引起的水中毒或低钠血症,可伴有昏迷、轻偏瘫和其他神经学异常表现。持续性低钠血症的危险在于持续抽搐以及可能的脑损害。重要的是,纠正低钠血症的速率引起人们广泛的关注。一般认为快速纠正低钠血症所致的脑损害是由于中心性脑桥髓鞘破坏。研究认为血清钠浓度升高的最大速率为 2mmol/L.h,最高水平为 128~132mmol/L.h。高钙血症和高镁血症可引起中枢神经系统抑制,导致昏迷。甲状旁腺功能低下引起的低钙血症往往伴有精神变化、弥散性脑电图异常和颅内高压。

8. 糖尿病性昏迷

(1)低血糖反应:麻醉和手术应激反应一般可升高血糖浓度,术中危险性低血糖罕见,仅见于分泌胰岛素的胰腺肿瘤或后腹膜癌肿等少数疾病患者。糖尿病患者接受胰岛素治疗或术前服用氯磺丙脲均可发生术后致命性低血糖昏迷。严重肝脏功能不全亦可通过葡萄糖生成减少而促发低血糖。Aldrete 等报告数例肝移植术后严重低血糖、动脉低血压、意识不清和代谢性酸中毒。

(2)糖尿病酮症酸中毒:糖尿病患者在某些诱发因素影响下可出现酮症酸中毒,表现为昏迷。其机制与一般酸中毒引起的意识障碍相同。

(3)高渗性高糖性非酮症昏迷:是严重糖尿病患者全麻后苏醒延迟的原因之一,一般认为高渗透综合征伴发的昏迷是由于脑细胞内脱水。脑缩小可能发生颅内桥静脉损伤、硬膜下血肿形成。该综合征患者死亡率高达 40%~60%,因此,早期诊断与治疗特别重要。高渗综合征患者约半数无糖尿病病史,但是大多数患者并发严重疾病,如败血症、肺炎、胰腺炎、尿毒症、心血管意外或大面积烧伤。高血糖的渗透性利尿作用可加重脱水,从而加剧高渗状态。给予高张性液体(如静脉高营养或甘露醇)亦可能导致高渗状态。腹透、血透和心脏手术后可发生高渗综合征。升高血糖浓度的因素,如大量激素疗法和静脉输注大量葡萄糖,亦可能参与其发生机制。体外循环和婴儿显著低温时可见明显高血糖。

血糖浓度大于 33mmol/L,血清毫渗量升高而无酮症酸中毒即可确诊为高渗性高糖性非酮症昏迷。血清毫渗量反映渗透性活性物质数量,主要包括钠(及其对应的阴离子)、尿素和葡萄糖。由于脑对尿素和葡萄糖相对通透,所以人们对钠离子特别注意。高钠血症并不总是该综合征的特征,高糖血症通过细胞内液转移至细胞外液,结果使所测得的血清钠水平假性下降。血清钠浓度"校正"可用于校正这种稀释作用:血清葡萄糖浓度每增加 5.56mmol/L,以测得血清钠浓度乘以 1.3~1.6。高渗综合征时校正的血清钠浓度一般均较高。细胞外葡萄糖下降、细胞内溶质浓度相对增高使水分随着该浓度梯度向细胞内弥散。因此,血糖浓度下降过快,则可能发生低容量性休克和脑水肿,必须加以注意。

9. 脑脊液酸中毒　临床研究显示脑脊液的 pH≤7.25 时患者可出现意识障碍,包括精神错乱、谵妄或昏迷。二氧化碳可迅速弥散入脑细胞外液中,因此急性高碳酸血症时脑脊液酸中毒与中枢神经系统抑制更为严重,而碳酸氢根离子通过血-脑屏障很慢。急性呼吸性酸中毒合并慢性代谢性碱中毒时尽管动脉血 pH 正常,但是可能伴有明显脑组织酸中毒和昏迷。这对于解释某些血清酸中毒患者意识清楚时测定脑脊液的 pH 具有一定价值。

10. 体外循环对苏醒延迟的影响　体外循环后患者对麻醉药需求量明显减少,无搏动样血流、血-脑屏障破坏、空气、纤维蛋白、血栓、钙或脂肪微栓塞以及脑低灌注可能均是促发体外循环后大脑抑制的因素。应用微过滤装置除去颗粒性物质可能降低栓塞性并发症的发生率。持续监测动脉灌注压和脑电图以及跨颅多普勒或经食管心脏超声可能早期检出脑缺血和栓子。

四、全身麻醉后苏醒延迟和苏醒障碍的处理

(一)诊断

1. 体征 通过对患者的体格检查,麻醉医师可以了解患者的意识障碍程度,监护仪上的参数可反映患者生命体征是否稳定。PACU患者未能苏醒,无明显中枢神经系统抑制的因素,应该仔细评价通气和氧合,包括分钟通气量、潮气量、呼气末二氧化碳浓度、呼气末吸入麻醉剂的浓度等一系列指标。同时,还应测定体温,评价循环功能以了解脑灌注。全身代谢性脑病可引起意识丧失,有或无局部神经学体征。例如瞳孔的大小与麻醉性镇痛药物过量有关,结膜水肿的程度与脑水肿的程度有一定的关联。

2. 实验室检查 血气检查可判断出患者的苏醒延迟是否由于呼吸衰竭,其中包括 PaO_2、$PaCO_2$、pH 和血液葡萄糖浓度等最重要的指标。其他实验室检查包括肝肾功能、内分泌疾病的项目等,血清电解质(包括钙和镁)浓度以及渗透压检查也是十分必要的。肌松监测可确定是否有肌松剂残留。

3. 辅助检查 CT、MR检查可基本确定有无脑血管意外的发生。脑电图变化对评价最终苏醒有一定价值。

(二)治疗

1. 病因治疗 针对病因的治疗十分重要。麻醉后苏醒延迟的原因众多,所以必须进行全身检查,根据患者用药史与既往全身疾病史以及手术经过,麻醉医师可基本确定长时间中枢神经系统抑制的最可能的原因。一旦明确病因,应该立即予以针对性处理。

2. 催醒治疗 通常对于麻醉后苏醒延迟的患者,如果没有

其他需要处理的病情，最好是把他们送进监护室观察，让患者自然苏醒。对于某些药物引起的苏醒延迟可用其特异性拮抗剂来拮抗。应用特异性拮抗剂可逆转麻醉性镇痛药和抗胆碱能药物引起的中枢神经系统抑制。通过分次静注纳洛酮（20~40μg）可鉴别诊断麻醉性镇痛药引起的嗜睡。毒扁豆碱亦可排除东莨菪碱抗胆碱能作用引起的长时间意识丧失。氟马西尼可特异性拮抗苯二氮䓬类药物引起的嗜睡，每次累加剂量为 0.1~0.2mg。苯二氮䓬类药物的个体差异颇大，因此，应用苯二氮䓬类药物的患者表现为其他原因不能解释的中枢神经系统抑制时宜考虑给予氟马西尼（0.3-0.6mg）。评价和治疗术后中枢神经系统抑制时特异性药物拮抗剂如纳洛酮、毒扁豆碱和氟马西尼具有肯定的价值。然而，不主张使用非特异性兴奋剂，因为该非特异性兴奋剂的危害（如抽搐或重新意识丧失）可能大于其诊断价值。

3. 支持治疗　有些Ⅰ型呼吸衰竭的患者单纯给予面罩吸氧就可维持，严重的呼吸衰竭患者可予无创正压通气。意识未恢复、呼吸未恢复的患者则需要气管插管上呼吸机机械通气，一般鼻插管患者比较容易耐受。

第六章

麻醉与催眠术

催眠术曾一度被视为是神秘莫测、不可思议的法术，甚至被视为异端邪说、旁门左道的封建迷信。然而，在科学高度发达的今天，催眠术已被广泛应用于医学临床、教育、体育、司法、军事、情报、商业等领域，其原理已经从心理学、伦理学、医学、社会学等学科得到了科学的诠释，其面貌已焕然一新。究竟什么是催眠术呢？

一、定　义

如果按照字面理解催眠术是催人睡眠的法术，那就完全误解了催眠术的科学含义，得不到半点催眠术的真正含义。既然催眠与睡眠不同，催眠术自然有其真正含义所在。目前被大家广泛接受的定义是：催眠术是由施术者运用适于催眠的各种手法，诱唤受术者的精神，使其呈现一种特殊的状态，在这种状态下受术者处于一种无思无念的心境，除施术者外，不和第三者发生联系，只能接受施术者的命令。哪怕是合理的、不合理的、善意的、恶意的，受术者像一个牵线木偶，完全在施术者的控制下。施术者发出的暗示，不仅能一时影响受术者的心理和身体，待受术者恢复正常状态后，还能影响相当长的时间，能使人进入这种催眠状态的技术叫催眠术。催眠状态是人类一种本能的意识状态，处于放松状态的人受到别人的暗示，会"失魂落魄"似的顺从他人的指令,作出反应。

二、催眠术的应用前提

催眠术是否成功,须满足两个条件:

(一)催眠师的素质和技能

催眠师需要经过专门的培训,获得专门的资格才可上岗。同时也应该有一定的经验才能完成催眠过程。催眠诱导语是催眠师在诱导受试者进入催眠状态时,对受试者所讲的一些暗示性的话。催眠诱导语的内容虽不一定相同,但基本上必须符合三个原则:语音平抑、语意单调、语句重复。

(二)被催眠者要具有易被催眠的心理特质

被催眠者如果受暗示性较强,对催眠术持信任态度,催眠即可进行。判断方法有:

1. **巴布尔暗示**　11项暗示,每次暗示成功得1分,总分为8分,得分超过4分以上者表示催眠可获得成功。

(1)手臂下落:右手平伸,暗示其越来越沉,沉得往下落。30秒后,下沉4英寸(约10cm)或更低,得一分。

(2)手臂上飘:左手平伸,暗示其越来越轻,轻得向上飘。30秒后,上飘4英寸(约10cm)或更高,得一分。

(3)两手分不开:先撒开两手,然后两手交叉,紧握置于下腹部,暗示其两手被粘住了,不能分开,反复暗示45秒钟,5秒钟后分不开手给0.5分,15秒钟后分不开手给1分。

(4)口渴幻觉:暗示"你太渴了",被试者有明显的吞咽动作,嘴动,润湿口唇,给0.5分,测试结束后仍然感到口渴,再加0.5分。

(5)失语:暗示"你喉咙、嘴巴动不了了,说不出话来",持续

45秒钟,5秒后说不出话,给0.5分,15秒后仍说不出话,给1分。

（6）身体不能动:暗示"你身体发沉,僵硬,不能站立"。持续45秒,5秒后不能站立,0.5分,15秒后仍不能站立,1分。

（7）"催眠后"反应:告诉测试者"测试结束后当我响起'咔哒'声,你会不由自主地咳嗽",测试结束后,发出"咔哒"声,测试者咳嗽或喉部运动,给1分。

（8）选择性遗忘:告诉测试者"测试结束后你记不起第二项测试,只有当我说你现在想起来了,你才能想起来第二项测试的内容。"测试者想不起来,给1分。

2. 巴布尔评定　选择一、二项就可以了。

（1）后倒法:告诉测试者,要进行神经特点方面实验。让测试者背向催眠师,两脚并拢而立,双手自然下垂,催眠师用手掌心轻轻平贴于测试者后背,低声说:"现在开始慢慢向后拉你,已经开始拉了! 你开始向后倒了! 已经开始倒了……"但实际只是把手后移,如果测试者向后倒,表明有足够的暗示性注意力。

（2）前倾法:站立姿势同前,令测试者盯着催眠师的眼睛,催眠师的目光集中固定于测试者鼻梁上,伸出双手,掌心向内,放到测试者太阳穴附近,并轻微接触,暗示说:"现在当我的手拿开时,你会跟着我向前倒。"

（3）勾手法:让测试者双手勾在一起,催眠师把自己的手包在测试者双手之外,给予轻微按摩,催眠师的目光固定于测试者的鼻梁,并要求测试者凝视催眠师的眼睛,暗示说:"你的手麻木了……两手握得很紧了……你已经不能把你的双手分开了! 你用力试试看,你的双手不能分开了!"

（4）试管法:给测试者三个盛有清水的试管,告诉说要实验一下嗅觉的灵敏度,暗示说:"闻一下,哪个是汽油,哪个是酒精,哪个是清水?"如果闻到了汽油或酒精,则暗示性较强。

（5）摆锤法:用一根结实的线,一端系上一个小铁球,让测试者伸出一只手提着另一端,催眠师用一块木制的马蹄形"磁铁"围绕小铁球运动,并暗示说:"小铁球会跟着磁铁摆动起来……"

三、催眠的具体方法

被催眠者先平静而舒适地坐在安乐椅或躺在床上,放松数分钟。暗示的语言必须坚定有力,简单明确、清晰。

1. 光点刺激法　让被催眠者凝视上方的一个光点或光亮灯罩,或凝视催眠师手中的发亮物体,距离 10cm 左右。集中注意力凝视数分钟后,催眠师用单调的暗示性语言引导:"你的眼睛开始疲倦起来了……你已经睁不开眼睛了……你全身越来越沉重,头脑越来越模糊了……你就要瞌睡了……睡吧……熟睡吧……"被测试者的眼睑闭合,说明催眠成功。

2. 单调音重复法　让被催眠者闭目全身放松,倾听节拍器或感应器发出的单调声音或滴水声,几分钟后给予类似的语言提示,在暗示时还可加上数数,典型语言有:"这里没有打扰你的东西……除了我说话的声音和滴水声,你什么也听不见……随着我数数你会加重瞌睡……一……一股舒服的暖流流遍你全身……二……你的头脑模糊不清了……三……周围安静极了……不能抵制的睡意已经完全笼罩你了……你什么也听不见了……"

3. 温觉引导法　净手并烘热,用温暖洁净的手轻微接触被催眠者的皮肤表面,从其额部、两颊到双手,按照同一方向反复地,缓慢地,均匀地慢慢移动,同时可使用上述语言暗示。也可以不接触皮肤,只靠手的移动引起的热空气的波动给予刺激。

四、催眠深度

根据被催眠者对环境的感知能力、记忆能力等的差别,催眠深度一般分为三个等级。

1. 浅度　被催眠者处于舒适的肌肉松弛状态,保持随意运动的功能,但不愿意动,没有力气睁开眼睛。催眠解除后能记得催眠中进行的一切。

2. 中度　被催眠者随意运动消失,四肢僵直难屈,催眠师弯曲其胳膊时,明显感到有抵抗力。催眠解除后能保留部分记忆。

3. 深度　被催眠者只听到催眠师的说话声音,绝对顺从和遵照指令动作,痛觉减退甚至消失,催眠解除后完全遗忘。国外有报道让患者在深度催眠状态下无麻醉接受外科手术的案例。

五、催眠的解除

当催眠结束后,需要催眠师解除催眠,特别是深度催眠时,被催眠者只能听到催眠师的说话声音,因此解铃还须系铃人。通常解除催眠状态的指令有:"再过 5 分钟我将把你叫醒……现在我从五数到一,当数到一的时候你会完全清醒……五……你开始逐渐清醒了……肌肉变得有弹性和力量了……四……你头脑清醒了,你开始清楚地辨别各种声音……二……你更清醒了……你已经完全清醒了……一! 醒来吧。"

六、几个快速催眠的方法

1. 快速取得认同法之一　此方法一开始要受试者坐在一张有靠背的椅子上。

"你准备好要进入催眠状态了吗?"(等到受试者说"是")

"闭上你的眼睛,并且做几个深呼吸,在每次深呼吸时都让你自己更放松,现在,我会抬起你的右手。"(就好像要去和受试者握手一样地把对方的手抬起来)

"等一下我会要你把你的眼睛睁开,并且看着我,我会从3倒数到1,当我数到1的时候,你的眼睛会再次地闭上,你的全身会感到更放松更舒服,你会很快地进入催眠状态,了解吗?"(等到受试者点头说"是")

"现在,我要你睁开你的眼睛,并且在我倒数到1的时候,你都试图着去睁开你的眼睛。"

"3,你的眼皮感到愈来愈沉重,试着睁开眼睛。"

"2,就是那样,当我数到1的时候,你会闭上眼睛,并且觉得很舒服。"

"1,眼睛闭上,睡着。"(在受试者眼睛闭上的时候,很稳地把对方的右手向下拉动,并且加上"睡着"的指令)

2. 快速取得认同法之二 去了解要进入到催眠状态其实是受试者本身的能力而不是催眠师造成的,这是很重要的一件事情。实际上,要很快让接受催眠者进入催眠状态关系到受试者的意愿。催眠师可发出以下诱导语:

"现在,我要你做三个深呼吸,很轻松的呼吸,当你每次在吐气的时候,我要你把眼睛周围的肌肉都放松。"

"在第三次深呼吸时,你眼睛周围的肌肉已完全放松,也因此你的眼睛不想再睁开了。"

"现在,开始做三次深呼吸,很轻松很放松的深呼吸,把你眼睛周围的肌肉完全放松(让受试者开始做深呼吸)。"

"很好,你现在已经放松了眼睛周围的肌肉,你的眼睛也不想要睁开了,现在,我要你放松眼睛周围的肌肉,眼睛再也睁不开了,再一次地,你愈放松,你的眼睛愈是睁不开。"(允许受试者做测试)

3. 针对儿童的快速催眠法 大多数儿童都会很快速很容易地进入催眠状态,使用眼睛闭上的技巧很适合于大多数小孩,但是一些年龄较小的小孩会抗拒这种方式,所以要小孩子闭上眼睛还是要得到他们的同意才是聪明之举。

先叫小孩的名字,"你喜欢玩'假装'的游戏吗? 我要你假装你是某一个人,好不好? 很好,现在把你的眼睛闭上,当你把眼睛闭上的时候我要你假装你根本不能把眼睛睁开,假装怎么样也睁不开,你一直想睁开却一直也睁不开……很好,继续假装,一直到我叫你停止为止……你家有电视吗? 很好,你可以打开电视吗? 怎么了……? 很好,现在看到什么了?"

如何确切的语言在这里并不是最重要的,要适用于当时的环境,目的是要让小孩子在这"假装"的游戏中去想象,去让眼睛闭起来,当有些小朋友企图去睁开眼睛时,催眠其实已经开始了,在你要求小孩子假装到你叫他们停止时,事先得到他们的同意是很重要的。随着他们持续的假装,小孩子的注意力被转移到自己家中的电视节目上,并且移到他们所喜欢的节目上,小孩子被要求描述他们所看到、所听到的节目内容是什么,此时,催眠已经成功了,但小孩子身体的放松程度较成年人不明显,因为他们在催眠中可能会动个不停。

七、催眠疗法在临床麻醉中的运用

临床麻醉工作中,麻醉医师往往不经意地给患者进行了催眠:小剂量咪达唑仑给患者静脉注射后,患者很安静,"你睡觉吧,不痛的,放心吧,不痛的,放心吧……,手术好了,醒醒……"。这实际上是一个完整的催眠过程。催眠术在临床麻醉过程中常常可用在以下阶段:

1. 手术前心理辅导 高度紧张的患者,对手术室环境、医务人员等会产生强烈的恐惧心理,麻醉医师可对患者进行简单的催眠。具体方法:把灯光调暗,让患者闭上眼睛,专心听麻醉医师的讲话:"在宇宙中,你是一个很小、很小的星星,夜晚很安静、很安静,……我数到 9 的时候你就睡着了,1,2,3,4,5,6,7,8,9,你睡着了,睡得很深……,很深……,"。

2. 由于紧张导致血压升高　有很多手术患者,平时在病房里测得的血压不高,进入手术室后血压立即升高,送回病房后血压又正常了。由于许多医院规定,手术前血压如果在180/110mmHg 以上,手术必须暂停。而这些患者经过肠道准备、家属请假陪护,突然取消手术会打乱医师、患者及其家属的活动计划。怎样能让患者手术而又在未用药的前提下降低患者的血压呢? 本人认为,最好的办法就是给患者浅度催眠。调暗手术室的灯光,让手术室内的其他人员保持安静,诱导语:"闭上眼睛,……,放松,……,再放松,环境很安静,你只听到我一个人的声音,我数到 10 的时候,你就会更放松……,1,2,3,4,5,6,7,8,9,10……","你的血压有明显的下降,降到正常,降到正常……","睡吧,你睡着了,你睡着了……"

3. 让患者在手术时保持安静　许多手术患者并不需要全身麻醉,神经阻滞麻醉就可以满足要求。但有知觉和意识时有些患者感觉并不愉快,通常是加用静脉麻醉药物让患者处于浅全身麻醉状态。众所周知,这时的静脉麻醉掌握有时比较困难。如果不用静脉麻醉剂让患者处于催眠状态,手术结束时唤醒患者,患者比较舒服,麻醉又安全。

4. 外科手术镇痛　深度催眠可使患者平稳度过外科手术过程而不需要麻醉,这对那些身体极度虚弱、不能耐受麻醉药物或麻醉药物过敏、短小手术等可能比较有意义,在国外有很多成功的案例,但在国内尚无有关报道。

5. 剧烈癌痛患者药物难以控制　晚期癌症患者有 90% 的患者伴有疼痛,许多患者经过阿片类药物治疗后,对阿片类药物产生很强的耐受性,表现为阿片类药物的剂量很大而且镇痛效果不确切。如果对这类患者进行催眠治疗,对于提高镇痛效果,可能有比较大的价值。

第七章

麻醉过程中的起搏与除颤

由于麻醉和外科手术对患者的影响,麻醉和手术过程中极少数患者可能出现严重的心脏事件,包括心脏颤动和心跳停止。心跳停止的急救主要是让患者的心脏重新搏动,最简单的办法是胸外心脏按摩,必要时可做胸内心脏按摩,有研究指出,心脏按摩可建立有效的循环,但这对于患者来说心脏的搏动泵血的效率还是比较低的,而且还有肋骨骨折等可能发生的并发症。心脏按摩有时可使心脏复跳,但终究不是心脏复跳的最有效的治疗手段。安装临时起搏器让患者的心脏自己搏动后心脏的泵血效率会有很大的提高。患者在手术室内发生心跳停止最有效的急救办法是安装临时起搏器,因为永久起搏器的费用比较高,抢救的预后尚不得而知,因此永久起搏器不是适应证。而心脏颤动也是严重的心脏事件。心房颤动本身对血流动力学并不会造成太大的影响,但房颤可导致栓子脱落、可导致其他类型的心律失常,所以也需要重视。心室率在100bpm以下的房颤一般可不予以处理,而心室率在100bpm以上的快速房颤则需要处理。心脏手术、左侧开胸手术发生房颤时最有效的办法是心脏直接电除颤。心室颤动则是严重的心脏事件,实际上此时心脏已经没有泵血,相当于心跳停止,应该立即予以除颤。如果患者为快速室颤,即"细颤",应该先用药物处理,使其变成稍慢的"粗颤",再电除颤则电复律成功的可能性较大。

因此,必须明确的概念是,如果患者为心脏颤动,可除颤,如果心脏已经停跳、完全没有电活动,则必须起搏。

一、心 脏 起 搏

对于已经完全停止跳动的心脏的处理,应该是先急救胸外心脏按摩,如果是左侧开胸手术可直接心脏按摩,同时,积极准备安装临时起搏器给予心脏起搏。

1. **胸外心脏按摩及胸内心脏按摩**　麻醉及手术过程中,麻醉医师一旦发现患者心搏骤停,必须立即先予胸外心脏按摩,以便建立临时循环,为进一步急救安装临时起搏器赢得时间。由于胸外心脏按摩一般有一定效果,临床上已经被广泛认可,胸内心脏按摩实际临床上很少使用。左侧开胸手术时由于方便,可直接心脏按摩。临床上见到左进胸手术时,患者心搏骤停手术医师直接心脏按摩,很快发现患者的心脏"变硬"、"变大",对于患者心脏无法一手掌握,按摩变得越来越困难。临床上,许多心跳停止的患者,经过胸外心脏按摩或胸内心脏按摩后可恢复自主心律,因此,从实际意义上来说,胸外心脏按摩或胸内心脏按摩不但是建立临时循环的治疗方法,同时也是使患者心脏复跳的重要治疗手段。

这里让我们认真讨论一下这个问题:胸外心脏按摩和胸内心脏按摩真的对每个患者都很有效吗? 如果答案是肯定的,那么有些患者心肺复苏为什么失败了呢? 我们认为,在心跳刚刚停止的短时间内,胸外心脏按摩和胸内心脏按摩应该毫无疑问是比较有效的,但是经过一段时间的急救后,患者的情况肯定发生了很大的变化。这些变化包括:由于心脏停止泵血而心脏按摩泵血有限,先是左心淤血、肺静脉淤血、肺淤血、肺动脉高压、右心淤血、再后来由于静脉回流或输液继续,腔静脉极度淤血,可导致心脏极度扩大,心脏的前负荷过大,心脏的顺应性下降,这时胸外心脏按摩和胸内心脏按摩产生对心脏的应力下降,使心脏泵血还能有多少呢?

2. 安装临时起搏器的理由 胸外心脏按摩或胸内心脏按摩随着操作者熟练程度、按摩位置的正确与否、力量的不同,按摩使心脏泵血的量有很大的差异,此外,胸外心脏按摩或胸内心脏按摩对有些患者是不能建立非常有效的临时循环的,更不能使患者的心脏复跳。长时间按摩还可导致患者胸廓、肋骨甚至心脏损伤,操作医师也极度疲劳,抢救现场显得忙乱不堪。此时安装临时起搏器则是不二的选择。临床上,许多情形是急救医师拼命给患者连续心脏按摩很长时间,甚至仅仅按摩心脏而不做肺通气,实际上抢救是象征性的,患者抢救不过来是在所难免的。总之,胸外心脏按摩或胸内心脏按摩的效率毕竟是有限的,临时起搏器使患者心跳恢复才是建立有效循环的确切方法,同时又可避免胸外心脏按摩造成的损伤,如肋骨骨折等。

3. 安装临时起搏器还是安装永久起搏器? 安装永久起搏器是心脏有器质性病变的患者的适应证,麻醉及手术过程中突发的心跳停止患者的心脏一般无明显异常,而且永久起搏器的价格很高,因此麻醉和手术过程中心搏骤停的急救,安装临时起搏器是最佳选择。除非患者原来就有严重的器质性心脏病,手术后也肯定要安装永久起搏器,一般不需要安装价格不菲的永久起搏器。

4. 临时起搏器的适应证 麻醉和手术过程中,如果发现患者心搏骤停,应该立即给予胸外心脏按摩或胸内心脏按摩,同时积极准备安装临时起搏器,如果患者心脏复跳,临时起搏器可暂时搁置一边,如果5分钟内仍然不能建立有效的循环、心跳不能复跳,应该及时安装临时起搏器。临床上,对于某些严重器质性心脏病患者,为了确保手术顺利进行,防止手术过程中发生停搏,可事先安装临时起搏器。需要安装临时起搏器的紧急情况主要有：

（1）急性心肌梗死合并完全性传导阻滞、心脏停搏：二度Ⅱ型及以上的房室传导阻滞伴低血压、对阿托品治疗无反应、不稳定的逸搏心律、心室率持续少于 45 次、RR 间期大于 2 秒，经药物治疗无效的患者；双束支传导阻滞：BBB 或 RBBB 伴 LAHB/LPHB、新出现的双束支传导阻滞伴一度 AVB。

（2）非急性心肌梗死相关的心动过缓：二度 AVB 或三度 AVB 伴血流动力学改变，或休息时的晕厥；继发于心动过缓的心动过速（慢快综合征）；溶栓治疗后出现血流动力学明显改变的心动过缓。

（3）药物中毒心脑综合征发作者、严重的病态窦房结综合征患者、急性心肌炎或心肌病伴有心脑综合征者。

（4）心脏手术后发生Ⅲ度房室传导阻滞者。

（5）电解质紊乱（如高钾血症）引起高度房室传导阻滞者。

（6）超速起搏抑制以诊断或治疗其他方法不能解决的室上性或室性心动过速。

（7）保证性应用于更换永久性电极导管前、冠状动脉造影、电击复律及外科手术等。

（8）永久起搏器植入术前，反复发作阿 - 斯综合征患者的过渡治疗。与预防植入电极测试时造成起搏器依赖。

（9）已植入永久起搏器失灵或需要更换起搏器的患者有起搏器依赖。

（10）因急性或临时性因素引起明显的症状性心动过缓或传导阻滞的患者，经药物治疗无效。

5. 急诊临时经静脉起搏器的安装方法　右侧颈内静脉途径对没有操作经验者是最好的选择。

（1）临时经静脉心室起搏：导联进入右房后穿过三尖瓣置于右室尖，用漂浮电极导联临时起搏，置入更容易，定位更理想。

（2）临时经静脉心房起搏：导联有一个预塑的丁形曲线，使导联附着在右心房。这必须从上腔静脉进入，定位需在 X 线下。现在也有不需要在 X 线下进行安装的临时起搏器，主要是根据起搏器波形来确认位置。电极导管到达右心房时，心电图上出现巨大的 p 波，过了三尖瓣进入右心室时心电图可记录到巨大的 QRS 波，到达心内膜时显示 ST 段呈弓背向上抬高 1.5~3mV。依起搏波形 QRS 波方向调整电极位置直至出现稳定的起搏波形，右心室心尖部起搏，在体表心电图上产生类似左束支传导阻滞及左前分支阻滞的 QRS-T 段波形。

6. 临时起搏器的启用　如果是预防性安装临时起搏器，可暂时把起搏心率设置较低，一般设在 66bpm 或更低 60bpm，目的是让患者尽量处于自主心律状态，当心率低于设定值时，临时起搏器就会开始工作。如果心电图上显示有室速或室颤等严重的心律失常，临时起搏器还可除颤。

7. 安装临时起搏器的并发症

（1）静脉穿刺损伤：气胸、血胸、心脏压塞。

（2）心脏内导联的机械刺激作用：心脏穿孔，尤其是本身心脏扩大、心壁薄的患者偶可发生。另外，机械刺激可导致室性心律失常。

（3）起搏器导联的活动与脱落。

（4）血肿、感染或血栓的形成。

（5）起搏失败、起搏器依赖。有些患者在安装临时起搏器后，心电监护仪上不能显示为规则的心律或血流动力学未能改善，这实际上是起搏失败，应该及时调整。极少数患者在安装临时起搏器后，停止刺激则出现严重的心律失常，形成对起搏器的依赖，必须安装永久起搏器。

顺便指出的是，临时起搏器上有除颤功能，对于出现起搏后的室性心律失常、室颤可心内除颤，而且效率比体外高，除颤效果确切。

二、除 颤

房颤与室颤是麻醉与手术过程中的严重心律严重失常,一旦发生,必须及时处理,否则可导致严重的并发症乃至死亡。

1. 房颤与室颤的原因

(1)患者本身的原因:一般来说,麻醉和手术过程中患者发生房颤或室颤多数是由于患者本身心脏有器质性病变,高血压、冠心病、风湿性心脏病、心肌病等容易并发房颤,急性心肌炎后遗症容易并发室性心律或室颤。

(2)麻醉原因:麻醉导致血压降低可导致冠状动脉灌注不足,引起心肌缺血、缺氧;血压过高导致心脏后负荷增加,引起心肌耗氧量增加;麻醉效果不好、刺激植物性神经等这些都是诱发房颤和室颤的因素。

(3)手术原因:手术引起疼痛、电刀对患者的直接电刺激、用温度较低的水冲洗手术野、牵拉脏器引起牵拉反射等都可导致房颤或室颤。

2. 房颤和室颤的急救处理

(1)心房颤动的处理:房颤的处理应该基于减慢心室率、复律原则。心室率小于100bpm的房颤,对血流动力学的影响较小,特别是有些慢性房颤的患者,可不予处理。心室率在100bpm的快速房颤容易引起栓子脱落,导致身体不同部位动脉栓塞,需要立即处理,先用药物治疗,主要有普罗帕酮、胺碘酮、洋地黄、钙通道阻滞剂、β受体阻滞剂等。如果患者房颤发作时已经呈现急性心力衰竭或血压下降等明显表现时,应该紧急施行电除颤。心脏外科手术结束后心脏复跳时出现的房颤可直接在心脏表面电复律,一般 10~20 焦耳即可,除此之外,一般都是体外电复律,能量在 100~150 焦耳即可。

(2)心室颤动的处理:心室扑动与心室颤动是极其危险的

心律失常,最有效的治疗方法是电除颤,在电除颤 3 次(200、200~300、360 焦耳)未成功之后可用药物治疗,肾上腺素可使心室颤动的频率降低,即使"细颤"变为"粗颤",再复律更易成功,利多卡因 1~1.5mg/kg 静脉注射可间隔 3~5 分钟进行,总量达到 3mg/kg 后仍未复律,可给予胺碘酮,首次可给予 150mg 缓慢静脉注射,10 分钟内注射完毕。

3. 心脏除颤器(defibrillator)又名电复律机。其原理是用较强的脉冲电流通过心脏来消除心律失常,使之恢复窦性心律的方法,称为电击除颤或电复律术。按传统的说法,心室颤动的治疗叫除颤(defibrillation),而其他心动过速的治疗叫复律(cardioversion)。起搏和除颤都是利用外源性的电流来治疗心律失常的,心脏起搏与心脏除颤复律的区别:后者电击复律时作用于心脏的是一次瞬时高能脉冲,一般持续时间是 4~10ms,电能在 40~400 焦耳之间。心脏除颤器的类型有:

(1)按是否与 R 波同步:①非同步型除颤器。②同步型除颤器。双向同步电复律的能量减半即可。

(2)按电极板放置的位置:①体内除颤器。②体外除颤器。体内心脏表面直接除颤所需要的能量小,电复律成功率高,体外除颤则相反。

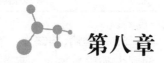

第八章

麻醉期间意外伤害和远期并发症

临床麻醉工作中,由于麻醉医师、手术室护士、外科医师的操作和管理不当可导致患者出现麻醉期间许多意外伤害,甚至在患者出院后长时间处于痛苦之中。这些意外伤,最重要的是预防,一旦发生后果严重。

一、麻醉、围术期间意外伤

1. 眼角膜及结膜损伤 全麻后患者意识消失,闭眼、睫毛反射功能消失。许多患者全麻后眼睛是睁开的,眼球长时间暴露后泪腺分泌的泪水对角膜的润滑保护作用消失,导致角膜干裂损伤,表现为角膜混浊、视力下降等,最好的办法是把患者的上下眼睑拉拢,再各贴一条胶布,这样可避免角膜干燥。有些医院的手术室护士是给患者上金霉素眼膏,其实金霉素眼膏对患者的眼睛是有刺激性的,主要表现为疼痛。此外,手术结束后患者苏醒时也需要对患者的眼膏进行处理。

2. 眼球压伤 头面部手术时,全麻插管后,麻醉医师必须让出空间给外科医师手术,患者面部被覆盖后的情况则难以确定,有时眼球被压伤。麻醉医师应该经常检查麻醉通路,包括患者面部受压的情况。有时患者出现不明原因的心率减慢,有可能是眼球受压后的副交感反应。特别是颅脑外科的俯卧位手术时,应该加倍小心。

3. **颈椎病、脑缺血** 有些患有颈椎病的手术患者,头部后仰则大脑供血不足。事先给患者摆位置时必须加以考虑,如甲状腺手术时应该在患者清醒状态时摆出尽可能满足手术要求又不至于压迫椎动脉而出现颈椎病发作的体位。千万不能在全麻后摆位置,因为全麻后患者的颈椎病主诉无法反映给医师,强制摆好位置很可能导致大脑供血不足,手术后患者缺血性损伤就会表现出来,最严重时可导致患者手术后不苏醒乃至死亡。

4. **电击伤、烧伤、冻伤** 电刀目前在临床上被广泛使用,手术过程中冲洗、腹水外溢等可能导致手术台进水,使用电刀可导致患者的电击伤,甚至可出现严重的心律失常、死亡。碘酊酒精消毒是多年来非常有效的消毒方法,目前还有许多医院使用。有些医师没有等酒精挥发、患者皮肤干燥就开始铺巾,使得布巾下积聚着一定浓度的酒精。电刀一开则出现燃烧,特别是这种燃烧的火苗不十分明显,患者麻醉状态下又无逃避反射能力,待发现后已经出现了严重的后果。最重要的办法是预防,一定要待酒精挥发、患者皮肤干燥后再铺巾。有些手术时间长或补液量多,导致患者膀胱充盈,最后尿湿手术床;灌肠不干净也可导致患者麻醉后大便自动流出,这些可导致患者手术过程中被电击伤。此外,某些整形手术时用到液氮,液氮外溢沾上患者皮肤则可能导致严重的冻伤。

5. **关节脱臼与骨折** 患者麻醉后伸肌和屈肌都无功能,由于重力的作用,患者的肢体随时可下垂、滑落,如果事先没有固定好,患者可出现关节脱臼乃至骨折。手术室护士必须有高度的责任心,如果手术医师、麻醉医师发现有患者的肢体没有完全固定好,应及时提醒护士,以免意外发生。顺便指出的是,麻醉苏醒期间,患者有可能表现一定程度的烦躁,如果麻醉医师和手术室护士离开患者,患者有可能从手术台上摔下,造成不可估量的后果。

6. **神经损伤**　为了外科手术操作方便,患者必须被摆放一些特殊体位。非自然体位则可导致某些神经被过度牵拉,造成神经损伤。乳腺癌根治手术、上肢外展输液时手术医师不自觉地把患者的胳膊过度推挤、外展,可导致臂丛神经损伤;截石位时支撑架摆放不当可导致腘窝内的神经、血管损伤。脊麻和硬膜外阻滞后,有极少数患者出现疼痛、功能障碍等,一般与穿刺损伤、局麻药物毒性等有关。现在有两个极端情况,一是有些医院的麻醉医师为了避免脊麻及硬膜外的并发症,干脆都不打了,全部上全麻;还有一个就是腰硬联合阻滞。前者有因噎废食之嫌,后者是为了追求麻醉诱导时间短和弥补硬膜外阻滞的不足。腰硬联合阻滞在很多医院使用极为广泛,甚至有泛滥之趋势,殊不知,腰硬联合阻滞既有脊麻的可能并发症,又有硬膜外阻滞的可能并发症。多数医院的麻醉医师没有碰到这些少见且可能引起难以处理的医疗纠纷的并发症,但是如果遇到一次,那么你将终身受到影响。

7. **胸腔体位、仰卧位脊椎韧带拉伤**　胸腔手术时,患者垫肩枕,脊柱受力不均匀,如果摆放的位置欠佳,患者长时间处于不适体位,脊椎骨之间的韧带有可能会拉伤,表现为苏醒后烦躁不适。有些患者甚至不能耐受长时间的仰卧位,正常时可翻身,麻醉状态下接受长时间手术,必将拉伤脊椎韧带,后果是手术后腰背部难以痊愈的慢性疼痛。

8. **尿道损伤、尿道狭窄**　对于手术过程中插导尿管,我们的观点是能不插尽量不插,一定要插导尿管时应该给尿道黏膜充分表面麻醉加润滑,因为有些患者的尿道黏膜极其容易损伤、出血,痊愈后形成瘢痕,导致尿道狭窄,随之而来的是反复去医院接受尿道扩张,这对患者来说是非常痛苦的。既往一般给患者表麻加尿道润滑后再插导尿管,用丁卡因、利多卡因胶浆插导尿管,既能够表面麻醉又有润滑作用,可减少尿道损伤的机会,同时也减少由于导尿管刺激引起全麻后苏醒烦躁的可能性。

9. 声带损伤、环杓关节脱臼 有些麻醉医师在气管插管时比较性急,插管动作粗暴,遇到有阻力仍然用力、旋转插管,勉强插进气管导管后可导致声带损伤、水肿。在插管时如果患者的咽喉部有出血,应该考虑到有声门上水肿的可能,可预防性使用皮质激素。在用喉镜暴露声门时,操作不当有可能导致环杓关节脱臼,表现为患者手术后完全不能说话。原因是环杓关节脱臼后声带不能张弛,解决的办法是表麻下环杓关节复位:尽可能暴露声门,用"花生米"把患侧声带从后内向前外拨,复位成功后患者立即能说话。

10. 肋间神经结扎痛 有少数患者手术后立即诉胸壁切口部位疼痛,当时都以为是单纯的切口疼痛,但疼痛一直持续到出院后,检查发现疼痛有明显的随肋间神经分布的特点。实际上这是手术结束时关胸结扎了肋间神经所致,疼痛为神经病理性,镇痛药物很难奏效,必要时予近端肋间神经切断术,远期效果并不理想,最好还是再次手术切断结扎线,用肋骨钻孔固定切口相邻肋骨。

11. 低血糖 即使术前禁食,正常人手术前由于糖异生及应激反应,体内血糖一般不低,有些情况下可出现低血糖,如老年患者血糖调节能力差、糖尿病患者过量使用胰岛素、特别是某些内分泌肿瘤等。手术麻醉下出现不明原因的低血压、苏醒延迟等有可能是低血糖的表现。

12. 低血压损伤 正常人大脑、肾、冠状动脉等重要生命器官有自身调节能力,随着血压的下降,血流量并无明显减少。只有血压下降到超过自身调节能力时,这些重要生命器官的血流量才会减少。但高龄、高血压、动脉粥样硬化等患者的血管弹性差,对平时比较高的血压适应了,手术过程中看似正常的血压,如果低于基础血压一定的限度(20%),就会发生大脑、肾脏甚至全身其他组织等的缺血、缺氧性损伤。肾衰竭、心肌缺血、心肌梗死、大脑梗死等是常见的意外损伤。可见麻醉过程中对血压的管理是十分重要的。

13. 高血压损伤 高血压同样也可给患者带来许多意外伤害，收缩压在 210~230mmHg 以上、舒张压在 110~130mmHg 以上，可造成脑血管破裂，临床上比较常见的高血压损伤是手术后出血、心衰、脑血管意外、昏迷乃至死亡。最危险的情况是患者突然出现高血压而麻醉医师及手术医师没有准备而措手不及。有些异位嗜铬细胞瘤患者，平时血压不高，被误诊为其他疾病，手术探查后患者血压突然升高，极容易造成脑血管意外，脑血管破裂出血量少、位置好则伤害不大，否则患者有可能要付出生命的代价。此外，手术开始切皮时麻醉过浅也是手术中高血压的一个常见的原因。对于高血压损伤，最好是预防，连续有创监测动脉血压、把血管活性药物抽好准备齐可在第一时间处理突发严重高血压。

14. 神经、精神损伤 这是一个越来越被临床麻醉医师重视的领域。老年患者术后认知障碍的发生报道比较多，原因当然与手术过程中血压波动（尤其是低血压、脑灌注减少）、缺氧、二氧化碳蓄积、酸中毒、低血糖、低温引起新陈代谢的酶活性下降、麻醉药物等多种因素有关。这里必须强调的是术中知晓特别是痛觉知晓是手术后患者的神经、精神损伤的重要原因之一。术中知晓导致患者的持续剧烈疼痛、恐惧、无助是这些患者手术后痛苦记忆的根源。对于有术中知晓的患者，应该尽快给予心理辅导，使他们摆脱心理阴影。

15. 植入物痛 有些手术需要植入某种医疗器械，这些器械如果压迫神经就会出现剧烈疼痛。骨科手术安装接骨板、钉子有时位置打在神经上，如果是神经阻滞麻醉，手术当时有些患者就觉得剧痛，也有些患者在全麻下手术，手术麻醉苏醒后立即诉手术部位剧烈疼痛，任何镇痛药物都不能镇痛，这时应该考虑植入物痛，解决的办法是马上手术重新安装接骨板、钉子。

二、远期并发症

临床麻醉操作与任何其他医疗操作一样,都有可能发生并发症。通常为我们所熟知的是近期并发症,而一些远期并发症则被忽视。教科书上经常谈及的远期并发症有气管插管损伤黏膜引起的气管瘢痕、狭窄、腰麻引起的马尾神经炎等,实际上在临床上十分罕见,而有些并发症则很常见而又很少谈及,这些远期并发症包括:

1. 硬膜外穿刺点痛　有些患者手术后多年仍然诉硬膜外穿刺点疼痛,这实际上是当时硬膜外穿刺时麻醉医师采用直入法损伤脊柱韧带所致。反复多次穿刺可加重对韧带的损伤。直入法穿刺必然损伤脊上韧带、脊间韧带等,这些韧带为致密结缔组织,血运差,损伤后修复难。所以患者手术后有可能多年仍然有穿刺点疼痛。多数医院现在直入法已经不用,侧入法可避免硬膜外穿刺点疼痛。

2. 腰背痛　正常人平时平卧一段时间后会自动翻身,因为任何姿势都有某些肌肉、韧带在受力,时间长了就会疲劳,所以才翻身换一个姿势。患者手术麻醉肌松状态下长时间平卧或处于某一种体位,患者体重的作用可导致某些肌肉韧带拉伤,表现为腰酸背痛等。特别是驼背、强直性脊柱炎的患者,在让患者平卧时,一定要在麻醉前就采取舒适的体位,垫好受力部位,使体重均匀分布在受压部位,否则可对患者造成损伤。有些患者手术后多年仍然有腰背疼痛,就是这一原因引起的。

3. 拉钩痛　胸腔内手术、肝肋部手术需要暴露,在长时间对这些部位牵拉后,许多患者苏醒后乃至手术后很长一段时间都存在拉钩部位疼痛。表现为强烈的酸胀、疼痛。对于拉钩痛主要是预防,不能长时间过分牵拉。

4. 上举痛(病理生理)　人正常状态下是双手自然下垂,从人类进化对环境的适应来看,人对双手下垂是适应的。如果让正常人上臂上举 5 分钟,就会感到手臂酸胀,如果直接上举半小时是不可能的。从血液循环来看,人手臂在上举时位置高于心脏,组织静水压是负值,影响组织灌注压,从而影响上肢的血液循环。某些手术时,必须把患者的一侧上肢吊起来,这对患者也是一种损伤,有些患者手术后长时间感到上臂疼痛不适,就是由于手术过程中被吊起上举所致。

5. 幻肢痛 有些患者手术截肢后,感到已经截除的肢体仍然存在,并且感觉这一肢体疼痛,这种疼痛就是幻肢痛。这是一种非常棘手的疼痛,药物疗效差。

6. 心理创伤及性格改变 患者手术前的应激反应、对手术效果的担忧以及患者对自己病情、预后的考虑造成的心理创伤,有的患者手术后出现一定程度的精神障碍,甚至在以后很长一段时间内出现性格改变。手术后的畸形、截肢、社交圈变化等也是重要原因。

7. 智力下降 本人曾经多次被问及全麻是否对患者的智力产生影响,有些患者因此而不原意接受全麻。事实上全麻药物对大脑的左右是可逆的,也不会蓄积在人体内,因此理论上全麻是不会对患者的智力造成影响的。但是,有些患者在接受全麻后确实是智力下降了,这是什么原因呢?

理论上任何直接损伤脑细胞、影响大脑新陈代谢的因素都可影响智力。这些原因可能是:手术中低血压、缺氧、二氧化碳蓄积、酸中毒、脑血管微小损伤。正常人的脑血流量占心输出量的 20%,严重低血压超出大脑自身调节范围后,脑血流减少,脑组织灌注就会减少,这必然会影响脑组织的新陈代谢。缺氧、二氧化碳蓄积、酸中毒可导致氧解离曲线移位,影响脑组织对氧的利用。高血压引起的脑血管微小损伤、轻微脑梗死等造成大脑器质性病变也可能是患者手术后智力下降的原因。

临床麻醉工作中比较常见的是有些小儿静脉全麻时由于

呕吐、误吸、喉痉挛导致缺氧,最终导致患者智力一定程度下降。成人插管困难、麻醉机故障等诸多原因也可能导致患者缺氧。

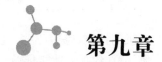

第九章

开胸手术后麻醉复苏期呼吸功能衰竭

气管插管全麻手术后复苏时有些患者会出现呼吸功能衰竭，但是这些呼吸衰竭与手术部位有明显的关系，同样是全麻插管，乳腺、甲状腺手术后发生呼吸功能衰竭的机会少，而开胸手术后则发生率高。对于开胸手术后麻醉复苏期呼吸衰竭，麻醉医师必须及时明确诊断，尽快发现病因，及时做出针对病因的处理以及呼吸支持治疗。

一、诊　断

开胸手术麻醉后苏醒期呼吸功能衰竭的诊断可按照传统教科书上根据患者的症状、体征、血气分析等做出相应的诊断。临床上可根据血气分析诊断急性肺损伤、ARDS 等来判断呼吸功能受损的程度。

二、术后呼吸功能衰竭的原因

1. **麻醉原因**　全身麻醉苏醒时，患者体内残留一些全麻药，这些药物无一例外地对呼吸功能产生抑制，导致患者的呼吸频率、潮气量下降。双腔管管径的有效通气截面明显小于单腔管，也可影响呼吸。

2. **胸廓顺应性下降**　患者体内残留肌肉松弛剂对膈肌、肋间肌的抑制、呼吸疼痛、高位硬膜外阻滞等使胸廓的顺应性下降,可导致呼吸功能衰竭。

3. 肺顺应性下降

(1) 单肺通气的影响:开胸手术后麻醉复苏期呼吸功能衰竭与单肺通气有重要的关联。单肺后萎陷肺由于低氧肺血管收缩,该侧肺血流停止,仅仅由肺本身的滋养血管供给基本血流。而Ⅱ型肺泡上皮细胞分泌的维持肺泡顺应性最重要的表面活性物质二软脂酰卵磷脂就会明显减少,单肺时间越长,肺泡表面活性物质减少越明显。表现为复张时通气阻力大,勉强机械通气压力性损伤就会形成肺损伤,引起呼吸功能受损。

(2) 手术操作引起的肺损伤:如果手术过程中没有单肺通气或双腔管位置不佳,手术医师必须将随着麻醉机工作的患侧肺压住或扒开,此时实际作用于肺泡的压力是机器给的压力与手术操作者压力之和,局部肺损伤在所难免。

(3) 药物、输液:抗生素偶可引起不同程度的过敏反应,引起肺间质水肿;过度扩容或患者有慢性心功能不全者接受过多的液体(胶体或晶体)可导致相应的呼吸功能衰竭。

(4) 气道阻力大:痰液、导管对气道的直接刺激等可使气道痉挛,通气阻力增加,使肺顺应性下降。

(5) 复张性肺水肿:许多因素可使损伤累及健侧肺,形成复张性肺水肿。血内生物活性物质如组胺、5-羟色胺、肺肿瘤释放的激素、肿瘤坏死因子等可能是复张性肺水肿的元凶。

4. 对侧胸腔积气积液
手术操作有时不可避免会出现对侧胸膜破损,导致对侧胸腔积气、积血、积液。关胸前未及时吸出或难以吸出则导致健侧肺顺应性受限,导致呼吸功能衰竭。正确的预防方法是关胸前麻醉医师充分张肺,手术医师把吸引管伸入对侧胸腔,吸净里面的水、空气后缝好对侧胸膜破口。

5. 气胸、张力性气胸
如果手术结束后支气管或气管残端漏气,在拔管前张肺或手控辅助呼吸时会有一定的气体进入患侧胸腔,形成气胸。如果导管未拔,麻醉医师给患者加压通气控制呼吸,则有更多的氧气通过漏气的残端进入术侧胸腔,可导致肺萎陷。残端漏气处一般不会太大,积气难以再从破口回排,有可能形成张力性气胸。好在有胸腔引流,一般情况下漏气不至于导致术侧肺不张,但有时过早、过久结扎胸管(防止化疗药物流失)、护士送患者途中结扎引流胸管,会导致张力性气胸,后果可想而知。

6. 体位 患者完全平卧位时,心脏位置在胸腔内较高,而肺组织大部分低于心脏,肺血管的静水压高,导致肺组织微循环的灌注压下降,影响肺毛细血管内的气体交换。特别是心功能不好、血容量过多等同时出现时,临床上患者经常表现为清醒、肌松消退,但血氧饱和度上不来或有二氧化碳蓄积。此时让患者取半卧位稍稍靠起来,血氧饱和度会可能会立即升高。

7. 低血压 低血压时患者的有效循环血量减少,肺循环相应减少,通气血流比升高,不可避免地影响呼吸功能。

三、处　理

开胸手术后麻醉复苏期呼吸功能衰竭的处理包括:

1. 听诊 不管患者有无呼吸功能衰竭,所有开胸患者在麻醉结束后都必须听诊两肺,了解肺叶是否张开,有无气道痉挛等,具有十分重要的意义。

2. 放开胸管 患者呼吸不好时有可能是由于支气管残端漏气。结扎胸腔引流管时间过长可导致患侧肺萎陷、气胸或张力性气胸。因此主张只有在给患者过床时为防止水封瓶内水倒灌入患者的胸腔而短时结扎胸腔引流管,过床后应立即放开。为防止化疗药物流失必须结扎胸管的时候,麻醉医师在结扎胸管期间应谨慎通过气管导管加压通气,以免压力过大使残端漏气。一旦漏气则很快形成张力性气胸。

3. 把双腔管拔除或拔至气管内　一旦手术主要步骤结束，可先将双腔管的前套囊放开，必要时将双腔管前端拔至气管内，可降低气道压力，使双肺通气，缩短单肺通气的时间，降低复张时气道的阻力，减轻肺损伤。

4. 负压水封瓶引流　目前常用的负压水封瓶可使胸腔负压，更接近生理状态，除出血可能增加外，对预防肺不张、开胸手术后呼吸功能衰竭十分有益。

5. 其他对症处理　开胸手术后应该充分吸痰，必要时拮抗肌松残留，让患者充分清醒，排除麻醉因素导致呼吸衰竭。此外，乌斯他丁、皮质激素、肺泡表面活性物质等药物对肺损伤有一定的预防和治疗作用。

6. 坐位胸片　怀疑有气胸、液胸及血胸的呼吸衰竭患者，听诊不能明确诊断时，可考虑床旁摄片，一般可平卧或半卧位，有些特别肥胖的患者可坐位摄胸片，以明确诊断胸腔积液、积气。手术对侧胸腔积液、积气量多时必须放引流管。

7. 改鼻插管、上呼吸机　如果患者经过上述步骤处理仍无起色，则必须拔除双腔管，改鼻插管，上呼吸机机械通气。

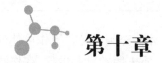

第十章

肿瘤外科手术麻醉中的几个值得重视的问题

由于遗传因素和环境因素的作用,人类肿瘤的发病率有逐年上升的趋势。目前肿瘤外科在各种规模的医院均有开展。肿瘤外科手术麻醉与其他外科手术的麻醉大多一致,但有几个值得重视的问题,这些问题包括:

一、肿瘤手术麻醉中"无瘤"观念的建立

众所周知,恶性肿瘤的转移与扩散主要经血液、淋巴、局部浸润、种植等途径。摆在我们医师面前的任务是既要切除患者的肿瘤,又要尽可能避免恶性肿瘤的转移和扩散。麻醉医师的操作也不例外。

1. **肺癌手术与双腔管** 周围型肺癌在手术操作过程中,由于患侧体位高,癌细胞有可能随分泌物顺着支气管进入主支气管、气管,如果采用单腔气管导管,在通气过程中被送入位置较低的健侧支气管、肺泡,就会医源性造成种植性转移。具体的做法是:必须采用"对侧"双腔气管导管隔离通气,且吸痰管应分开,必要时在手术结束时用无菌蒸馏水灌洗患侧支气管,使患侧主支气管内的癌细胞尽可能消失。

2. **神经阻滞麻醉的应用** 目前在临床上,头颈部恶性肿瘤、性质尚未明确的乳腺肿瘤的麻醉仍有选用神经阻滞麻醉。事实上,对于已明确诊断的颈部恶性肿瘤,如采用颈丛神经阻

滞,穿刺、挤压、操作可使癌细胞经淋巴管或血液转移。对于性质未明的乳腺肿瘤,在作肋间神经阻滞时应尽可能避免对肿瘤的挤压。

3. 血流动力学变化 分布、营养恶性肿瘤的血管十分丰富,外科医师在切除肿瘤时,一般不接触肿瘤,而要先结扎肿瘤周边的滋养血管,目的是为了防止在挤压肿瘤时导致肿瘤经过血液播散。同样,在麻醉过程中由于患者对麻醉药物的反应,必然会导致血流动力学的波动。在使用血管活性药物时,营养肿瘤的血管与患者体内其他血管一样,必然会产生剧烈的收缩和舒张。如此亦会导致癌细胞的血行播散。因此,肿瘤手术麻醉过程中维持血流动力学稳定亦十分重要。

二、肿瘤患者手术前的一些特点

1. 术前存在焦虑 患者手术前得知患有恶性肿瘤后,一般都有不同程度的焦虑,许多人认为恶性肿瘤就是不治之症,因此格外焦虑、抑郁,甚至有拒绝手术、自杀倾向等。作为临床医师,我们在麻醉前访视患者时应该了解患者的思想动态,给予必要的心理辅导,这样在手术麻醉过程中才能取得患者的配合。

2. 患者手术前有些不能进食,如食管癌、有幽门梗阻的胃癌、有肠梗阻的肠癌患者等;有些患者长期卧床,心血管功能下降;有些患者一般情况差,大量腹水,贫血;有些肿瘤侵犯重要生命器官,影响呼吸及循环等;也有些肿瘤有内分泌功能,麻醉前必须充分了解,做好充分准备。

3. 再次手术或多次手术 有许多患者的手术是第二次或第三次手术,患者的一般情况差,手术过程中难度可能很大,分离粘连可能导致出血,麻醉医师必须有一定的思想准备。

三、麻醉选择

一般来说,肿瘤外科手术的麻醉选择以全身麻醉联合神经阻滞最为合适。临床上可根据手术部位,选择神经阻滞和椎管内阻滞等。但以下几种情况应作为相对禁忌。

1. 穿刺部位或脊柱有转移灶的患者,应避免硬膜外穿刺,以免造成损伤或出血。有报道对脊柱有骨转移的患者作硬膜外穿刺后患者立即出现截瘫的病例。

2. 严重贫血、肝功能受损、一段时间不能进食的患者。硬膜外阻滞特别是胸段硬膜外阻滞使交感神经的节前纤维阻滞,交感缩血管纤维的张力降低,周围小动脉扩张,回心血量减少,血容量相对不足,需输入一定量的血浆代用品,以补充血容量。此举导致血液稀释,血红蛋白进一步降低,可使组织的氧供不足。一般认为 Hb<60g/L 应列为硬膜外阻滞的禁忌,Hb 在60~90g/L 之间应列为高位硬膜外阻滞的相对禁忌。同样,血液稀释使凝血因子的浓度降低,而肝脏又来不及合成,造成严重的凝血障碍。胃肠道恶性肿瘤产生梗阻或不完全梗阻的患者,由于一段时间不能充分进食,全身情况差,水、电解质、酸碱平衡紊乱,硬膜外阻滞可产生严重的低血压,给麻醉管理带来一定的困难。

3. 情绪不稳定的患者。对于尚未明确诊断的患者,先切下肿瘤组织做快速冷冻切片,此时患者如处于清醒状态,无疑是在等待"判决书",许多情绪极不稳定的患者,应考虑全麻。在手术过程中,有许多恶性肿瘤往往不能切除,处于清醒状态的患者,术中时时刻刻在密切注意医师的一举一动,医师之间的谈话涉及肿瘤不能切除时,对患者将是一个巨大的打击。许多患者希望破灭,情绪激动,给麻醉管理带来一定的难度。此类患者采用全麻更为合适。

四、麻 醉 管 理

肿瘤外科麻醉的管理除了一般麻醉管理内容外,还有其特殊性。在切除肿瘤时,由于手术操作对肿瘤的挤压,肿瘤组织内大量的组织因子、肿瘤血管生长因子、肿瘤坏死因子等大量释放入血,产生一系列生物学效应。如组织水肿、气道阻力增加、血流动力学改变、DIC 等。对于有分泌内分泌激素的肿瘤应密切观察。如类癌释放 5- 羟色胺、组胺等生物活性物质,有可能出现"类癌综合征",麻醉过程中应密切观察气道阻力和呼吸音。嗜铬细胞瘤或高度怀疑嗜铬细胞瘤的肾上腺肿瘤,应准备相应的处理措施。胃泌素瘤、胰岛素瘤等麻醉过程中必须严格监测血糖、血气和电解质。

五、肿瘤手术与输血

血浆代用品的使用、血液稀释、高血容量稀释技术的应用,使得肿瘤外科手术输血的机会大大减少。一般来说,肿瘤手术血液回收技术不可使用,因为失血内有可能含有癌细胞,但也有人认为,先对回收到的血液进行照光,再输回患者体内是可取的。对于原有贫血、短时间出血量大的患者,则必须输血。输血实际上是一个完整的组织移植过程,移植可降低患者机体的免疫力,有研究指出输血与肿瘤复发有一定关系。目前认为围术期输血可诱发机体免疫功能抑制。其机制包括克隆无能、单核 -吞噬细胞免疫功能降低、T 淋巴细胞及其亚群发生改变以及细胞因子的作用。Burrws 等回顾了 122 例结、直肠癌患者围术期输血后癌症复发情况,与未输血的患者比较,发现术后累计 5 年生存率降低,复发率升高。

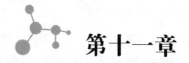

第十一章

超高龄老人的麻醉处理

随着社会的不断进步、人民的物质文化生活水平的不断提高,全社会高龄老人不断增加,我们在临床麻醉工作中会遇到越来越多的高龄患者。既往对老人的定义有人认为是 65 岁,后有人认为是 70 岁。目前我们在临床上见到 80 岁、90 岁以上的老龄患者越来越多,在此,我们姑且把年龄在 80 岁以上的老人称为超高龄老人。这些超高龄患者的麻醉处理有一定的难度。麻醉医师、手术医师应该通力合作,在向医院有关部门汇报的同时,应该与患者家属沟通好,充分解释病情,把患者有可能死亡的风险一定要解释清楚,取得患者家属的理解与支持。

一、病理生理

随着年龄的增长,人体内各组织、器官的形态和解剖发生改变,并且影响其生理功能。超高龄老人表现最为显著的是全身所有器官的萎缩,他们身高变矮、体重减轻、应激能力差、免疫能力低下、全身肌肉包括呼吸肌萎缩、排痰能力差、心血管调节能力差,通常即使无病也随时可能自然死亡。

(一)身体组成成分的改变

超高龄老人的骨骼肌萎缩,脂肪所占比例相对增加,脂溶性药物的分布容积增大。他们体内总水量减少,60 岁以上男性体液仅占体重的 52%,女性为 42%,80 岁以上的超高龄老人体内水分减少更明显。体液减少影响药物的代谢和排泄。具体来讲,总水量减少主要是细胞内液减少,而细胞外液和血容量仅略降低。

(二)心血管系统

超高龄老人心血管系统变化很大,比较突出的表现有:

1. 心输出量减少,循环减慢,影响全麻药的起效时间。老年人在用静脉麻醉药行全麻诱导时的起效时间比年轻人慢;吸入麻醉药的起效时间也相应延长。

2. 全身动脉硬化,外周血管阻力增加,冠状动脉亦硬化,约70% 的老年人患有程度不同的冠心病。大脑动脉、肾动脉硬化的发生同样随着年龄的增加而不可避免。

3. 心脏代偿调节功能差,应激及运动时年轻人左室射血分数可增加 10%~25%,老年人则难以增加。

4. 心血管系统的肾上腺素能受体数量减少,敏感性降低,这可能是老年人对儿茶酚胺类药物反应差的原因。有研究指出老年人升高血压 20mmHg 时所需去氧肾上腺素的剂量为年轻人的 2 倍。

5. 心脏传导速度减慢,易出现期前收缩、房室或室内传导阻滞等心律失常。浅全麻插管、麻醉后拔管均可能刺激迷走神经,出现严重的心律失常。

(三)呼吸系统

超高龄老人的呼吸肌肌力差,因此他们的咳嗽排痰能力差,全麻麻醉苏醒后拔管困难的发生率高。就呼吸系统而言,一般存在通气功能下降,肺容量减少,胸廓固定,胸廓及肺的顺应性降低,用力肺活量减少;气体交换系数、交换面积均减少,因此动脉氧分压随年龄增长而降低;咽喉及气道反射能力减弱,手术期间易发生反流与误吸;闭合气量增加,围术期易发生低氧血症,应加强氧治疗。

(四) 神经系统

超高龄老人手术后谵妄的发生率高,交感神经张力低,体位改变时血流动力的调节能力较差,通常副交感神经的张力比较强,围术期脑梗死发生率较高,为避免血液浓缩,可适当进行血液稀释,另外,超高龄老人的内脏神经功能明显减退,如硬膜外阻滞下外科手术时牵拉反射一般比较轻。

(五) 肝、肾功能及内分泌系统的变化

高龄老人的肝脏血流量减少,可减慢药物的清除和代谢;肾小球滤过率、肾血流量及肌酐清除率均降低,但血肌酐基本正常。老年人对水、电解质、酸碱平衡的调节能力均较差,围术期应注意监测中心静脉压及尿量。此外,老年人血浆肾素活性降低约30%~50%,而醛固酮又同时减少,故体内易潴钾排钠,但老年人对低钠血症的反应甚为迟钝,应予重视。临床上许多老人手术后苏醒障碍就是由于低钠血症。

二、超高龄老人的生活习惯

80岁以上的老人平常活动量比较小,胃肠道功能下降,进食量少,营养状态一般较差,手术前一般都患有比较严重的疾病,有的是急诊手术,因此这些患者中很多人长期卧床,不能进食,体质一般比较差。

三、老年人药代动力学、药效学的改变

(一) 药代动力学改变

老年人由于胃酸分泌减少、胃肠蠕动慢,口服药物吸收慢,

脂溶性药物分布容积大。因血浆蛋白降低，药物在血浆内与血浆蛋白结合减少，使血浆内游离型药物浓度增加。肝脏的酶水平降低，肝血流量减少，可影响药物代谢速度。同时，超高龄老人的肾脏排泄功能减退，药物排泄变慢。

（二）药效学改变

老年人对吸入麻醉药反应敏感，最低肺泡有效浓度（MAC）随年龄增长逐渐降低。40岁以上者每增加10岁，MAC约降低4%。苯二氮䓬类药物的作用由于受体对安定的敏感性增加，催眠、镇静剂量较年轻者低。肌松剂的代谢变慢，肌松剂容易残留，如经肝脏代谢的维库溴铵及经肾脏清除的泮库溴铵的作用时间在老年人均延长。

以上老年人的药代动力学、药效学改变在80岁以上的超高龄老人表现更加明显，临床麻醉时必须认真加以考虑。

四、超高龄老人麻醉与手术的危险因素

1. 全身其他系统的并存疾病　超高龄老年患者术前均可能同时患有其他疾病，全身各系统都有可能存在"痼疾"，对这些疾病的了解和控制有利于麻醉的选择与处理。老年患者行大手术后的死亡率偏高，其中尤以有并存疾病者为然。

2. 急症手术　死亡率可较择期手术者显著增加。主要是术前准备不充分，器官代偿功能难以保持在"最佳"状态。

3. 构成高死亡率的因素　通常被认为是老年人手术后死亡的风险因素有：

（1）年龄70岁以上。

（2）6个月以内有心肌梗死史。

（3）频发室性期前收缩。

（4）心脏听诊有第一心音奔马律或有重度瓣膜狭窄。

（5）胸、腹部急诊手术。年龄在 80 岁以上的超高龄老人的风险在此基础上进一步加大。

五、麻 醉 选 择

对于超高龄老人的麻醉，原则上应该选择对患者影响小的麻醉方法，尽量减少麻醉对患者呼吸、循环系统的影响。比如说中腹部手术或下腹部手术一般硬膜外阻滞麻醉就可满足手术要求，应该尽量选用。如果一味强调全麻对患者的氧供应好、呼吸容易控制而一律采取全麻，超高龄老人手术后有可能出现拔不了管、因痰咳不出造成肺部感染等并发症。当然，手术过程中需要监测患者的血气，如果有二氧化碳蓄积还是需要插管机械通气的。至于上腹部手术、开胸手术、颅脑外科手术等还是必须用全麻，只是麻醉管理上要求比较高一点。插管时麻醉不能太浅，而拔管时应该密切注意心率，防止严重的迷走反射。

六、术 前 准 备

超高龄老人术前应该与患者家属沟通好，仔细询问病史，包括并存疾病及服药情况。经常服利尿剂者应检查是否有低钾血症，服用单胺氧化酶抑制剂者，术前应该停药 2 周。老年患者对术前用药的耐受性个体差异极大，因此应根据病情决定。本人的观点是对于超高龄老人麻醉前一律免用镇静剂和抑制呼吸道腺体分泌的药物，因为超高龄老人可能对镇静剂极度敏感，况且他们内脏神经功能能有不同程度的减退，事实上也不需要用镇静剂。抑制呼吸道腺体分泌的药物能使患者呼吸道内的分泌物变得十分黏稠，加上老人咳嗽乏力，导致排痰困难，手术后肺部感染的风险大，患者难以渡过围术期的风险也很大。

七、麻 醉 管 理

超高龄老人的麻醉管理要求比较高,手术过程中应该有创连续监测动脉血压,必要时要监测肺动脉楔压和冠状动脉灌注压。对于气道压力的连续监测也十分必要,防止因气道压力太高而发生肺大疱、气胸等并发症。单纯全麻的患者手术过程中应该充分考虑到超高龄老人的药代动力学特点,控制好麻醉深度,如果给患者采用的是神经阻滞麻醉,应该免用或减少中枢镇静药物的用量,手术过程中应该尽量保持患者清醒,对于血气的监测、脑代谢和灌注的监测也十分必要,颈内静脉血氧饱和度可基本反映脑灌注状态。高血压、有脑血管意外病史的患者还需要连续监测瞳孔大小。

(一)局麻和神经阻滞麻醉

有些体表手术或手术野不大的手术,局麻就可以完成,对超高龄老人来说是个不错的选择。颈部手术、颌面部手术、上肢手术等神经阻滞麻醉完全可以满足手术对麻醉的要求,对患者身体的影响小,对于超高龄老人极其适合,许多情况下甚至不需要任何辅助药物。

(二)椎管内麻醉

椎管内麻醉是超高龄老人最为常用的麻醉方法,最大优点是对患者的呼吸道影响小。

1. **脊髓麻醉**　适用于盆腔、会阴、下肢部位的短小手术。尤其是使用等比重液脊麻时,因药物浓度低(0.1% 丁卡因或0.125%~0.2% 丁哌卡因),对循环干扰小,脊麻后头痛发生率亦较年轻人低,特别是某些老年人的常见病如前列腺增生的手术经尿道行前列腺电切除术甚为适宜。

2. 连续硬脊膜外阻滞 中、下腹部手术、盆腔手术均可采用连续硬膜外阻滞麻醉。可分次、小量给药，对血流动力学影响小，患者术后可早期活动，降低术后肺部并发症的发生率，所以对老年患者有一定优点。老年人的硬膜外腔相对小，硬膜外给药量应适当减少。

3. 连续硬膜外阻滞加全身麻醉 硬膜外阻滞具有良好的镇痛和肌松作用，可减少全麻药和肌松药的用量，全麻可抑制牵拉反应，弥补硬膜外阻滞的不足，对上腹部手术有一定优点。椎管内阻滞加用浅静脉全身麻醉不插管对患者呼吸道影响小，是最可取的麻醉方法，但应该监测血气，看是否有二氧化碳蓄积，同时还应该防止反流、误吸，最好术前留置胃管负压吸引，保持胃空。硬膜外阻滞联合全麻插管对于胸部手术也是很好的麻醉选择。

（三）全身麻醉

对于行胸部及上腹部手术的患者气管插管全身麻醉仍为适宜，为了让患者在苏醒时有比较高的质量，必须减少麻醉性镇痛药物的用量，联合神经阻滞包括硬膜外阻滞是最好的选择。麻醉诱导时需注意心血管反应，麻醉维持期应该避免因麻醉过深导致血流动力学变化，术后应尽快让患者苏醒，恢复气道功能和自主排痰能力。老年人解剖及病理生理的改变给麻醉带来的影响有：呼吸道的防御反射能力随年龄增长逐渐减弱，术后身体衰弱，即使在清醒状态也可能发生误吸；老年人牙齿松动、脱落，口腔中失去支架，全麻诱导时面罩不易扣紧且易发生反流与误吸，急腹症时不论其进食时间均应该按饱胃处理；老年人常合并椎动脉和基底动脉供血不足，气管插管时不可把患者的头过分后仰；老年人气管后壁变薄，气管插管时易造成损伤；老年人腰骶及髋关节易发生退行性变，对截石位耐受差，术中应妥善垫好体位。即使患者手术过程中是仰卧位，患者术后腰背疼痛往往也难以避免;老年人皮肤对胶布及 ECG 电极较敏感,有可能发生皮肤过敏。

(四) 术中管理及术后监测

超高龄老人麻醉和围术期的管理十分重要,如果不是采用全麻或联合麻醉,要求镇痛必须完善,尽可能减少麻醉辅助药物的使用,这样才能保证患者手术中神志清醒。如果是全麻或联合麻醉,手术过程中在保证麻醉深度足够的前提下,尽量减少全麻药物的种类,手术过程中必须力求血流动力学稳定,一段时间的血压升高或降低对超高龄患者都是极为不利的。术中必须有心电监测和呼气末二氧化碳浓度的监测,重点监测心律失常及心肌血供的心电图表现。手术时间超过 2 小时或中等以上的手术应持续吸氧并监测脉搏氧饱和度、平均动脉压、尿量及中心静脉压,即时评价心肌灌注、心肌耗氧。手术过程中应该加强气道管理,勤吸痰,特别是原有肺部感染、坠积性肺炎的患者,必须尽可能吸除积痰。对于这类患者来说,吸痰往往是患者能否存活的关键所在。术中还应该注意给患者保暖,防止体温过低,加强监测体温。全麻后应尽快恢复患者的意识,维持呼吸道通畅和循环稳定。苏醒指标达到要求后应该送往重症监护病房,经过观察治疗,生命体征达到平稳后才能转返病房。超高龄老人全麻后有可能拔管困难,必要时可改鼻插管上呼吸机机械通气。经面罩无创正压通气对不能配合的超高龄老人不合适。上机时间超过 24 小时后仍然不能撤机的患者、排痰不畅影响氧供的患者都应该气管切开。

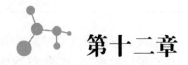

第十二章

吸入麻醉的快速苏醒

吸入麻醉相对于全凭静脉麻醉有着不可替代的优势，尤其是在用于长时间手术、大手术等的麻醉时。然而，吸入麻醉在手术结束后麻醉苏醒时有时需要的时间较长，究其原因有很多，如麻醉结束时虽然停止供给气体麻醉剂，麻醉机的气体回路中存在一定浓度的气体麻醉剂，机械通气时势必有气体麻醉剂的重吸入；设定的潮气量小，每次呼出的气体麻醉剂有限，因此麻醉剂的排出慢。一般来说，气体麻醉剂排出的速度决定吸入麻醉苏醒的速度。

一、影响吸入麻醉剂排出速度的因素

气体麻醉剂排出受以下因素影响：

1. 气体麻醉剂本身特点　血气分配系数决定弥散速率，不同气体麻醉剂弥散速率不同，目前所有的气体麻醉剂中地氟醚的排出速度最快，一般在缝好最后一针时停止吸入地氟醚，数分钟后患者即可苏醒，但其高昂的价格令人望而生畏，这使得地氟醚的使用在一般医院的推广普及受到一定的限制。目前在国内二、三级医院使用最广泛的吸入麻醉剂是异氟烷、安氟醚等。相对于地氟醚和七氟醚，它们在人体的排出速度要慢得多。

2. 患者因素　患者体温越高，气体麻醉剂的弥散速度越快，起效快排出也快。有些患者术后苏醒延迟与体温过低有关，体温过低导致吸入麻醉剂排出相对困难。肺组织本身有无病变决定通气效率,肺水肿、纤维化等实质性病变影响气体交换,理所当然会影响气体麻醉剂的排出。

3. **麻醉回路参数** 停药后血内的气体麻醉剂的浓度比肺泡内的浓度大,在血液和肺泡之间形成浓度梯度,有无气体麻醉剂重吸收,决定肺泡内气体麻醉剂的浓度。重吸收越少,那么浓度梯度越大,排出越快;潮气量越大、呼吸频率越快、交换时间越长,气体麻醉剂排出越快。

二、吸入全麻后快速苏醒的方法

有些麻醉医师主张让患者自然苏醒,但自然苏醒所需要的时间经常不确定,有时需要数小时不等,如果要患者快速苏醒,通常可采取一些措施加速气体麻醉剂的排出,临床上经常采用的方法有:

1. **加大通气频率和氧气流量** 手术结束停用气体麻醉剂后,可先加大潮气量,以大的氧流量(吸入潮气量 = 氧流量 / 呼吸频率,即新鲜供氧量,呼出潮气量完全直接从尾气中排出)向回路中供氧,可向回路中加入更多的氧气,每分钟进入回路的新鲜不含气体麻醉剂的氧气增加,每分钟实际交换的气体量增加,吸入潮气量中气体麻醉剂的浓度接近零,吸入气更"新鲜","排挤"更多的呼气潮气量中含有的气体麻醉剂,使最终排气管内排出更多的气体麻醉剂。此法简单实用,但效率低。

2. **气体麻醉剂吸附剂** 将专用的药用炭气体麻醉剂吸附剂安装在麻醉机气体回路的吸入端,可确保吸入气体中无气体麻醉剂,气体麻醉剂排出速度快,但潮气量小时排出的速度有限,可适当增加潮气量。同时麻醉成本有所增加,也加重了患者的经济负担。

3. **单向深吸气法** 本人在临床麻醉工作中总结出一套快

速、有效、经济的气体麻醉剂排出方法,具体操作是:脱开气管导管接头,快速给麻醉机回路充气,使贮气囊、钠石灰、螺纹管等内的气体麻醉剂被新鲜氧气取代,接上接头手动给一次深吸气量,可达 1~2L,松开气管导管接头,由于肺和胸廓的弹性回缩力,患者自然呼气,再次充气,重复上述操作,可确保每次患者呼出的气体完全进入大气不再重吸入,同时每次呼出的气体麻醉剂的量是小潮气量时的数倍,排出速度也是其数倍,患者一般会很快苏醒。

第十三章

心血管活性药物的评价

麻醉医师在临床麻醉工作中每天都要使用血管活性药物，这些药物的运用需要一定的临床经验，不同药物的使用原则是不同的，如新斯的明使用时需要大剂量一次静脉注射，目的是使新斯的明短时间内达到最大的血药浓度，产生最大的拮抗效果。而许多抗心律失常药物则需要小剂量分次注射或静脉滴注，最好是用微泵持续注射。

一、传出神经递质及受体

谈到心血管活性药物，必须要了解传出神经递质及其受体。已经发现的传出神经递质有乙酰胆碱（Ach）、去甲肾上腺素（NA）、多巴胺（DA）、一氧化氮（NO）等。传出神经的受体分两型：

1. **胆碱能受体**　包括毒蕈碱受体（M受体，有五种亚型：M_1、M_2、M_3、M_4、M_5）和烟碱受体（N受体，Nm/N_2，Nn/N_1）。胆碱能神经支配的效应器官及其兴奋效应是：神经末梢释放的递质是Ach，使心脏抑制（M_1）、空腔器官平滑肌收缩（M_3）、腺体分泌（M_1）、虹膜括约肌和睫状肌收缩（M_1）以及骨骼肌收缩（N_2）。

2. **肾上腺素能受体**　包括α受体（亚型主要为α_1、α_2两种亚型）和β受体（分为β_1、β_2、β_3三种亚型）。肾上腺素能神经支配的效应器官及其兴奋效应：神经末梢释放的递质是NA，使心脏兴奋（β_1）、皮肤黏膜内脏血管收缩（α_1）或冠状动脉和骨骼肌血管舒张（β_2）及支气管扩张（β_2），胃肠、膀胱括约肌收缩。

二、胆碱酯酶抑制药

新斯的明是目前临床上最常用的胆碱酯酶抑制药，主要是通过抑制胆碱酯酶的活性而发挥完全拟胆碱作用，即可激动 M、N 胆碱受体。此外尚能直接激动骨骼肌运动终板上的 NM 受体。其作用特点为对腺体、眼、心血管及支气管平滑肌作用弱，对骨骼肌及胃肠平滑肌兴奋作用较强。临床麻醉中最主要是用其拮抗非去极化肌松剂的残留。由于新斯的明的 N 样作用，有时候会导致严重的窦缓，所以一般要用阿托品拮抗这一不良反应。阿托品的使用也有讲究，必须先用阿托品，待心率加快后再用新斯的明，有些麻醉医师把阿托品与新斯的明抽在一起给患者注射，是值得商榷的，万一患者对阿托品不敏感心率并不加快而新斯的明的降心率作用又很强麻醉医师就非常被动。此时应对的措施是用麻黄碱甚或异丙肾上腺素来升高心率。本人建议，新斯的明能不用就不用，对于已经苏醒但有肌松作用残留、烦躁的患者，不能用新斯的明拮抗后强行拔管，最好是再用些麻醉药物机械通气直至肌松残留消失，患者苏醒后应该不再有烦躁（有导尿管、胃管除外）。

三、窦缓和房室传导阻滞三阶梯用药

临床麻醉工作中最常见的是窦缓的处理，阿托品、麻黄碱的使用也是最广泛的。对于窦缓和房室传导阻滞的患者，阿托品、麻黄碱和异丙肾上腺素成为最经典的有效三阶梯用药。

（一）阿托品

作用机制为竞争性拮抗 M 胆碱受体。大剂量时对神经节的 N 受体也有阻断作用。

1. 对心脏的作用

（1）心率：治疗量的阿托品（0.4~0.6mg）在部分患者常可见心率短暂性轻度减慢，可能是由于它阻断了副交感神经节后纤维上的 M_1 胆碱受体（即为突触前膜 M_1 受体），从而减弱突触中 Ach 对递质释放的抑制作用所致。较大剂量阿托品，由于窦房结 M_2 受体被阻断，解除了迷走神经对心脏抑制作用，可引起心率加快。很显然，阿托品不是直接兴奋心脏的 β_1 受体，因此是间接作用，因此，阿托品提升心率的作用有时很有限，不如麻黄碱和异丙肾上腺素直接有效。高位硬膜外阻滞后，患者的心交感神经被抑制，此时难以用阿托品来提升心率，必须直接兴奋 β_1 受体才可以奏效。

（2）房室传导：阿托品可拮抗迷走神经过度兴奋所致的房室传导阻滞和心律失常。

2. 对血管与血压的作用

治疗量阿托品对血管活性与血压无显著影响。大剂量的阿托品可引起皮肤血管舒张，出现潮红、温热等症状。舒血管作用机制未明，但与其抗 M 胆碱作用无关，可能是机体对阿托品引起的体温升高后的代偿性散热反应，也可能是阿托品的直接舒血管作用所致。

3. 阿托品试验

临床上常规心电图发现患者心率在 55bpm 以下时，麻醉医师在术前访视患者时应该给患者做阿托品试验，以便了解患者对阿托品的反应能力。

顺便指出的是，阿托品应该禁用于甲亢、心肌缺血、窦速、青光眼及前列腺肥大等患者。

（二）麻黄碱

麻黄碱与肾上腺素比较其特点是：作用机制除直接激动激动 α 和 β 受体外，还能促进 NA 能神经末梢释放递质。药理作用与肾上腺素相似但较弱，性质稳定，口服有效。中枢兴奋作用明显,易产生快速耐受性,最常应用于麻醉过程中的低血压、心率减慢、哮喘、鼻塞等的治疗。临床上有些高血压病患者对麻黄碱特别敏感,在用呋喃西林麻黄碱滴鼻液时有可能导致严重的高血压甚至发生脑血管意外,必须加倍小心。

(三)异丙肾上腺素

异丙肾上腺素是 β 受体激动药,对 $β_1$、$β_2$ 受体的选择性很低,对 α 受体几乎无作用,主要是兴奋心脏、舒张血管,由于心脏做功增加,每搏输出量增加,尽管血管舒张,但血压一般也有不同程度的升高。异丙肾上腺素还能舒张支气管、增强代谢。麻醉过程中常用于阿托品和麻黄碱不能处理的严重窦缓和房室传导阻滞、心跳停止以及支气管哮喘。

四、心衰抢救药

(一)多巴酚丁胺

最常用于治疗心肌梗死并发心力衰竭,它具有典型的 $β_1$ 受体激动作用,表现为正性肌力作用、正性变时和正性变传导作用。可使心输出量增加,收缩期和舒张期缩短,对心脏正位起搏点有显著兴奋作用,也较少引起心律失常,如心室纤颤。多巴酚丁胺可激动 $β_2$ 受体而舒张血管,主要是舒张骨骼肌血管,对肾血管和肠系膜血管的舒张作用较弱,对冠状动脉也有舒张作用。由于心脏兴奋和血管舒张,故收缩压升高或不变而舒张压略下降,脉压增大。

(二)硝酸甘油

硝酸甘油对血管的扩张作用使得它降低心脏的前负荷的优点十分明显,有时干脆把硝酸甘油和多巴酚丁胺抽在一起直接给患者静脉滴注或泵注。一般剂量是 20mg 硝酸甘油和 40mg 多巴酚丁胺。

五、抗休克药物

(一)多巴胺

临床麻醉过程中多巴胺的使用非常广泛,主要由于抗休克,对于心肌收缩力减弱及尿量减少的患者、伴有急性肾衰竭(合用利尿药)的休克患者尤其适合。其药理作用主要是激动 α、β 受体和多巴胺受体(D)。各种受体对于多巴胺的敏感性依次是:多巴胺受体 >β>α 受体。多巴胺受体(分布于脑、肾、肠系膜和冠状血管),β_2 受体作用微弱。治疗量的多巴胺兴奋心脏上的 β_1 受体,增加心肌收缩力而心率并不加快。其作用除与剂量或浓度有关外,还取决于靶器官中各受体亚型的分布和药物受体选择性的高低。低剂量时(滴注速度约为每分钟 $2\mu g/kg$),主要激动血管的 D_1 受体,而产生血管舒张效应,特别表现在肾脏血管、肠系膜血管和冠状血管床。多巴胺可增加肾小球滤过率、肾血流量和钠离子的排泄,故适用于低心排出量伴肾功能损害性疾病如心源性低血容量休克。剂量略高时(滴注速度约为每分钟 $10\mu g/kg$),由于激动心肌 β_1 受体和促进去甲肾上腺素的释放,表现为正性肌力作用,但心率加速作用不如异丙肾上腺素显著。可使收缩压和脉压上升,但不影响或略增加舒张压,总外周阻力常不变。高浓度或更大剂量(滴注速度约为每分钟 $20\mu g/kg$)时则激动 α_1 受体使血管收缩、肾血流量和尿量减少。对于心肺脑复苏时患者出现严重的低血压,可以用多巴胺持续静脉滴注或用多巴胺和间羟胺或去甲肾上腺素联合滴注或泵注。

（二）去甲肾上腺素

皮下和肌内注射可因血管剧烈收缩,造成局部组织坏死,故应该采用静脉点滴给药,最好用微泵。去甲肾上腺素为 α_1 受体、α_2 受体激动药,对 β_1 受体激动作用较弱,对 β_2 受体几无作用。去甲肾上腺素激动血管壁上的 α_1 受体,使血管,特别是小动脉和小静脉收缩。以皮肤黏膜血管收缩最明显,其次是肾脏血管,对脑、肝、肠系膜,甚至骨骼肌血管都有收缩作用。但可使冠状动脉血流量增加。去甲肾上腺素主要激动心脏 β_1 受体,加强心肌收缩力、加速心率和加快传导,提高心肌的兴奋性,但对心脏的兴奋效应比肾上腺素为弱。在整体,由于血压升高反射性兴奋迷走神经反而使心率减慢。剂量过大、静脉注射过快时,可引起心律失常,但较肾上腺素为少见。去甲肾上腺素有较强的升压作用。人静脉滴注小剂量(10μg/分钟)可使外周血管收缩,心脏兴奋,收缩压和舒张压升高,脉压略加大。较大剂量时血管强烈收缩,外周阻力明显增高,使血压明显升高且脉压变小,导致包括肾、肝等组织的血液灌注量减少。仅在大剂量时才出现血糖升高。其对中枢神经系统的作用也较弱。临床应用仅限于早期神经源性休克以及嗜铬细胞瘤切除后或药物中毒时的低血压。本药稀释口服,可使食管和胃内血管收缩产生局部止血作用。不良反应有浓度过高或药液漏出血管外,可引起局部缺血坏死。如剂量过大或滴注时间过长可使肾脏血管剧烈收缩,引起少尿、无尿和肾实质损伤,本药禁用于高血压、动脉硬化症、器质性心脏病、无尿患者以及妊娠妇女。

（三）间羟胺(阿拉明)

作用机制:除直接激动激动 α 外,还能促进 NA 能神经末梢释放递质。药理作用:与 NA 相似,较弱而持久,升压作用较去甲肾上腺素缓和持久;对肾血管收缩作用较弱,较少发生尿少、

尿闭。对心率影响小,很少引起心律失常。临床应用:取代 NA
用于某些休克早期。

(四)去氧肾上腺素

主要激动 α_1 受体,药理作用较弱且维持时间短,麻醉过程
中常用于防治麻醉引起的低血压,对于心率快的低血压尤其适
合。但是要注意,去氧肾上腺素是通过收缩血管来提升血压的,
能在短时间内使心脏后负荷显著增加,使心肌氧耗剧增,容易导
致心律失常。临床应用时应该稀释 100~200 倍,小剂量分次给
药,既可以升高血压又不至于出现心律失常。由于去氧肾上腺
素在升高血压的同时,减慢了心率,因此特别适用于低血压而又
有窦速的患者,但是对于血容量不足造成低血压而代偿性心跳
加快的患者是不适用的,这类患者还是需要尽快不足血容量。

(五)肾上腺素(AD)

为 α、β 受体激动药。皮肤、黏膜血管以 α 受体占优势,呈显
著的收缩反应,肾脏血管次之。骨骼肌血管以 β_2 受体为主,呈
舒张反应。AD 可增加冠状动脉血流量可能由于心脏舒张期相
对延长及心肌代谢产物腺苷增加所致。对脑血管及肺血管作用
较弱。肾上腺素激动心肌、窦房结和传导系统的 β_1 受体,从而
加强心肌收缩力、加速心率和加快传导,提高心肌的兴奋性,心
脏搏出量和心排出量都增加,但可提高心肌代谢率和兴奋性,易
引起心律失常。小剂量和治疗量 AD 使心肌收缩力增强,心率
和心排出量增加,皮肤黏膜血管收缩,均可使收缩压和舒张压升
高。但是,同时舒张骨骼肌血管,可以抵消或超过对皮肤黏膜血
管的收缩作用,而使舒张压不变或下降,脉压增大,有利于血液
对各组织器官的灌注。大剂量 AD 除强烈兴奋心脏外,还可使
血管平滑肌的 α_1 受体兴奋占优势,尤其是皮肤、黏膜、肾脏和肠
系膜血管强烈收缩,使外周阻力显著增高,收缩压和舒张压均升

高。心肺复苏、过敏性休克、支气管哮喘急性发作及其他速发型变态反应的治疗时肾上腺素最为常用,但是应该必须掌握好剂量。对于血压下降并不太严重而对肾上腺素敏感的患者蓦然用1mg肾上腺素有时对患者也是致命的。过敏性休克引起的严重的低血压时,其他类型的升高血压的药物往往不能奏效,肾上腺素是最为有效的药物。有时不能肯定是过敏性休克,用其他升高血压的药物不能升高血压而用肾上腺素有效,反过来又说明患者就是过敏性休克。

六、血管扩张药物

(一)酚妥拉明(苄胺唑林,立其丁)

本药为短效 α 受体阻断药,能使血管扩张、肺动脉压和外周血管阻力降低,血压下降。血管舒张作用是由于其能直接舒张血管平滑肌及大剂量时阻断 α 受体所致。由于血管舒张、血压下降而反射性兴奋心脏,加上本药可阻断去甲肾上腺素能神经末梢突触前膜 α_2 受体,促进 NA 释放,致使心肌收缩力增强、心率加快及心排出量增加,有时可致心律失常。亦可翻转 AD 的升压作用。α_1 受体阻滞剂——哌唑嗪、α_2 受体阻滞剂——育亨宾(萎必治)是亚型受体阻滞剂。酚妥拉明除了被用于嗜铬细胞瘤患者的术前准备外,心脏手术麻醉前把它和硝酸甘油抽在一起,必要时给患者泵注可以明显降低患者心脏的前负荷,有利于患者手术后心脏的复跳。

(二)硝普钠

和硝酸甘油均为钙通道阻滞剂,可用于控制性降压、心衰的抢救,也有用于手术过程中降低血压,但对于心率很快的患者就不太合适了。

七、β受体阻断药

所有的β受体阻断药中,比较价廉物美的药物有拉贝洛尔、甲氧乙心安、普萘洛尔等,价格高的药物有爱司洛尔等。这些药物的使用方法比较简单,应该稀释、小剂量使用,最好泵注。如拉贝洛尔稀释到 50 倍后,每次静脉注射 1mg,较安全,有人 5mg 分次注射的安全性明显欠佳。200mg 爱司洛尔可被稀释 40 倍,5~10mg 分次静脉注射的安全性大。

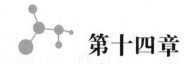

临床麻醉医师常见的失误

临床麻醉医师从事的是高风险的职业,我们必须有高度的职业精神和责任心才能做好麻醉。如果我们工作中发生失误,就会给患者带来极大的痛苦甚至威胁患者的生命。临床麻醉工作中,只有树立严谨、认真、科学的作风,准确无误地做好每一项工作,才能做好临床麻醉。在此把临床麻醉医师常见的一些失误作一简单的归纳和总结,这些都是些"小节",应该做好。

1. 术前未访视患者、未签字　按照麻醉质量控制中心的规定,麻醉前麻醉医师一定要访视患者,并且让患者家属签麻醉同意书。有些医师因为有事或偷懒没有看患者,对患者的情况不了解,不但心里没有底,而且可能发生麻醉意外事故。最为严重的是有报道麻醉医师麻醉错了患者而手术医师也开错了刀。

2. 局麻药物误注入静脉血管　有位麻醉医师抽好局麻药丁卡因后未作好标记,被另外一名医师当作氯胺酮给患者静脉注射,注射数毫升后发现患者开始抽筋,感觉不对,立即停止注射,给予地西泮 10mg 静脉注射后好转。这件事告诉我们,每抽好一种药物一定要标记好,用药的医师如果不确定针筒内的药物到底是什么的时候,应该问一下抽药的医师,或者干脆不用。这样才能避免这些低级错误的发生。

3. 插管后未给套囊充气　气管插管后应该立即给套囊充气,如果未及时充气,有两种可能性:一是导管的外径与气管的内径相差不多,并不漏气;这时麻醉机机械通气并不显示漏气;

还有一种情况是漏气严重,呼吸机风箱塌陷,这时比较容易发现。前者在机械通气时,如果遇到患者的气道阻力大时,必然有气体漏出,出现通气不足,同时,患者口腔内可出现最具特征的"大量气泡样痰液"。有的患者口腔内的分泌物可以流向气管内,可吸出大量痰液。如果这些痰液随呼吸机打入肺泡,则后果不堪设想。

4. 插管后没有开机械通气　有时两个麻醉医师插管后接上螺纹管,听诊确定导管在气管内,就以为万事大吉了,互相指望对方开机械通气。结果贮气囊内的氧气越积越多,压力越来越大,可能的结果一是因气道压力太大而"炸肺",二是由于肺过度张开,胸内压力正压太大,引起静脉回流障碍,心脏不能正常泵血,严重时可导致心搏骤停。

5. 硬膜外导管回抽　硬膜外给药前未认真回抽,后果也是十分严重的,偶尔因为导管前端在硬膜外腔内的小静脉内,患者平卧时导管前端到导管可见部分距离长,简单回抽时回抽出来的血还未到达导管肉眼可见部分时,操作者就认为导管位置正确,注入局麻药则势必出现毒性反应、抽搐。如果导管前端在蛛网膜下腔内则后果会更严重。临床上有些硬膜外联合全麻时,必须先把硬膜外试验剂量注入,观察无异常后再注入一定量的局麻药物,观察到硬膜外有效果后才可以全麻插管,目的就是防止全麻掩盖患者的异常反应。同时,观察硬膜外阻滞是否有效关系到下一步的麻醉管理。

6. 氯胺酮与烦躁　临床上使用氯胺酮前必须先用足量的中枢镇静药物,以便防治氯胺酮的"躁动和多语"。有些麻醉医师未及时或未足量使用镇静药物,导致患者多语、烦躁等,会给自己的威信带来很大的负面影响。

7. 安定与烦躁　安定可作为麻醉辅助药在硬膜外阻滞或其他神经阻滞麻醉时使用,前提是阻滞平面必须确切、足够,如果有手术操作引起的疼痛,希望用安定来止痛是不可能的,此时安定的作用就不是"安定"了,而是"烦躁"了。

8. 快下班了、饿了　有时麻醉医师因为有事或者到下班时间了急于下班,导致心态失衡,麻醉操作和管理就有些草草了事,发生在患者麻醉苏醒阶段则是十分危险的。在未达到拔管标准时拔管或在未达到送返病房标准时强行把患者送返都是潜在的很大隐患。

9. 早停麻药　有些麻醉医师为了手术后患者早苏醒,过早地停用麻醉药物,这样在手术的最后阶段,患者的麻醉深度明显不够,甚至是在半清醒状态下进行的。

10. 无菌观念差,"摸一下套囊"　气管插管前,有时根据患者的解剖形态,需要对导管塑形,有些麻醉医师匪夷所思地把导管从包装袋中拿出来,用手摸一下导管的套囊部分,再把导管弯曲。要知道,声门以下是无菌的,麻醉医师手摸导管套囊势必可能污染套囊。

11. 责任心不强　早就有麻醉医师因为接听长途电话而离开麻醉岗位造成患者死亡的案例。如今麻醉医师在手术过程中长时间打手机、玩手机游戏、闲聊甚至到别的手术间"串门"是很常见的,一个成熟的、负责任的麻醉医师应该尽量避免。

12. 硬膜外镇痛泵被当作静脉泵使用　有麻醉医师在手术结束后,把本应硬膜外使用的镇痛泵安装在静脉上,而有的则把静脉泵安装在硬膜外导管上。这两种粗心大意犯下的错误后果都是严重的。

13. 切皮前未及时加深麻醉　气管插管时所需要的麻醉深度与手术切皮时所需要的麻醉深度显然不同,后者肯定高于前者。插管后如果未及时加深麻醉深度,手术切皮时患者很可能有术中知晓。

14. 联合麻醉时硬膜外用药量不足　有些麻醉医师由于担心麻醉过程中血压下降过度,硬膜外给药量很小,这样手术过程中,肯定阻滞不全、镇痛不足,如果全麻药物用量不能保证,患者实际上是在"半麻"下手术的,不但手术过程中可发生术中知晓,许多患者手术苏醒后还会出现剧烈疼痛和烦躁。

15. 肌松剂打早了或者打晚了 肌肉松弛剂尤其是氯化氯琥珀胆碱如果被过早地注射,静脉全麻药物还未发挥作用,患者就会有濒死感;同样,如果注射晚了,肌松剂还没有发挥作用,插管困难事小,勉强插进导管后患者会出现剧烈呛咳甚至气道痉挛。

16. 胃管插进气管内 有极少数体质特别弱的老年患者,胃管被误插入食管后呛咳并不十分明显,这时有两个特别的表现:一是引流袋内无胃液,如果用皮老虎接胃管负压吸引则皮老虎无法用负压;二是气管插管机械通气时很容易漏气。

17. 未检查麻醉机、氧气 每天早晨麻醉医师入手术室后第一件事应该是检查麻醉机及氧气等设备是否可用,否则等到用时发现麻醉机有故障不能用、无氧气就会非常被动。

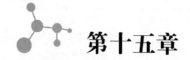

第十五章

超前镇痛

　　超前镇痛这一概念的提出已经有数十年历史,经过基础医学研究的不断充实和临床医学的长期争论,超前镇痛的内涵发生了很大变化,其原理越来越丰富,越来越被广泛接受。

一、外科手术与疼痛的发生

　　根据疼痛的发生部位的不同,可分为体表痛、内脏痛、牵涉痛。外科手术对患者组织的切割在人体的不同部位引起的疼痛是不同的。切皮时产生的疼痛主要有两种:一是切割引起的疼痛感受器兴奋形成神经冲动,传导至中枢后表现为剧烈的快速锐痛,即体表痛;二是切割损伤使组织细胞破裂释放许多炎症介质合成酶,促进致痛物质的合成与释放,这些致痛物质中最具代表性的物质有前列腺素、5-羟色胺、激肽等,它们刺激末梢神经,即痛觉感受器,降低痛阈,也可直接兴奋痛觉感受器形成疼痛信号,传导致中枢使患者产生疼痛,为持续性钝痛。手术至内脏后,手术操作牵拉、刺激内脏神经末梢,产生疼痛、不适、烧灼感等,形成特有的内脏神经痛。

　　抑制手术切皮引起的快速锐痛,最好的办法是神经阻滞,最简单的局部麻醉、神经干阻滞、椎管内阻滞实际上都是把痛觉神经冲动的信号上传至中枢的路径阻断,使患者不能感觉到疼痛。全麻时根据麻醉药物作用的强度不同,不同程度地"阻滞"

了痛觉神经冲动的上传。当切割刺激停止后,组织的机械损伤、致痛物质兴奋痛觉感受器的作用占主导地位。手术前把非甾体抗炎药物(NSAIDs)注射进患者的身体,减少致痛物质的合成,来达到镇痛效果,这是超前镇痛的初衷。

二、超前镇痛的定义

目前,超前镇痛被定义为阻止外周损伤冲动向中枢的传递及传导的一种镇痛治疗方法,在围术期通过减少有害刺激引发的信号传入所导致的外周和中枢的敏感化,以抑制神经可塑性变化,从而达到创伤后镇痛和减少镇痛药物用量的目的。普通意义上的镇痛与超前镇痛的效应不同表现在镇痛持续时间上有差异,一般认为镇痛持续时间须明显超过其药理作用时间,才能说明其超前镇痛的效果。

超前镇痛不应该局限于"切皮前、后"所给予干扰的这个狭窄定义内,应在术前、术中和术后,通过减少有害刺激传入所导致的外周和中枢敏感化,从而增加镇痛效果,减少术后疼痛和镇痛药的用量。超前镇痛必需保证所用的神经阻滞能够使外周炎症组织的损害性刺激降低,中枢不形成敏感化。对于炎性因子合成的抑制要涵盖术后的炎性反应阶段,如果在术后的炎性反应阶段停止治疗,则中枢敏感化有可能发生,达不到镇痛或者超前镇痛的效果。防止中枢敏感化最主要的方法是减少外周敏感化,通过对末梢神经的阻滞,防止脊髓后角神经元兴奋性的发展,使脊髓不"体验损伤",减少留下损伤的"记忆"痕迹。

临床上,我们在给患者术后镇痛时经常会发现,有一定比例的患者的镇痛效果欠佳,而且与中枢性镇痛药物的剂量无关,显然这与外周敏感化及中枢敏感化的发生有很大的关系。

三、外周敏感化

超前镇痛的目的是为了防止外周敏感化和中枢敏感化的发生。外周敏感化是指外科手术损伤组织直接导致受损细胞中释放出炎症介质,包括:K^+、H^+、缓激肽、组胺、5-HT、ATP 和 NO 等,这些炎性介质激活外周环氧化酶(COX)和前列腺素合成酶等,使花生四烯酸途径活化,使前列腺素类和白三烯的合成和释放增多,同时使免疫细胞进一步释放炎性细胞因子,这些炎性介质调节初级传入神经对于随后刺激的反应特性,其主要机制在于感受器分子自身:背根神经节(DRG)上辣椒碱受体亚型 1(VR1)的上调直接使外周神经对于炎性介质易感,导致外周神经敏感化;或者通过对电压离子通道的调节,如改变河豚毒素拮抗(TTX-R)型钠通道 SNS/PN3(Nav1.8)的阈电位和去极化电流,导致炎性痛觉敏感化,这些炎性因子在受损伤组织中起到增加痛觉感受器的敏感性、神经源性水肿和组织的痛敏状态,即外周敏感化。外周的敏感化降低了痛觉感受器的阈值,直接导致术中常见的疼痛高敏状态,即对疼痛敏感性的增加和痛阈的下降。

对 DRG 的进一步研究发现,疼痛状态的产生、痛觉信号的传导都和 DRG 有着密切的关系。DRG 中的神经递质起到传导、放大疼痛的作用。

外周敏感化的形成主要是通过以下个方面来实现的:

1. 痛觉感受器的敏感性增加 组织损伤引起炎性介质的合成和释放增加,这些炎症介质作用于痛觉感受器,使其敏感性增加。

2. 神经损伤引起异位冲动 在各种原因引起神经损伤时,被损伤的神经和传入神经纤维都产生自发放电。这些自发的异位冲动源源不断地传入脊髓可引起并且维持中枢敏感化。这些异位冲动产生的原因是神经损伤部位和背根神经节神经元的细胞膜上 Na^+ 通道的密度增高。Na^+ 通道可分为河豚毒(TTX)敏感和河豚毒不敏感两种类型,前者介导神经冲动在神经纤维上的传导;后者则与感受器电位的产生有关。小剂量的利多卡因可选择性地阻断河豚毒不敏感的 Na^+ 通道,抑制异位冲动的产生,从而发挥镇痛作用。大剂量的利多卡因对二者都有阻断作用。

3. 交感神经与神经病理性疼痛 神经损伤引起神经病理性疼痛,传导痛觉的神经纤维(A_δ 和 C)和交感神经的节后纤维行走在一起,神经损伤后交感神经节后纤维发出侧支,在背根神经节神经元周围形成篮状结构,其中含有 P 物质等兴奋性神经递质。因此交感神经兴奋可易化或直接兴奋感觉传入神经元。这些发现可以解释为什么神经损伤后,交感神经兴奋引起或加重疼痛。

4. 免疫系统在神经病理性疼痛中的作用 正常神经纤维与血液之间存在血 - 神经屏障,使神经纤维免受免疫细胞、抗体的攻击。当神经损伤后,暴露出神经纤维上的 P_0 和 P_2 蛋白,形成相应抗体,使神经纤维受到攻击;补体也可攻击损伤的神经纤维;T 淋巴细胞侵入神经干并被激活,产生多种细胞因子,如白介素 Ⅱ、肿瘤坏死因子等。这些细胞因子又刺激施万细胞和巨噬细胞产生炎症前细胞因子和活性氧簇,最终引起神经纤维脱髓鞘,纤维溃变,导致病理性疼痛。

因此,可通过对 DRG 上的受体、离子通道和神经递质等进行干预,有可能在疼痛产生的初级阶段阻断或者抑制痛觉信号转导及放大的链,通过降低外周神经敏感化来降低中枢神经敏感化的程度,达到超前镇痛。

四、中枢敏感化

临床上有许多患者在手术结束后,阿片类镇痛药物的剂量已充足却仍然诉有疼痛,加用非甾体抗炎药物后往往能够缓解。这是由于外周敏感化使得痛觉神经冲动上传信号持续增加,使脑干网状结构上行激动系统、丘脑等兴奋增加引起的。在外周和中枢之间,初级中枢主要是脊髓背角神经元,这些神经元的敏感化是高级神经中枢兴奋、易化的最主要原因。

组织、神经损伤强烈刺激初级传入C纤维可引起脊髓背角神经元兴奋性的持续升高,这一现象被称之为中枢敏感化。那么,中枢敏感化是如何形成和维持的呢?研究表明,初级传入神经纤维与脊髓背角神经元之间的突触传递的可塑性变化是中枢敏感化形成的主要原因。

1. 神经突触的可塑性与长时程增强 研究证实,突触传递的效能不是固定不变的。在突触前神经元兴奋,通过神经递质释放,引起突触后电位的变化,完成电信号的整个传递过程中,突触本身的功能和形态都可能发生改变,统称为突触可塑性。这种变化既可以是突触传递的效能的增强,也可以是突触传递的效能的减弱;既可以是短时程的(数秒到数分钟),也可以是长时程的(数小时到数周)。突触传递的长时程增强引起了中枢敏感化,是疼痛特别是持续性钝痛维持长时间的最主要的原因。

2. 脊髓背角C纤维诱发电位的长时程增强 初级传入C纤维主要与脊髓背角浅层的神经元形成突触联系。有研究指出,刺激坐骨神经C纤维可在脊髓背角的浅层记录到稳定的C纤维诱发场电位,强直刺激坐骨神经可引起C纤维诱发电位幅度的增大,一直持续到试验结束(5~10小时)。众所周知,C纤维的主要功能是传导痛觉信息,而长时程增强是记忆的基础,因此认为C纤维诱发电位的长时程增强是一种对疼痛的"记忆"。这种"记忆"是中枢敏感化和痛觉过敏形成的神经基础。

(1)谷氨酸受体和神经肽受体的作用:谷氨酸是脊髓背角化学性突触传递的主要递质,突触后神经元上有两类谷氨酸受体,即亲离子型谷氨酸受体和代谢型谷氨酸受体。亲离子型谷氨酸受体又可分为 AMPA 受体和 NMDA 受体。一般认为,谷氨酸作用于 AMPA 受体引起 Na^+ 通道的开放,导致 Na^+ 内流,介导兴奋性突触传递。而 NMDA 受体不参与正常的突触传递,因为在静息膜电位下该受体被 Mg^{2+} 阻断,此时即使有谷氨酸与 NMDA 受体结合也不能引起通道的开放。只有当膜去极化达一定水平,去除了 Mg^{2+} 的阻断作用才能使通道开放。NMDA 受体通道的开放主要引起 Ca^{2+} 内流,使突触后神经元内 Ca^{2+} 升高。在海马有两种长时程增强,一种是 NMDA 受体依赖性的,另一种非 NMDA 受体依赖性的。为了确定脊髓背角 C 纤维诱发电位的长时程增强是否依赖于 NMDA 受体的激活,在强直刺激前 30 分钟,在脊髓背角记录部位局部使用 NMDA 受体阻滞剂 D-CPP,发现阻断 NMDA 受体可防止长时程增强的产生。

P 物质由初级传入 C 纤维末梢释放,也是脊髓背角突触传递的重要递质,在脊髓背角神经元存在神经肽 1(neurokinin1,NK1)受体和神经肽 2(neurokinin2,NK2)受体,它们在痛觉传递中起重要作用。NK1 受体的内源性配体是 P 物质,而 NK2 受体的内源性配体是神经肽 A。研究显示,强直刺激前于脊髓局部给予或静脉注射 NK1 或 NK2 受体阻滞剂 RP67580 或 SR48968 可阻断长时程增强的出现,而它们的同分异构体 RP68651 和 SR48965 则不影响长时程增强的诱导。因此激动 NK1 和 NK2 受体都是诱导脊髓背角 C 纤维诱发电位长时程增强所必需的。

(2)蛋白质翻译过程、钙/钙调素依赖性蛋白激酶Ⅱ、蛋白激酶 A 和蛋白激酶 C 的作用:短短数秒的电刺激可引起长达至少 10 小时的突触传递效率增强,显然这不能单纯地用神经递质对膜受体的兴奋作用来解释。细胞内的一些信号转导通路和生物大分子的合成可能参与了长时程增强的诱导和维持。海马长时程增强分为两个阶段:即早期长时程增强(持续 1~3 小时)和晚期长时程增强(持续 3 小时以上)。早期长时程增强与蛋白质合成无关,而晚期长时程增强需要新的蛋白质合成。研究发现,在强直刺激前脊髓局部使用蛋白质合成抑制剂(茴香霉素或放线菌酮)可选择性地抑制 C 纤维诱发电位的晚期,而对早期长时程增强无影响。在使用蛋白质合成抑制剂的大鼠,强直刺激坐骨神经可引起长时程增强(与生理盐水对照组无差别),但约在 2.5 小时后长时程增强幅度显著变小,约在 4 小时后 C 纤维诱发电位回到强直刺激前的基线水平。因此,与海马长时程增强相同,脊髓背角 C 纤维诱发电位长时程增强的晚期是蛋白质合成依赖性的。

长时程增强表现为强直刺激突触前神经元引起相应的突触后神经元的兴奋性突触后电位持续增大,即突触后神经元的反应增强。在海马长时程增强的表达与突触后膜上 AMPA 受体的功能增强和数量增多有关。有研究显示,在诱导脊髓背角长时程增强之前,NMDA 阻断剂 MK801 对 C 纤维诱发电位无影响,而在长时程增强形成之后同样剂量的 MK801 则具有抑制作用,提示在脊髓背角 NMDA 受体通道参与了长时程增强的表达。为什么强直刺激能引起突触后神经元的 AMPA 和 NMDA受体功能的持续性增强? 大量的研究表明,海马长时程增强产生后,突触后致密斑内钙/钙调素依赖性蛋白激酶Ⅱ(calcium/calmodulin-dependent kinase Ⅱ,CaMKⅡ)大量增加。强直刺激引起的短暂的突触后神经元内 Ca^{2+} 浓度升高导致 CaMKⅡ的286 位苏氨酸磷酸化,从而使其活化,被激活的 CaMKⅡ可导致其自身磷酸化,当细胞内 Ca^{2+} 水平恢复正常后,CaMKⅡ磷酸化状态仍可自动维持。活化的 CaMKⅡ可使 NMDA 和 AMPA 受体磷酸化,从而使其功能增强,因此,CaMKⅡ被称为记忆分子,它能记住曾发生过的强直刺激及其所引起的短暂的细胞内 Ca^{2+}浓度的升高。我们的研究显示,在强直刺激前给脊髓局部使用CaMKⅡ的抑制剂可防止长时程增强的产生;在长时程增强形成1 小时内给药可翻转长时程增强;而在长时程增强形成 3 小时后抑制 CaMKⅡ对长时程增强不再有任何影响。蛋白激酶 A 和蛋白激酶 C 在海马长时程增强和痛觉过敏中起重要作用,在强直刺激前给予蛋白激酶 A 抑制剂(Rp-CTP-cAMPS)或蛋白激酶 C 抑制剂(chelerythrine 或 G6983)可完全阻断长时程增强的诱导;在长时程增强形成 15 分钟后给药可翻转长时程增强;而在长时程增强形成后 30 分钟给药对长时程增强无影响。

这些研究表明 CaMKⅡ、蛋白激酶 A 和蛋白激酶 C 的活化参与了长时程增强的诱导和早期维持,但不参与长时程增强的晚期维持。哪些新合成的蛋白质参与了脊髓背角 C 纤维诱发电位长时程增强的晚期维持尚有待研究。

五、超前镇痛的实施

1. **外周神经阻滞和局部浸润麻醉** 外周神经阻滞方法包括手术切口的局部浸润麻醉、局部静脉麻醉、神经干阻滞等,包括椎管内阻滞。理论上外周神经阻滞可以阻止痛觉信号向中枢传递,是真正意义上的超前镇痛,但实际应用中往往存在一些问题:局麻药物是否能够到位、神经纤维对局麻药物的敏感性降低、镇痛的剂量不如麻醉剂量的局麻药物是否能够有效镇痛等。硬膜外联合全麻时,有些医师担心患者血压下降,硬膜外首次剂量很少,阻滞平面不够,这样手术切皮时痛觉传导通路未充分阻滞,外周敏感化和中枢敏感化不可避免,因此谈不上超前镇痛。由于部分内脏神经感觉是伴随迷走神经上传的,硬膜外阻滞难以阻滞到,因此没有足够的全麻深度,单纯硬膜外阻滞对外周和中枢敏感化也难以完全阻滞。

有些研究甚至认为外周应用局麻药进行超前镇痛只有很少或者没有疗效。Steen 对 20 个多中心临床应用外周神经阻滞进行超前镇痛的结果综合分析后认为:外周神经阻滞虽可以降低术后的疼痛,但是,仍然不能得出最后的肯定结论。导致这一结果的原因包括数据的有限性和对于超前镇痛外周神经阻滞标准的差异。

2. 非甾体抗炎药物（NSAIDs）　NSAIDs 通过抑制外周环氧化酶（COX）和前列腺素合成酶的活性，减少致痛物质的合成，抑制外周敏感化，从而达到超前镇痛的目的。此外，NSAIDs 同时还可维持细胞膜稳定性，减轻组织损伤。有研究发现在膝关节镜手术术前 1 小时、术后 15 分钟给患者用罗非昔布可以产生明显的超前镇痛效果。术前联合应用 NSAIDs 药物异丁苯丙酸和对乙氨基酚可以起到明显的超前镇痛效果。应用非甾体抗炎药进行超前镇痛最大的优点在于方法简单，易于实施，但 COX1 的胃肠道反应及心血管系统的副作用限制了其在超前镇痛中的应用。在 COX2 选择性抑制剂问世后，由于其对胃肠道和对血液系统等的副作用大大减少，非甾体抗炎药物在超前镇痛中的应用越来越广泛。随着非甾体抗炎药物在超前镇痛中的应用研究的深入，目前超前镇痛的方法已经非常成熟，在无神经阻滞的前提下，非甾体抗炎药物用于超前镇痛已经作为许多医院的麻醉科医师的常规选择。

3. 阿片类药物　一般来说，中枢应用阿片类药物不能抑制痛觉神经信号的传导，也不能减少致痛物质的合成，仅仅能提高痛阈，对真正意义上的超前镇痛作用不大。但外周应用阿片类药物可作用于多个位点产生镇痛效果，DRG 上存在阿片受体（δ、μ、κ 受体），并在炎性痛过程中受体表达增多，轴突运输阿片受体速度加快。Dehaven 研究表明外周应用阿片受体激动剂（Loperamide）可以明显减轻炎性痛，阿片受体的 δ、μ、κ 三个亚型在不同炎性痛中所起的作用不尽相同。最新的研究表明：DRG 上 δ 阿片受体（DOR）活化可以导致兴奋性神经肽类释放增多，如果超前阻断 DRG 上的 DOR，或者使其受体下调，有望达到有效治疗炎性痛的作用，这也是超前喷他佐辛的研究方向之一。外周应用阿片类药物减少呼吸抑制、成瘾、耐受等中枢副作用，开辟了新的阿片类药物的应用途径，但仍有很多问题需进一步研究。

4. 离子通道阻滞剂 钠通道可分为对河豚毒素敏感(TTX-S)和拮抗(TTX-R)两种。DRG 上两种 TTX-R 型钠通道均已克隆,分别称为 SNS/PN3(Nav1.8)和 SNS2/NaN(Nav1.9)。DGR 上痛觉产生主要和 Nav1.8 型钠通道有关,在慢性炎性痛时,SNS/PN3钠通道蛋白是增加的,PGE2、腺苷和复合胺都可以提高 Nav1.8型钠通道的敏感性。Porreca 等鞘内注射 Nav1.8 反义寡核苷酸可以逆转炎性刺激所致的痛敏感,故选择性使 TTX-R 型钠通道表达减少、敏感性降低可以作为高效的、特异性的治疗神经源性和慢性疼痛的方法。电压依赖性钙通道也和疼痛递质的释放和延长神经膜兴奋状态有关,N 型钙通道和疼痛的关系最密切,高选择性的 N 型钙通道阻滞剂可以通过抑制脊髓背根的痛递质的释放,从而产生良好的镇痛效果。超极化激活电流通道(Ih)是一类新近发现的离子通道,它是在超极化状态下被激活的离子通道,最初在心脏起搏点中被发现,后来有研究发现 Ih 也存在于 DRG 神经元中,由于其独特的特点,对于确定组织、细胞的兴奋性变化的节律性有很重要的作用,并最终归结于使外周神经元兴奋性的增加。DRG 上 Ih 通道在痛觉传导中起到重要作用,炎症递质作用可以使其细胞膜爆发动作电位的时程加宽、频率加快,从而促进了细胞钙离子的内流,放大了伤害性信息,并对 DRG 传递兴奋所致的中枢疼痛敏感化的形成起到一定的作用。通过改变 DRG 上离子通道的电生理特性,减少疼痛递质的释放与减少伤害性信息,达到超前镇痛的临床研究还处于初级试验阶段,这将是进行超前镇痛的主要机制和研究方向。

5. α_2 肾上腺素受体激动剂和 VR 阻滞剂 有关 α_2 肾上腺素受体激动剂的超前镇痛研究很多,但其具体的机制仍不十分清楚。有研究表明,阿拉可乐定可以有效地降低脊髓中谷氨酸、瓜氨酸,天冬氨酸的浓度,从而抑制由于兴奋性氨基酸释放所致的痛敏状态,并且由于其不能通过血 - 脑屏障,对于 EAAs 释放的抑制只和外周作用有关而和中枢作用无关。对神经损伤处神经生长因子的摄入也可以导致外周和中枢的敏感化，可乐定就是通过影响神经生长因子的产生与中枢摄取、降低外周痛敏状态从而起到超前镇痛作用。VR 广泛分布于 DRG 和感觉神经末梢中，很多研究表明 VR1 参与了初级传入对于急性炎性痛敏的形成。VR1 的选择性竞争性拮抗剂 capsazepine（CPZ）可以阻断因辣椒碱受体兴奋而引起的钙离子的内流、去极化和神经肽的释放等效应，从而削弱角叉菜胶诱导的痛觉过敏。关于 VR1途径在超前镇痛中的研究仍然很少，也是近年来的"热点分子"之一。

6. 超前镇痛与疼痛的基因治疗　外科手术的超前镇痛的研究与其他疾病的研究一样，最终必然与基因治疗联系在一起。基因治疗是指通过改变体内的基因表达而达到治疗疾病的方法。通过上调外周神经的抗痛基因表达或下调外周神经内的致痛基因的表达，可特异性地干预疼痛的生物学行为。最早关于疼痛的基因治疗是有人把前内源性阿片肽基因整合到牛嗜铬细胞中，植入人蛛网膜下腔，基因表达出前内源性阿片肽水解为有强烈镇痛作用的内源性阿片肽，产生良好的镇痛效果。后来有人把人前脑啡肽基因克隆入转染率较高的单纯疱疹病毒，加上人类巨细胞病毒启动子（HCMV IEp），在大鼠后足皮下接种，转染后可以被 DRG 特异性地摄取，20~70 分钟后对炎性痛、癌性骨痛产生显著的镇痛作用，可以持续 4 周，而且再转染没有依赖性。皮下注射单纯疱疹病毒作为载体，转染后表达的内啡肽可以通过逆向轴突运输至 DRG，从而上调抗痛基因前脑啡肽基因在 DRG 中的表达，也达到有效的镇痛效果。同样，通过下调外周神经内的疼痛基因同样可以达到镇痛的效果。应用反义寡核苷酸技术（antisense oligonucleotide，asODN），促使 mRNA降解，抑制转录过程，从而抑制靶基因的表达。连续鞘内应用 ATP 门控阳离子通道 P2X（3）反义寡核苷酸，可以产生和 DRG

中 P2X（3）受体表达降低明显像关的痛觉的降低。鞘内注射 Nav1.8 反义寡核苷酸也可以逆转炎性刺激所致的痛敏感。在解决了致瘤性、免疫反应等问题后，通过基因治疗外周神经，使外周神经处于对疼痛刺激不敏感的状态，干扰痛觉信号的传导和导致中枢敏感化的过程进行超前镇痛，将会是研究热点并有极大的应用前景。

对于超前镇痛的研究，从最初的强调治疗时间的术前镇痛到目前对于如何防止痛敏感状态形成的保护性镇痛，目的是获取完全、长时间、多模式的涵盖术前、术中、术后的镇痛。随着对 DRG 结构和功能的深入研究以及疼痛本质的进一步阐明和分子生物学技术的进展，超前镇痛渐渐成为一项完善、可行的临床治疗手段，有效地减轻了围术期的急、慢性疼痛。

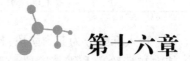

第十六章

靶控吸入麻醉的原理及实施

一、闭环静脉靶控输注麻醉和传统吸入麻醉的缺陷

目前,国内外临床麻醉中使用广泛的是闭环静脉靶控输注麻醉,其致命的不足是麻醉医师无法连续监测所使用的多种静脉麻醉剂的血药浓度,同时由于患者个体差异、肝肾功能差异、肥胖指数不同等诸多因素,导致闭环静脉靶控输注麻醉下患者的麻醉深度不稳定、不确切。后果必然是发生术中知晓!随着带 Fet 监测的监护仪的普及,吸入麻醉剂的血药浓度监测容易实施,因为 Fet 等于患者肺动脉血内吸入麻醉剂的浓度。因此近年来靶控吸入麻醉渐渐成为研究热点。

靶控吸入麻醉要求快速获得足够的血药浓度(确切地说是脑组织内吸入麻醉剂的浓度,FB),该浓度是麻醉医师根据所使用的吸入麻醉剂的药理特性事先设置的期望值,随后稳定于这一水平。然而,到目前为止,国内外有关吸入麻醉操作指南上缺乏关于靶控吸入麻醉的指导意见,麻醉学者对靶控吸入麻醉的研究仅限于闭环靶控,众所周知,闭环靶控吸入麻醉不能快速提供一个足够而且稳定的血药浓度,以及基于该浓度获得足够而且稳定的麻醉深度。因为吸入麻醉麻醉剂的吸收是通过潮式呼吸来吸收的,其起效速度不可能像静脉麻醉药(全部剂量可以在数秒钟内被注射进血)那样快速。

吸入麻醉分为三个阶段：初始阶段、维持阶段和结束阶段。其中初始阶段和维持阶段最为重要，关系到麻醉深度是否足够、是否平稳。吸入麻醉剂的吸收过程是：吸入气→肺泡→血液→血 - 脑屏障→脑组织。FB 是反映麻醉深度最可靠的指标。麻醉深度不足或过深对患者都不利。在吸入麻醉的初始阶段和维持阶段，麻醉医师须使 FB 快速达到期望值并且稳定于这一水平。目前国内外使用最广泛的是让患者在静脉麻醉快速诱导后再用吸入麻醉去维持。国内外吸入麻醉操作指南推荐的吸入麻醉诱导气管插管方法是使用大的挥发罐给药浓度（FD）（如有人用 8%vol 七氟烷诱导）加上稍大新鲜气体流量（FGF，推荐 3~4L/min），这种诱导方法如果运用于静脉诱导插管后的患者，有可能使患者短时间内吸入大量的麻醉药，加上静脉麻醉诱导插管后患者体内尚存在的静脉麻醉药的作用，必然导致麻醉过深，如患者血压极度下降等；对于体重大的患者来说，麻醉机上设定的 FGF 将显著小于每分通气量（MV），吸入浓度（FI）上升慢，Fet 难以达到期望值，麻醉深度迟迟不能满足手术要求。在吸入麻醉的维持阶段，如果不能使 FB 稳定于我们的期望值，麻醉深度就不能稳定。

二、闭环靶控吸入麻醉的不足及靶控吸入麻醉的必要性

闭环靶控吸入麻醉是通过把监护仪上采集的信息反馈给麻醉机上挥发罐的给药系统，调整给药。简单地说，如果患者麻醉深度过深（通过熵指数，EI、双频指数，BIS、听觉诱发电位，AEP 等指标可反映麻醉深度），挥发罐就会降低给药浓度，反之就加大给药浓度。如上文所述，闭环靶控系统的调整可能不及时，患者出现术中知晓将在所难免。

多年来麻醉学者一直在研究一种能使吸入麻醉剂的 Fet 迅

速达到某一水平,并且手术过程中一直稳定于这一水平的方法,以获得足够、稳定的麻醉深度。实际上是根据吸入麻醉剂的药理特征,设定需要的 Fet(MAC 值的倍数),使其快速达到这一数值,随后稳定于这一水平,即靶控吸入麻醉。鉴于闭环靶控吸入麻醉的局限性,靶控吸入麻醉是达到足够且稳定麻醉深度最理想的方法。

三、吸入麻醉初始阶段麻醉深度不足的主要原因以及 Fet 作为麻醉深度衡量指标的局限性

临床上我们难以直接监测 FB,因此通常把 Fet 作为判断麻醉深度最重要的指标。因为 Fet 等于肺动脉血和体循环静脉血内的血药浓度。然而 Fet 代替 FB 有一定的局限性。在吸入麻醉初始阶段,经常发生这种情况:Fet 尽管已经达到需要的数值,但是手术切皮时患者往往出现麻醉深度不足的征象。原因可能是由于吸入麻醉剂自身的物理特点,弥散速度存在差异,毛细血管内未及时弥散进入组织内的吸入麻醉剂回流进入了静脉血,参与形成 Fet,同时,人体内存在动静脉短路,部分动脉血内的吸入麻醉剂未经组织吸收直接进入静脉血内,经过体循环后到达肺动脉,形成呼气末浓度,导致 Fet 虚高。这时候 Fet 是达标了,可是 FB 尚未达标,即 FB 相对于 Fet 的滞后,这可能是吸入麻醉初始阶段麻醉深度不足的主要原因,见图 4-16-1。

四、靶控吸入麻醉的实施——建立和维持吸入麻醉的饱和状态

以目前临床上最常用的吸入麻醉剂七氟烷为例,靶控吸入麻醉的实施需要将 FI 尽快提升到 FD 而且稳定于这一水平。

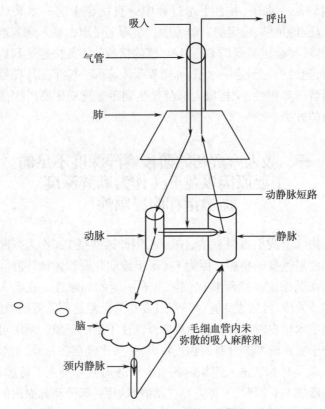

图 4-16-1 吸入麻醉剂呼气末浓度衡量麻醉深度的局限性

为了让 FI 稳定不变,必须使呼出潮气(七氟烷浓度低于吸入潮气)不再被吸入,只有这样才可以确保肺静脉血内七氟烷浓度稳定不变。在 FI 不变的前提下,Fet、FB 渐渐上升,最终 Fet 上升到某一高度后就不再升高,FB 也将达到某一顶点然后稳定不变,七氟烷的弥散吸收达到一种相对饱和状态,这种饱和状态就是我们靶控吸入麻醉的理论依据。增加 FD 后一段时间又达到新的饱和状态。不同呼吸参数下,达到饱和的时间不同。我们面临的问题有:怎样设置麻醉机呼吸参数使监护仪上的 FI 最快达到 FD? 怎样使 Fet 在最短的时间内达到吸入某一浓度下的最大值? 这一时间是多少? 吸入某一浓度的吸入麻醉剂后,FB上升达峰相对于 Fet 上升达峰是否有滞后? 滞后的时间是多少? FB 达到最高点的时间是多少? 这个时间应该就是我们期望达到足够麻醉深度的时间。例如,如果我们设置七氟烷挥发罐浓度是 2.2%vol,Fet 达峰时是 1.8%vol,如果 FB 达峰滞后 Fet达峰 5 分钟,那么,临床上我们在监护仪上观察到 Fet 达到峰值后 5 分钟即可通知手术医师开始手术。在此之前手术麻醉深度可能不足,须追加静脉麻醉剂。

1. **呼吸参数的设置** 与吸入麻醉剂吸收关系最密切的是麻醉机的一些参数,包括 MV、潮气量(TV)、呼吸频率(RR)、FGF、FD、FI、Fet。要想使吸入全麻迅速加深达到某一 FD 的饱和状态,就必须使 FB 迅速达标,通常用 Fet 代表。要使 Fet 迅速提升必须以最快的速度使 FI 迅速达到 FD。怎样让三者的数值尽快接近呢?

设置某一 FD 后,吸入潮气量 = 新鲜供气量 + 部分呼出潮气量,有一部分呼出潮气量不参与再吸入而从麻醉机的尾气中排出。当 FGF=MV(现有麻醉机多为半紧闭式,FGF=MV 时可以认为呼出潮气量全部被当做废气排出,开放式麻醉机需设置FGF=MV/吸气时间占一个呼吸时间的百分比,如吸气时间:呼气时间 =1:1.5,吸气时间占比为 0.4,FGF=MV/0.4=2.5MV),FI迅速达到 FD 且稳定于这一水平。此时再增加 FGF 已经无意义,多余的 FGF 直接被当做尾气排出。只要 FD 不变,FI 也不会变化。FI 稳定不变是一段时间后 Fet 达峰且稳定的根据。吸入麻醉剂沿着肺泡与肺毛细血管之间的浓度梯度弥散入血,再向全身组织(包括脑组织)内弥散转运。部分药物被肝脏代谢、肾脏排泄。随着时间的推移,这种弥散吸收渐渐减慢,最终这种弥散分布排泄与吸收达到相对稳定的状态,即饱和状态。变更 FD后一段时间又可达到新的饱和状态。因此,在吸入麻醉初始阶段,应该先调节 FGF,使 MV=FGF,使 FI 在最短时间内达到 FD、Fet 随后稳定上升达到峰值。

2. 设置 FD　我们研究结果显示,七氟烷吸入麻醉时,如果我们设置 FGF=MV,一段时间后 FI 达到 FD、Fet 达峰值,并且都稳定于这一水平。此时 FI 与 Fet 的差值为 0.3%~0.5%vol。基于这一研究结果,我们设置 FD= 期望 Fet+0.4%vol。例如如果我们希望得到 Fet=2.2%vol(约 1.3MAC)的靶控七氟烷吸入麻醉,就可以设置 FD=2.6%vol,TV=10ml/kg,BMR=10BPM,MV=FGF。

3. FI 达 FD　按照上述设置呼吸参数及麻醉机挥发罐参数后开始机械通气,一般 4~6 分钟左右,FI 达到 FD,且稳定不变。

4. Fet 达峰　FI 达峰后,一般 Fet5~7 分钟达峰值,并且稳定不变。

5. FB 达峰　Fet 达峰后并不意味着已经成功建立了饱和状态。从前述有关 FB 达峰滞后于 Fet 达峰的讨论我们不难得出这一结论。从临床观察结果来看,FB 达峰约为 Fet 达峰后 5~7 分钟。也就是说,临床上,我们在监护仪上观察到 Fet 达峰后 5~7 分钟麻醉深度才可以达到我们期望的麻醉深度,这时候就可以通知手术医师可以开始手术了。否则,如果时间没有到说明麻醉深度有可能不足,如果急需手术必须追加静脉麻醉剂。图 4-16-2 说明 FB 达峰进程。

6. 靶控吸入麻醉完成后降低新鲜气体流量　靶控吸入麻醉需要设置 FGF=MV,为了避免吸入麻醉剂的消耗过大,FGF 是否可以降低? 怎样在确保 Fet 稳定的前提下适当降低 FGF? 在这一环节的研究上我们经历了很大挫折。最初我们在 Fet 达峰后立即降低 FGF,随之而来的是 Fet 立即下降。让 Fet 稍稳定一段时间后降低 FGF,Fet 还是迅速下降。最终我们观察到,Fet 稳定 5~7 分钟后,可以逐渐降低 FGF/MV 为 50%、30%、20%,尽管这时候 FI 有所下降,但 Fet 可基本保持不变。其原理是七氟烷在脑组织弥散吸收饱和后,只要动脉血内七氟烷的浓度大于

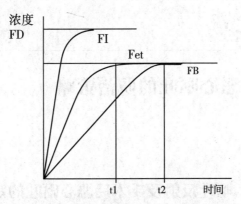

图 4-16-2　FI、Fet、FB 达峰进程

FB,就可以保证脑组织内的七氟烷浓度梯度的方向不改变,Fet 也因此不变。

具体方法有两种:

(1) TV 设为 6ml/kg,MV=FGF。

(2) TV 设为 8ml/kg,FGF/MV 逐渐从 100% 降低为 50%、30%、20%。

由于七氟烷低流量麻醉时可产生有毒代谢产物,我们研究适当降低 FGF,而不是低流量。

第十七章

手术后恶心呕吐的防治策略

一、呕吐反射及手术后恶心呕吐的定义

呕吐反射是指胃内容物和部分小肠内容物通过食管反流出口腔的一种复杂的反射动作。呕吐是由迷走神经和交感神经的感觉纤维、舌咽神经、听神经等神经把感受器形成的神经冲动传入呕吐中枢，呕吐中枢兴奋后发出神经冲动沿迷走神经、交感神经、膈神经、脊神经分别传至胃肠、膈肌、腹壁肌而引起。化学性刺激直接兴奋呕吐中枢也可以引起恶心呕吐。呕吐中枢位于第四脑室腹侧面极后区（Area postrema）催吐化学感受区和孤束核上方。分为催吐化学感受区和神经反射中枢。神经反射中枢接受皮层（视觉、嗅觉、味觉）、咽喉、胃肠道和内耳前庭迷路、冠状动脉以及催吐化学感受区的传入神经冲动。催吐化学感受区内有 $5-HT_3$ 受体、$5-HT_4$ 受体、阿片受体、胆碱能受体、大麻受体、多巴胺受体等多种与恶心呕吐相关的部位。$5-HT_3$ 受体位于迷走神经传入纤维终止处的脑干催吐化学感受区的中央。人在呕吐前常出现恶心、流涎、呼吸急迫和心跳快而不规则等症状。呕吐开始时，先深吸气，继之声门紧闭，膈肌和腹肌强烈收缩，使腹内压升高，同时幽门紧闭，贲门和食管舒张，胃内容物就通过食管从口腔强烈驱出。呕吐是一种复杂的反射活动，与机体神经系统呕吐中枢的许多受体有关（多巴胺能、毒蕈碱能、5-羟色胺、组胺和阿片受体等）。手术后恶心呕吐

是指发生在手术结束后直至患者出院这一段时间内的恶心呕吐,主要表现为干呕、恶心或呕吐。主要发生在手术后 24~48 小时内,但也可能持续达 5 天之久。

二、手术后恶心呕吐的流行病学及发病原因

理论上一切可能兴奋大脑呕吐中枢内的催吐化学感受区和神经反射中枢的刺激均可导致呕吐。正在使用的药物(包括阿片类药物、抗生素、营养支持药物以及其他治疗药物)、残留的麻醉药物(主要是术中使用的阿片类药物麻醉药、其他麻醉药物)及其代谢产物、手术创伤产生的炎症反应因子(细胞因子、激肽、前列腺素等)、激活的补体系统等,都可以兴奋大脑呕吐中枢内的催吐化学感受区导致呕吐;各种插管(胃管、导尿管、引流管)、手术刺激咽喉部、胃肠道、体位改变、低血压等直接兴奋大脑呕吐中枢内的神经反射中枢也可以导致呕吐。

1. 多见于成年女性患者　手术后恶心呕吐最容易发生在成年女性患者,有研究指出女性的发生率是男性的 3 倍,这可能与成年女性患者血浆内女性激素及黄体酮水平高有关,女性在月经期间恶心呕吐发生率较平时更高。

2. 围术期阿片类药物用量至关重要　所有术中使用的阿片类药物均可导致手术后恶心呕吐。吗啡、芬太尼、舒芬太尼、哌替啶等阿片类药物的催吐作用系直接刺激第四脑室底部催吐化学感受区内的阿片受体,继而兴奋呕吐中枢所致。术中使用的阿片类药物总量大导致体内阿片类药物残留、手术时间长、手术后继续使用阿片类药物镇痛的患者,手术后恶心呕吐发病高。

3. 与手术相关的创伤、疼痛　日常生活中有些人受到外伤时就立即表现为呕吐,因此,手术创伤会引起呕吐。患者手术后

疼痛镇痛不全引起的呕吐可能因此而产生。其原因是手术创伤作为伤害性刺激传入中枢,兴奋呕吐中枢,也可能手术创伤导致细胞破裂,细胞内溶酶体酶释放入血,激肽系统、补体系统、凝血与纤溶系统等被激活、前列腺素合成酶被激活,合成大量炎症因子进入血液循环,在中枢神经系统兴奋化学催吐感受区,导致手术后恶心呕吐。

4. 有手术后恶心呕吐病史、家族史的患者发生率高　既往有手术后恶心呕吐病史的患者再次手术发生恶心呕吐的可能性显然较其他患者更大;如其家族人群有手术后恶心呕吐病史的患者发生率也高。

5. 胃管及其他插管刺激　某些患者手术后留置胃管数天,由于胃管对咽喉部的直接刺激,神经冲动传入中枢,反射性引起呕吐;未拔除的气管导管、导尿管、伤口引流管直接刺激也可能导致手术后恶心呕吐。

6. 低血压　麻醉期间、手术后动脉血压急剧下降可能引起恶心呕吐　其机制可能有:①内源性肾上腺素大量释放,作用于呕吐中枢引起呕吐;②激活心室内通过迷走神经传入的机械感受器,可能引起呕吐和血管迷走性晕厥。低血压导致的恶心呕吐在椎管内麻醉中更为多见。

7. 非吸烟者、晕动病史者发生率高。

8. 体位改变　有些患者有轻度手术后恶心呕吐,体位变化、睁眼往往会诱发、加重手术后恶心呕吐。

9. 辅助治疗药物　手术后某些治疗措施如抗生素、脂肪乳剂等导致过敏反应,轻度可引起手术后恶心呕吐。

10. 精神因素　某些有焦虑、抑郁倾向患者、对自己疾病预后过分担忧的患者、受教育程度越高越容易发生手术后恶心呕吐。

11. 年龄因素　3岁以上患者手术后恶心呕吐发病率增高,11~14岁达到高峰,成年人大于老人。

12. 高颅内压　颅脑手术患者术后脑水肿一般已经解除，加上引流管的作用，导致高颅内压引起呕吐的可能性不大。但也不排除有高颅内压引起呕吐。高颅内压导致呕吐为主，无恶心，呕吐为喷射状。一般高血压不至于引起高颅内压导致呕吐。某些被认为可导致高颅内压的麻醉药物（如氯胺酮）术后已经代谢排泄，不足以引起术后恶心呕吐。

13. 临床上某些认为可以导致手术后恶心呕吐发生的因素可能是错误的　从呕吐的形成原因来看，必须有致吐因素持续刺激。术中使用的有些麻醉药物如果已经基本代谢排出，应该不是造成手术后恶心呕吐的原因。很多参考书互相转抄，认为使用吸入麻醉药、氧化亚氮、硫喷妥钠、依托咪酯和氯胺酮增高手术后恶心呕吐发生率，实际上这些药物代谢排除快，手术后患者体内这些药物的血药浓度已经很低或已经排出，已无药理作用，无具有药理作用的代谢产物，认为它们可导致手术后恶心呕吐可能是错误的。因为如果在志愿者身上单用这些药物而不用阿片类药物、不做手术，他们是不会导致呕吐的。许多产科患者单吸氧化亚氮治疗分娩痛，全程并无恶心呕吐发生。

14. 术中使用抗胆碱药物、丙泊酚麻醉和某些非药物方法（如容量充足、术中给氧），则可减低手术后恶心呕吐发生率。

总之，在上述诸多因素中，成年女性、使用阿片类镇痛药、非吸烟、有手术后恶心呕吐史、家族史或晕动病史是发生手术后恶心呕吐的主要的危险因素。

三、手术后恶心呕吐的危害

手术后恶心呕吐对患者来说是非常不愉快的经历，严重时影响创口愈合，甚至导致伤口裂开、切口疝形成，是延长日间手术患者住院时间的第二大因素，年老体弱者可能导致吸入性肺炎、窒息死亡。严重的手术后恶心呕吐可导致水电解质和酸碱平衡紊乱,影响患者正常进食、口服用药(某些慢性病需要长期口服药物),导致患者营养不良而影响伤口愈合和术后恢复。

四、手术后恶心呕吐程度的评分

可用视觉模拟评分法来衡量手术后恶心呕吐的严重程度:以 10cm 直尺作为标尺,一端表示无恶心呕吐,另一端表示为极其严重的恶心呕吐,4cm 以下为轻度,4~7cm 为中度,7cm 以上为重度。也可以语义表达法简单表达:无、轻度、中度、重度。

五、麻醉药与手术后恶心呕吐

由于在未做手术单纯使用一种麻醉药后并不能在麻醉药作用消失后观察到恶心呕吐,因此实际上不能判定这一麻醉药可导致手术后恶心呕吐。但是也不能完全排除麻醉药诱发恶心呕吐。麻醉药引起手术后恶心呕吐的原因与麻醉药物对多器官的作用有关。各种麻醉药可通过以下机制中的一种或多种导致手术后恶心呕吐的发生。

1. **儿茶酚胺浓度升高**　麻醉药的致吐性可能与药物作用于肾上腺素受体或药物的拟交感作用有关。Jenkins 等认为在使用致手术后恶心呕吐作用很强的环丙烷和乙醚后,循环中儿茶酚胺的浓度升高,而致手术后恶心呕吐作用较弱的甲氧氟烷则不升高,并具有肾上腺素能受体阻滞作用。在给猫脑室内注射 α- 肾上腺素受体拮抗剂后可诱发呕吐反应。所以交感兴奋和血儿茶酚胺浓度升高最终作用于呕吐中枢引起恶心呕吐。

2. **内源性激素分泌**　内分泌因素与手术后恶心呕吐相关。成年女性患者手术后恶心呕吐发生率明显高于男性。麻醉药可能刺激机体产生大量激素,有动物实验证明,给动物静脉注射或脑室内给与麻醉药后分泌大量的激素类物质包括:血管紧张素

Ⅱ、AVP、铃蟾肽、促胃液素、TRH 和 VIP 等。各种激素类物质最终作用于呕吐中枢引起手术后恶心呕吐。

3. 椎管内麻醉　单纯椎管内麻醉即使完全不用阿片类药物也有可能发生手术后恶心呕吐，可能是由于椎管内麻醉容易发生低血压。

4. 某些全麻药物对手术后恶心呕吐的影响　静脉麻醉药包括镇静催眠药和麻醉性镇痛药，是诱导和维持阶段广泛应用的麻醉药物。从早年具有高致吐性的巴比妥类、依托咪酯等发展到如今的丙泊酚，静脉麻醉药导致的手术后恶心呕吐已大大降低。然而，阿片类麻醉性镇痛药仍然是麻醉药中致吐性最高的药物。为预防和降低手术后恶心呕吐的发生，必须对各种静脉麻醉药在致手术后恶心呕吐方面的作用有充分的了解。

（1）依托咪酯：有报道称应用依托咪酯后恶心呕吐发生率达 30%~40%。然而却没有单一使用依托咪酯患者发生呕吐的证据。报道的都是手术后，术中使用过阿片类药物，因此断定依托咪酯可以导致恶心呕吐尚证据不足。

（2）丙泊酚：我们在做无痛内镜麻醉时，全部用单一静脉麻醉药丙泊酚，无一例患者出现恶心呕吐。同时有研究指出丙泊酚降低手术后恶心呕吐的发生率。这是因为丙泊酚增强抑制性 γ-GABA 突触的活性发挥作用。除镇静作用外，亚镇静剂量丙泊酚可产生止吐作用。

（3）咪达唑仑：可能是由于咪达唑仑具有对抗 GABA 受体、抑制多巴胺的释放和抗焦虑等作用。亚催眠剂量的咪达唑仑同样具有治疗手术后恶心呕吐的作用，且无过度镇静和心血管不良反应。

（4）氯胺酮：有报道称氯胺酮分离麻醉手术后恶心呕吐发生率较高，约达 30%。小儿氯胺酮麻醉下行斜视矫正术手术后恶心呕吐的发病率更高达 90%。氯胺酮引起手术后恶心呕吐的机制可能与内源性儿茶酚胺释放有关。小剂量氯胺酮其本身不产生镇痛作用,但是与阿片类药物联合应用时可减少阿片的用量,比单独用药镇痛效果更好。也有研究指出在术后疼痛治疗中小剂量氯胺酮单独应用或与阿片类药物联合应用,与单独给予吗啡比较,术后恶心、呕吐明显减少。

(5) 吸入麻醉药对手术后恶心呕吐的影响:如今临床上使用的吸入麻醉剂安全有效,对呼吸道刺激小,手术结束后基本被呼出排泄,残余极少。没有证据证明单纯吸入七氟烷、异氟烷或地氟烷会出现恶心呕吐。既往资料认为吸入麻醉药对大脑皮层和呕吐中枢有刺激作用,催吐作用高于其他麻醉药物,这可能有失偏颇。许多临床观察研究是手术后患者、使用过大剂量的阿片类药物,因此诸多因素下难以断定就是吸入麻醉剂引起手术后恶心呕吐。

六、与手术后恶心呕吐有关的受体及神经递质

1. 阿片受体　阿片受体分为 μ、δ、κ、σ 四种,每一种受体都有不同亚型。吗啡类药物与不同类型的阿片受体的亲和力不完全相同。阿片类药物作用于受体后,引起膜电位超极化,可以使神经末梢减少释放乙酰胆碱、去甲肾上腺素、多巴胺及 P 物质等神经递质,从而阻断神经冲动的传递产生镇痛等各种效应。

阿片受体广泛分布在大脑内,丘脑内侧、脑室及导水管周围灰质阿片受体密度高,这些结构与痛觉的整合及感受有关。边缘系统及蓝斑核阿片受体的密度最高,这些结构涉及情绪及精神活动。与缩瞳相关的中脑被盖前核,与咳嗽反射中枢、呼吸中枢和交感神经中枢有关的延髓的孤束核,与胃肠活动(恶心、呕吐反射)有关的脑干极后区、迷走神经背核等结构均有阿片受体分布。在脊髓胶质区、三叉神经脊束尾端核的胶质区也有阿片受体分布,这些结构是痛觉冲动传入中枢的重要转换站,影响

着痛觉冲动的传入。

2. **5-HT$_3$受体** 5-HT 受体 90% 存在于消化道（胃肠道黏膜下和肠嗜铬细胞），1%~2% 存在于中枢催吐化学感受区。手术后恶心呕吐与胃肠道黏膜下 5-HT$_3$ 受体激活有关。

3. **多巴胺受体**（D$_2$） D$_2$ 存在于纹状体中的多棘神经元，在棘突和棘头的分布比胞体密集。D$_2$ 终端形成的对称性突触多于非对称性突触。D$_2$ 受体存在于黑质致密部的核周体和树突，和其他纹状体投射相比，更集中于苍白球外段。D$_2$ 受体还可在嗅球的颗粒层和内从层以及杏仁核见到。

4. **M 受体** M 受体是毒蕈碱型受体（muscarinicreceptor）的简称，广泛存在于副交感神经节后纤维支配的效应器细胞上。当乙酰胆碱与这类受体结合后，可产生一系列副交感神经末梢兴奋效应，包括心脏活动抑制（血压下降、心率下降），支气管平滑肌、胃肠道平滑肌、膀胱逼尿肌和瞳孔括约肌收缩，以及消化腺分泌增加等。这类受体也能与毒蕈碱结合，产生类似的效应。M 受体有五种亚型，M$_1$ 受体主要分布于交感节后神经和胃壁细胞，受体激动引起兴奋和胃酸分泌；M$_2$ 受体主要分布于心肌、平滑肌，激动引起心脏收缩力和心率降低；M$_3$ 受体主要分布于腺体和血管平滑肌，引起平滑肌松弛和腺体分泌。M$_4$ 和 M$_5$ 尚未找到与之相对应的药理学分型。M$_1$、M$_2$、M$_3$ 这三种受体均有各自的选择性激动剂和拮抗剂，阿托品对这三种 M 受体均可阻断。

5. **H$_1$受体** 组胺受体可分为 H$_1$、H$_2$ 和 H$_3$ 三种类型，其中 H$_1$ 受体与晕动性呕吐、过敏反应及炎性反应相关，H$_2$ 受体与胃酸分泌相关，H$_3$ 受体与组胺释放有关。

七、止吐药的种类

临床上防治手术后恶心呕吐的药物主要通过抑制呕吐中枢

和催吐化学感受区发挥药理作用,使导致恶心呕吐的药物(阿片类药物等)不产生恶心呕吐。也有作用于大脑皮层的一些非特异性止吐药物。根据止吐药的作用部位可将其分为 5 类:

1. 作用于大脑皮层的药物 苯二氮䓬类、丙泊酚等。

2. 作用于催吐化学感受区的药物 吩噻嗪类(氯丙嗪、异丙嗪和丙氯拉嗪)、丁酰苯类(氟哌利多和氟哌啶)、5-HT$_3$ 受体拮抗药(托烷司琼、昂丹司琼、格拉斯琼、阿扎司琼和多拉斯琼)、苯甲酰胺类、大麻类。

3. 作用于呕吐中枢的药物 抗组胺药(苯甲嗪和羟嗪)、抗胆碱药(东莨菪碱)。

4. 作用于内脏传入神经的药物 5-HT$_3$ 受体拮抗药、苯甲酰胺类(甲氧氯普胺)。

5. 抑制炎症反应的药物 皮质激素等。

根据药物作用的受体可分为:

1. 阿片受体阻滞剂 纳洛酮和纳曲酮。由于阿片受体阻滞剂能降低镇痛效果,因此使用受到限制。

2. H$_1$ 受体阻断药 抗组胺药如异丙嗪临床已很少使用,可导致困倦和锥体外系统症状。包括苯海拉明,茶苯海明,美克洛嗪等。用于迷路 / 前庭核刺激造成的呕吐和肠道局部刺激造成的呕吐,对催吐化学感受区呕吐无效。

3. M 胆碱能受体阻断药 包括东莨菪碱、阿托品、苯海索等。这类药物作用机制是抑制毒蕈碱样胆碱能受体,并抑制乙酰胆碱释放。该类药物可阻滞前庭的冲动传入,主要用于治疗迷路 / 前庭核刺激和肠道局部刺激造成的恶心呕吐,如晕动病、眩晕、病毒性内耳炎、梅尼埃氏综合征和肿瘤所致的恶心呕吐。对催吐化学感受区兴奋引起的呕吐无效。临床上主要使用东莨菪碱贴剂防治手术后恶心呕吐。

4. 多巴胺(D$_2$)受体阻断药 包括吩噻嗪类和氟哌利多、硫乙拉嗪、甲氧氯普胺、多潘立酮等。对催吐化学感受区兴奋引起的呕吐有效。对局部肠刺激引起的呕吐无效。脑室周围 D_2 受体也与 $5HT_3$ 受体交叉存在。氟哌利多也作用于 α 肾上腺素能受体，常用于手术后恶心呕吐和化疗导致的恶心呕吐。氟哌利多 0.125mg 与昂丹司琼 4mg 等效。此类药物阻滞多巴胺对呕吐中枢的刺激，经常用于眩晕、运动病、使用阿片类药物、化疗呕吐和偏头痛所致的呕吐。氟哌利多因可能导致 QT 间期延长和尖端扭转性室速而受到美国 FDA 的黑框（black box）警告，但不少学者和文献认为此类并发症是时间和剂量依赖的，主要见于抗精神病的几周或几个月连续使用，而小剂量应用于手术后恶心呕吐是安全的，在成人使用低剂量的氟哌利多对 QT 间期的影响与昂丹司琼及安慰剂无差别，但也提示在防治手术后恶心呕吐时应避免大剂量使用氟哌利多，不支持其与其他可延长 QT 间期的药合用。已证明氟哌利多非常小剂量时（10~15μg/kg）也有止吐作用。增加剂量虽增强止吐疗效，也带来副作用危险，如镇静，锥体外系症状。锥体外系症状主要发生在较年长的儿童，剂量大于 50~75μg/kg。吩噻嗪部分阻断多巴胺受体，而丙氯拉嗪有强大的止吐作用，但可引起锥体外系效应。主要用于尿毒症、放射治疗、胃肠道疾患和病毒性胃肠炎等引起的恶心呕吐。

苯甲酰胺类中的甲氧氯普胺有中枢和外周多巴胺受体拮抗作用，也有抗血清素作用，加速胃排空，抑制胃的松弛并抑制呕吐中枢的催吐化学感受区，是最常用的胃动力药之一，常作为抗肿瘤化疗相关呕吐的辅助治疗用药。

5. 5-HT$_3$ 受体拮抗药　代表药物有阿洛司琼，昂丹司琼和格拉司琼。对催吐化学感受区兴奋引起的呕吐有效。对局部肠刺激无效。主要用于癌症化疗、手术后和放射治疗造成的呕吐。

6. 肾上腺皮质激素类　地塞米松和倍他米松。地塞米松的止吐作用机制仍不清楚，量效关系也不明确，对中枢和外周 5-HT 的产生和释放均有抑制作用，可改变血 - 脑屏障对 5-HT

的通透性,降低血液中 5-HT 作用于肠道化学感受器的浓度。由于地塞米松没有生物活性,须到肝脏修饰后方可发挥作用,因此应在手术开始时给药,需注意可能增高糖尿病患者的血糖。

八、临床上防治手术后恶心呕吐效果欠佳的原因分析

目前临床上对手术后恶心呕吐的防治远未让人满意。原因是多方面的:首先,呕吐是多因素作用的结果。难以用某一种药物或方法成功切断诸多因素引起呕吐反射。其次,由于手术后阿片类药物残留或术后镇痛需要继续使用阿片类药物、手术创伤导致炎症反应、胃管等刺激持续存在,治疗药物与致吐因子在对受体的竞争性拮抗不能一直处于优势地位等,这些都是防治手术后恶心呕吐效果欠佳的原因。

九、手术后恶心呕吐防治策略

(一) 竞争性拮抗原理

诸多致吐物质都是作用于特定的受体,而止吐药物则与之竞争性拮抗。一般来说,竞争性拮抗有以下特点:

1. 受体先占优势。如果受体没有被结合,一种配基与之结合是容易的,一旦受体与其配基结合,另外一种配基要想与受体结合则需要通过竞争性拮抗,把原先的配基挤走,这需要一定的条件,难度显然比与空白受体结合大。

2. 拮抗剂需要围手术期全程浓度优势。拮抗剂需要足够的浓度与原先的配基竞争性拮抗。

3. 拮抗需要亲和力优势。不同配基与受体亲和力不同,亲和力越大,越容易挤占受体。

（二）手术前和手术中防治手术后恶心呕吐

由麻醉医师负责。防治手术后恶心呕吐麻醉医师的作用最为突出，麻醉医师须准确预见手术后患者可能出现恶心呕吐的因素，及时给与防治措施。防治原则及用药方案如下：

1. 预先止吐 根据受体与配基的作用原理，我们不难发现临床上防治手术后恶心呕吐方法失败的原因：一是用药在手术后，此时呕吐中枢及催吐化学感受区上的受体早已被占据。二是非静脉用药血药浓度有限。以上两个因素使止吐药在竞争性拮抗中难以占优势。5-HT$_3$ 和 D$_2$ 受体阻滞剂虽然不阻断阿片受体，但是它们与阿片受体都在催吐化学感受区，他们先与受体结合可以抑制催吐化学感受区，阿片类药物再要兴奋催吐化学感受区就困难了。因此特别强调要预先止吐。

2. 静脉负荷量 有些医师术前给患者肌内注射止吐药，血药浓度有限，麻醉诱导时大剂量的阿片类药物可轻易把止吐药从受体上排挤下来，手术后恶心呕吐在所难免；

3. 拮抗剂优势 要确保手术后不发生恶心呕吐，必须使止吐药在与致吐因子的竞争性拮抗中始终占有优势，如果致吐因子持续存在，应及时追加止吐药；

4. 多种止吐方法联合使用 一般来说，只要做到上述三点，多药联用并无必要。少数有手术后恶心呕吐病史或家族史的患者可术前给少量肾上腺皮质激素。手术后患者回病房后如发生严重的恶心呕吐可给少量抗焦虑药或镇静药；

5. 手术后恶心呕吐防治用药方案

（1）麻醉前 2~5 分钟静脉注射托烷司琼（维瑞特）5mg，或甲氧氯普胺（灭吐灵）20mg，或氟哌利多 2.5mg。适用于术中、术后阿片类药物引起的恶心呕吐以及其他原因导致催吐化学感受区被兴奋引起的呕吐。用此方法 95% 以上的手术后恶心呕吐可得到满意的防治。特别强调的是非一次性静脉注射、麻醉结束后使用上述药物效果差或者无效。原理是呕吐中枢上的 5-HT$_3$ 受体及 D$_2$ 受体被拮抗剂占据后,呕吐中枢被抑制,不能再被阿片类药物或其他炎症因子兴奋,因此不发生恶心呕吐。

（2）术前地塞米松 2~5mg,静脉或肌内注射。适用于手术创伤引起炎症反应导致的恶心呕吐。

（3）超前镇痛。非甾体抗炎药物可抑制前列腺素合成酶的活性,使致痛物质前列腺素合成减少,与小剂量阿片类药物联合使用镇痛效果完美,同时降低阿片类药物的剂量。可肛内半粒吲哚美辛栓、口服散利痛 1 粒。

（4）术中尽量不大量分次追加静脉注射阿片类药物,尽量泵注给药。术后尽量用非甾体抗炎药物镇痛;不分次静脉注射阿片类药物镇痛;镇痛泵尽量选择硬膜外局麻药镇痛,避免用吗啡、芬太尼或舒芬太尼等单纯静脉镇痛。确认是镇痛泵内阿片类药物引起手术后恶心呕吐可暂时关闭镇痛泵。

（5）有胃管刺激、胃肠道手术刺激、晕动病史的患者可用异丙嗪 25mg 或东莨菪碱 0.3mg 肌注。

（6）阿片类药物引起特别严重的恶心呕吐可用纳洛酮拮抗治疗,0.2mg 静脉注射,必要时追加。

（7）精神因素引起的恶心呕吐可口服安定 10mg,或静脉注射咪达唑仑 1mg。

（三）手术后防治恶心呕吐

由手术医师或 ICU 医师负责。从前述对手术后恶心呕吐的发生机制分析来看,如果患者已经出现手术后恶心呕吐,止吐有一定的难度,手术医师需要准确把握患者回到病房后发生恶心呕吐的原因,针对这些原因用药,确保止吐药物优势,必要时给予心理辅导。

第五部分　疼　痛　篇

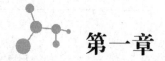

第一章

慢性疼痛专科门诊的治愈率的提高

　　疼痛作为一种疾病已经达成共识,目前我国很多医院都开设了慢性疼痛专科门诊,它对解决患者的疾苦起到了十分重要的作用。以麻醉科医师为主的疼痛专科,从单纯的神经阻滞、局部封闭、硬膜外封闭到超激光治疗经历了很长时期的发展。然而,在很多医院的慢性疼痛专科门诊中的实际治愈率不高。例如,一些疼痛科医师的工作仅仅限于给患者打局部封闭和硬膜外封闭,有的干脆由骨科医师开处方,让疼痛科医师给患者注射治疗。由于治愈率不高,患者对疼痛科医师的信任产生一定的危机,使得有些医院慢性疼痛门诊患者的数量有下降的趋势。当务之急是提高我们慢性疼痛专科门诊医师的诊断和治疗水平,确切地说是提高治愈率,在此谈谈个人的一些经验和观点。

一、明 确 诊 断

　　慢性疼痛是患者某种疾病表现出来的症状,作为医师我们必须尽可能找出原发病。但是,慢性疼痛的原发病有时非常难以鉴别,这就要求我们尽量根据患者的症状和体征,结合必要的辅助检查,做出尽可能准确的诊断。

二、可以提高治愈率的慢性疼痛

1. 慢性肌肉附着点无菌炎症性疼痛

发病机制:所有横纹肌纤维都附着在骨骼上,运动致慢性劳损等造成单个或多个肌肉纤维附着点的无菌性炎症,出现疼痛。

疼痛特点:有确切的痛点,某些方向的运动会加重,如肱骨外上髁炎、肱骨内上髁炎。

传统的治疗方法:痛点局部泼尼松龙加局麻药封闭,有一定的复发率。

有效甚至可治愈的方法:局部痛点麻醉下刮治(针刀或小针)+局部泼尼松龙+局麻药封闭,使痛点肌纤维与附着点分离,同时消除慢性局部炎症。

2. 椎间盘疾病

(1)颈段椎间盘疾病:

发病机制:颈椎间盘突出或膨出压迫椎动脉、脊神经或脊髓引起。

传统疗法:颈椎牵引。其缺点是需要反复多次牵引,疗效不确切,甚至可造成新的椎间盘突出,也有椎管内封闭、外科手术等。

有效甚至可治愈的治疗方法:平卧+颈段硬膜外阻滞(1%利多卡因 2ml)+头部牵引+颈托。

(2)腰段椎间盘疾病:

发病机制:椎间盘移位压迫神经根、脊髓等,使椎管内局部组织水肿、粘连。

传统非手术疗法:康复科、理疗科反复多次牵引,疗效不确切,甚至可造成新的椎间盘移位,慢性疼痛门诊多为椎管内注射长效局部激素封闭、椎管内胶原酶注射、髓核吸出等。单纯牵引或单纯椎管内注射封闭药物疗效欠佳的原因：人的腰部肌肉发达，由于疼痛，牵引过程中保护反射性对抗，降低了牵引的效果。硬膜外麻醉下无痛后这种对抗就不存在，肌肉松弛，牵引疗效确切，椎间盘膨出的复位机会也大。

有效甚至可治愈的方法：

1）椎间盘膨出：硬膜外阻滞＋长效局部激素封闭＋等体重局部牵引＋手法复位＋护腰＋保护性姿势。

2）椎间盘脱出：硬膜外腔注射胶原酶消融（年龄在 18 岁以上，需皮试），可把脱入椎管内的髓核消融，加用局部长效皮质激素可使疗效更佳。

3）椎间盘突出：硬膜外阻滞＋胶原酶＋长效局部激素封闭＋等体重局部牵引＋手法复位＋护腰＋保护性姿势。

3. 椎间关节扭锁

颈段（部分落枕患者）颈丛神经阻滞＋牵引。

胸腰段椎间关节扭锁的有效治疗方法是硬膜外阻滞后牵引或抱起患者可立即复位。

4. 椎管狭窄症

（1）颈胸段：最常见的症状是一侧肩手痛、麻木。

发病原因：椎管内骨质增生、老年性慢性退行性变，局部无菌性炎症、水肿、粘连等压迫神经根。

治疗方法：硬膜外腔局麻药指示确认在硬膜外腔后注射长效皮质激素＋维生素 B_1、B_6、B_{12}，＋复方丹参注射液。

（2）腰段

发病原因：主要是骨质增生、运动性劳损、老年性慢性退行性变。

治疗方法：硬膜外腔局麻药指示下注射长效皮质激素＋维生素 B_1、B_6、B_{12}，＋复方丹参注射液。

5. 腰椎滑脱

发病原因：固定腰椎椎体及椎间盘的韧带和肌肉失去功能。

治疗方法:急性轻、中度腰椎滑脱可选用非手术疗法:硬膜外腔局麻药指示下注射长效皮质激素＋维生素 B_1、B_6、B_{12},＋复方丹参注射液,重度腰椎滑脱则需要手术治疗。

6. 肩周炎(五十肩、凝肩)

发病原因:尚不明确,有自限性,为一侧肩关节周围粘连性无菌性炎症。

传统疗法:痛点局部封闭,缺点是不能一次治愈。

有效甚至可治愈的方法:颈路臂丛神经阻滞＋手法粘连松解(恢复关节功能位)＋关节腔内注射药物(醋酸泼尼松龙25mg+0.125% 布比卡因 5ml)。

7. 血管神经性头痛

特点:无器质性疾病,发病原因为植物性神经功能紊乱。

治疗方法:反复星状神经节阻滞(4-6 个疗程,每周一侧1 次)。

以上讨论的是慢性疼痛专科门诊最为常见的疾病的治疗,是在慢性疼痛诊断明确的前提下,将传统的治疗方法加以改良,结合自己的临床经验和其他科室的经验总结出来的,在临床上应用后证明对慢性疼痛专科门诊的治愈率的提高有一定的帮助,供参考。

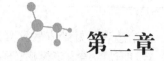

第二章

癌痛规范化治疗的临床要点

癌痛的规范化治疗（good pain management，GPM）的目标是消除疼痛及躯体征状（包括药物的不良反应），给患者提供心理治疗，同时提高患者的生活质量。其基本原则是明确疼痛的部位及原因，有无骨转移，评估疼痛的强度、性质，规范用药，非介入治疗，个体化用药考虑药物对疼痛、躯体征状、心理、社会、精神、文化因素的影响。要对癌痛患者规范化治疗，临床上最重要的是要从以下方面来着手：

1. 饭后吃药　对乙氨基酚、非甾体抗炎药等抑制环氧化酶的活性，使前列腺素的合成减少，而前列腺素对胃黏膜有保护作用，因此这些药物都有不同程度的胃肠道反应，长期用药以及加量会导致胃肠道损伤。口服与从肛门给药理论上都存在胃肠道损伤。阿片类药物由于对σ受体的激动作用，使平滑肌收缩，使胃肠道黏膜血管床的痉挛，血供减少，胃酸分泌减少，胃黏膜萎缩，导致患者没有胃口。饭后服药则可减少药物直接对胃肠道黏膜的作用。因此，这两类镇痛药物均要求患者饭后服药。不能正常进食或仅仅进食流质的患者，可先进食牛奶或其他流质，这样也可减轻镇痛药物的胃肠道反应。

2. 按时吃药　与任何其他药物一样，镇痛药物在人体内的代谢必然经过吸收、消除的过程，血药浓度下降时药效必然下降。只有按时服药、并且及时调整增加用药剂量才可维持血药浓度的稳定，继而达到药效的稳定和持续镇痛。有些临床医师在给患者开好处方后没有充分向患者解释,患者吃药疼痛缓解后,即认为治愈了疼痛,下一顿就不吃药了,当然很快就又会再出现疼痛。GPM 要求患者必须按照医嘱按时用药。同时,医师在给患者设计服药时间时,应该以不影响患者睡眠为前提。比如,硫酸吗啡控释片一般安排在早 8 点和晚 8 点服用。

3. 不可随意换药 非甾体抗炎药在患者出现血液系统并发症后应该适当减量,必要时立即换药。但阿片类药物则不可轻易换药,因为从一种阿片类药物换成另一种阿片类药物时,有可能原来的阿片类药物在血液内消除快而新用的阿片类药物在血液内的浓度未达到有效浓度,这样两者未实现顺利"交接班",导致患者出现剧烈疼痛,有时甚至影响患者对新药的信任。必须换药时,应充分预计到患者可能出现的疼痛,唯一的办法是用即释型吗啡解救。许多患者甚至是临床医师,在用阿片类药物一段时间后,患者感觉药效下降,医师就给患者换药。这其实是患者出现对阿片类药物的耐受性,正确的方法是给患者适当增加剂量。例如,有些医师给患者用泰勒宁(对乙氨基酚 325mg 和羟考酮 5mg),一开始镇痛效果很好,但一段时间后药效持续时间明显缩短,甚至有患者后来 2 小时就要用一次药。一些医师和患者这时将泰勒宁抛弃,换用其他药物。其实是患者对泰勒宁里面的对乙氨基酚不产生耐受,而对羟考酮形成耐受,正确的做法是在泰勒宁的基础上,添加盐酸羟考酮控释片,弥补患者对羟考酮的耐受。无经济条件的患者也可追加硫酸吗啡控释片等阿片类药物。

4. 维持血药浓度稳定 维持镇痛药物浓度相对稳定是保证患者无痛最根本的原则。有些正在用镇痛药的患者,接受大量输液后出现剧痛。这是由于输液导致尿量增加,镇痛药物的排泄也加快,血内镇痛药物浓度降低出现剧痛。临床上还有灌肠导致体液丢失、出血等,补充液体后,血液内的镇痛药物被稀释,出现剧烈疼痛。适当用即释型阿片类药物解救即可。

5. 疼痛的滴定与解救 初次使用阿片类药物的患者必须用即释型吗啡滴定。由于目前麻醉品管理要求同一张处方内不能开某一种药物的两种剂型,所以即释型吗啡难以开到。一般我们要求患者立即把 10mg 缓释型吗啡片用 2 个汤匙碾碎后口服,再痛时再口服。24 小时消耗的吗啡总量除以 2,就是第二天应该口服缓释型吗啡的每顿剂量。当然中间有疼痛还需要用即释型吗啡解救。正在处于疼痛的患者、爆发痛、下一顿应该服药的时间点前的空白期疼痛,都须用即释型阿片类药物来进行解救。通常用盐酸吗啡片 4mg 或更大剂量口服或舌下含服,一般数分钟即可奏效。有些医院的药房内无即释型吗啡,可把硫酸吗啡控释片碾碎,当做即释型吗啡给患者口服或舌下含服,可在 5~10 分钟内缓解疼痛。只不过这样比较浪费,缓释型吗啡价格很高而即释型则比较便宜。

6. 外周镇痛药和中枢镇痛药 对乙酰氨基酚及非甾体抗炎药物属外周镇痛药,在疼痛任何阶段都是必需的,有些肿瘤患者早期疼痛只是由于肿瘤的外周刺激引起,单用这些药物就可奏效,而到二、三阶梯后必须在外周镇痛药物的基础上加用中枢性镇痛药物,即阿片类药物。许多医师或患者家属在疼痛发展到一定程度,认为用外周镇痛药物仍然有疼痛,即认为外周镇痛药物无效而弃用,单用阿片类药物,这显然是错误的。单独使用阿片类药物会导致其药效降低,并且可使其有效剂量加大、耐受加快。

7. 通便药的使用 对乙酰氨基酚及非甾体抗炎药物当然不存在便秘问题,然而,医师一旦给患者用上阿片类药物后,患者对阿片类药物唯一不耐受的副作用——便秘就会如影随形,因此必须同时使用通便药!许多患者在吃阿片类药物后出现严重的便秘,呕吐、胃食欲缺乏、营养不良、虚弱等就纷至沓来。从某种程度上来说,便秘是患者许多症状和体征的触发点。便秘后患者就没有食欲,明显降低患者的生活质量。一般来说,使用阿片类药物的初期,用酚酞(果导)、三黄片、麻仁丸、开塞露等价廉物美的药物均可奏效。严重的便秘可用大黄、番泻叶、硫酸镁等泻药。

8. 不可静脉或肌内注射吗啡 教科书上对于晚期癌症患者的疼痛不建议静脉或肌内注射吗啡,实际上应该禁止静脉注射吗啡。有些晚期癌症患者疼痛难以控制,特别是神经病理性疼痛,医师实在无好办法时就干脆给患者肌肉或静脉注射针剂吗啡。这是非常不正确的,因为此举势必导致患者对吗啡快速耐受。1、2周内患者对吗啡的需求量会增加很多,导致医师给药每次给药量远远达不到患者的期望值,出现无休止的"疼痛"和"加药"之间的恶性循环。

9. 预先镇吐 肿瘤引起的胃肠道梗阻、化疗药物、镇痛药物等均可导致患者呕吐,但镇痛门诊许多患者的主诉呕吐则是阿片类药物引起。初次使用阿片类药物、阿片类药物过量都可导致呕吐。因此,在使用阿片类药物前应该预先镇吐。这类患者出现的呕吐一般一周内会耐受,但也有长时间持续出现呕吐的病例。比较好的镇吐药物是甲氧氯普胺,价廉物美,口服剂量安全范围广。从临床上观察的结果来看,价格昂贵的镇吐药效果并不优于甲氧氯普胺。

10. 水肿的处理 晚期癌症患者经常会出现水肿,全身性水肿、胸腔积液和腹水的原因有肿瘤因素、维生素 B_1 缺乏和低蛋白血症等,而一侧上肢或下肢水肿主要是由于肿瘤压迫导致静脉回流或淋巴回流障碍引起的。局部水肿可压迫神经末梢,导致疼痛。肾上腺皮质激素、局部肿瘤的放疗、化疗可缩小肿瘤,从而达到减轻水肿、疼痛。另外,许多水肿的患者在补充维生素 B_1 后往往会收到奇效。

11. 神经病理性疼痛的治疗 许多患者出现镇痛药物"难以控制"的疼痛,即所谓"刀割样、闪电样、暴发性"疼痛,这实际上是肿瘤直接压迫、刺激神经干引起的神经病理性疼痛。最有效的办法是神经阻滞或神经切断、毁损。在三阶梯用药的基础上加用三环类抗抑郁药物（阿米替林、丙米嗪）一般有效或可以明显减轻疼痛。

12. 营养支持 由于患者不能进食，尽管卧床不起，强烈的饥饿感和对进食的渴望、疼痛等导致患者的基础代谢率并不一定降低。因此，静脉营养尤其重要。必须通过精确的计算来给患者补充每日的营养需求。许多患者癌症晚期往往死于营养不良导致的全身衰竭。有条件的情况下，胃、空肠造瘘后肠内营养最佳；如果患者有低位肠梗阻则必须结肠造瘘排便。

13. 定期检查血液 非甾体抗炎药的副作用中最值得注意的就是粒细胞减少和血小板减少等血液系统不良反应。有些患者在用药一段时间后出现粒细胞减少和出血倾向，因此，在门诊应告知患者，定期作血常规检查，一旦出现这些副作用应该减量或换药。

14. 盐酸丁丙诺啡含片应该怎样用？ 盐酸丁丙诺啡含片在临床上使用相当广泛，由于舌下含服起效快，可作为疼痛的应急解救。但是，盐酸丁丙诺啡是一种兼有阿片受体激动和拮抗作用的阿片类药物，盐酸丁丙诺啡单独使用时在体内仅有激动阿片受体作用，但如果患者体内有大量阿片类药物时，它就表现出阿片受体拮抗作用。癌痛患者在长期服用阿片类药物后，维持有效镇痛的血药浓度越来越高，当患者出现疼痛后，体内也有高浓度的阿片类药物，此时应该追加患者正在服用的阿片类药物，不恰当地使用盐酸丁丙诺啡含片解救，有可能适得其反，导致患者出现剧烈疼痛。

15. 认识骨转移 骨转移导致疼痛主要是肿瘤在骨的转移灶诱导 cox-2 合成前列腺素引起，此外肿瘤在脊椎等处骨转移压迫神经可引起神经病理性疼痛。检查骨转移的方法有 X 线片、CT、ECT、MRI、PET-CT 等，X 线片、CT、ECT 检查非早期诊断方法，也有一定的假阳性率或假阴性率。MRI、PET-CT 对骨转移的早期诊断比较有意义。有许多患者疼痛的症状与检查结果矛盾,早期骨转移就出现严重的疼痛,但检查结果还未见明确的骨转移征象,此时诊断性治疗往往有重要有意义。肿瘤骨转移引起的疼痛的治疗应该是综合治疗,如放疗、化疗、双磷酸盐以及镇痛药物治疗,包括外周镇痛药物、中枢性镇痛药物和三环类抗抑郁药物等。

16. 芬太尼透皮贴剂的应用 芬太尼透皮贴剂由于无创给药,给患者带来了极大的方便,但在临床上有很多患者甚至是临床医师没有掌握它的使用方法。2.5mg 的芬太尼透皮贴剂的药效相当于每天口服吗啡缓释片 25mg,一天 2 次,5mg 的芬太尼透皮贴剂的药效相当于每天口服吗啡缓释片 50mg 一天 2 次的药效,而初次使用吗啡缓释片的患者一般用 10mg 一天 2 次,因此,从没有用过吗啡的患者直接用芬太尼透皮贴剂显得剂量过大,有时患者会出现头晕、呕吐、嗜睡甚至昏迷等表现。不同类型皮肤的患者使用芬太尼透皮贴剂的吸收速度不同,产生的药效也不同。细嫩的皮肤、温度高的皮肤(患者发热、使用热水袋等)、血流丰富的皮肤吸收速度快。出汗能使芬太尼透皮贴剂失去黏附力,应该尽量避免把芬太尼透皮贴剂贴在容易出汗的部位。

17. 镇痛泵 镇痛泵有很多种,吗啡静脉泵显然不可取,氯胺酮静脉泵是近年对严重的神经病理性疼痛治疗的一个重要方向。临床运用时应该选用电子泵,因为比较准,一般参数是:液体内浓度是 2~5mg/ml,速度 1~2ml/h,按压一次追加量为 1.5~2ml。每小时氯胺酮的总量不能超过 50mg。辅助镇痛药物治疗可明显减少阿片类药物的剂量。蛛网膜下腔安装吗啡泵的镇痛效果也不十分确切,硬膜外吗啡加局麻药泵护理难度大,导管在硬膜外腔内 1-2 周后很容易粘连、脱落,局麻药泵注的速度有限,难以对椎管内的神经产生完美的阻滞。

18. 癌痛患者对阿片类药物耐受的处理 尽管吗啡等阿片

类药物的缓释剂型有助于延缓对阿片类药物耐受的产生,但是连续规则使用阿片类药物1周后患者往往会产生不同程度的耐受。严重的癌痛、神经病理性癌痛等长期大量使用阿片类药物后势必会产生较大的耐受性。大剂量服用阿片类药物可使患者产生紧张、焦虑,担心将来疼痛无药可治。患者口服吗啡90-150mg,每天2次时可考虑用其他办法降低患者对阿片类药物的耐受性。由于完全停用吗啡2周后患者对吗啡的耐受可消失,因此我们只要用其他方法使患者完全不痛,再去积极处理停药后的心理反应,2周后一般患者对阿片类药物的耐受就将消失。使患者完全无痛的方法主要有:

(1)神经阻滞　上肢、下肢、腹部及盆腔等躯干部位的疼痛可通过硬膜外置管连续注射局麻药镇痛或神经定位下置管连续注射局麻药镇痛。由于这类方法需要让患者住院治疗,护理也有一定的难度,往往不能长时间给患者使用。因此我们可给患者连续使用2周,待患者对阿片类药物的耐受性消失或显著降低后再让患者服用阿片类药物。

(2)静脉全身用药　既往给患者静脉注射利多卡因等药物由于心血管毒副作用大,现已少用。静脉小剂量氯胺酮可使患者完全达到镇痛而不需要再使用阿片类药物。一般选择用镇痛泵注射,先选择适合患者的负荷量,一般10-20mg静脉注射,再按照5-10mg/小时的速度连续输注或泵注,一次追加量为5mg,间隔时间为5-10分钟,特别虚弱的患者可适当减量。由于氯胺酮镇痛用量显著低于临床麻醉的用量,用药过程中一般是安全的,但也要吸氧,加强监护。

19. 评估、再评估及癌症患者的镇痛计划　癌痛 GPM 要求应该及时对患者对镇痛方案的反映做出评估,以便及时了解患者的镇痛效果以及全身反应。由于治疗是一个连续的过程,持续再评估十分必要。对每个患者制定一个个体化的镇痛计划十分必要,这样才可达到对癌痛的规范化治疗。

第三章

癌症患者的镇痛计划

90% 的晚期癌症患者都有疼痛。疼痛使他们的生活质量显著下降,他们在受疼痛折磨时不得不呻吟,使他们的人格和尊严受损,作为一个完整的人的社会属性难以被认可。许多患者是带着满身疼痛去天国的。患者家属往往觉得爱莫能助。有些患者及其家属甚至临床医师都错误地认为癌痛只能忍受,实在痛得厉害就开点止痛药物,胡乱吃点,不痛了就停药。本人认为,有必要针对每个患者的疼痛情况,制定一个详细的镇痛计划,这个计划所涵盖的时间是从他(她)第一次看门诊直到他(她)生命的最后一刻。具体内容如下:

主诉:某部位疼痛多少天,加重多少天

现病史:患者患____癌____转移,某部位疼痛多少天,加重多少天,疼痛的性质是____,夜间睡眠质量____,平时有无呕吐;有无肠梗阻、有无胃肠道改道;有无骨转移;有无脑转移等。

既往史:服镇痛药物史(何种药物、用药途径、剂量、每日次数)、药物过敏史、个人史等

体格检查:肿块大小、活动度,是否压迫神经等

实验室检查:血常规、肝肾功能、血钙、血浆蛋白、ECT 检查有无骨转移、MR、CT 及 PET-CT 检查结果。

诊断:

1. 原发病(是何种肿瘤?);

2. 癌痛阶梯(WHO 三阶梯用药,根据疼痛的程度分为轻

度,不影响睡眠、中度,已经影响睡眠、重度,时刻疼痛,痛不欲生);

3. 疼痛严重程度评分(数字分级法评分 NRS,0 分为完全无痛,10 分为无法忍受的疼痛,患者大概可评为几分?)

4. 是否为神经病理性疼痛?

治疗和处理:

1. 镇痛药物治疗

a. 药物选择:原则上一般选用镇痛效果好、维持时间长、副作用少的镇痛药。一阶梯(3分以下)患者可单用解热镇痛药(对外周性疼痛刺激有效),首选吲哚美辛、散利痛、索米痛片等价廉物美药,也可选用英太青;二阶梯(3-7 分)患者在用解热镇痛药的同时加用弱阿片药(中枢性镇痛,有可待因、右旋丙氧酚、曲马多等),初次使用阿片类药物前须用镇吐药,以口服甲氧氯普胺 2 片 tid 为佳;三阶梯(7 分以上)患者在用解热镇痛药的同时加用强阿片类药(吗啡控释片或缓释片、羟考酮、丁丙诺啡、美沙酮、芬太尼透皮贴剂等),神经病理性疼痛可加用皮质激素(泼尼松 10mg 口服 1 次 / 每天,共 5 天)及三环类抗抑郁药(阿米替林等)。骨转移:选用抗破骨、溶骨药(固令)。辅助用药:抗便秘药,酚酞(1-2 片每晚睡前服用)、杜秘克、硫酸镁、大黄、番泻叶等,安定或艾司唑仑;镇吐药(氯丙嗪、甲氧氯普胺)。

b. 用药途径:患者能口服药物应该尽量选用口服给药,这样就能减少患者看医师的次数。呕吐或肠梗阻患者不能口服药物时,可把药物给患者肛塞(不良反应较轻,一般是大便后患者家属戴手套用液体石蜡润滑后把镇痛药物经肛门塞入直肠的最深部)。经常肛门塞药,有些患者直肠黏膜损伤,可暂停肛塞数周。患者对阿片类药物的耐受性增加后可改用芬太尼透皮帖剂(芬太克、多瑞吉)贴皮肤,不能口服药物的患者可舌下含服阿片类药物、偶可皮下注射吗啡等药物的针剂处理暴发痛。

c. 用药时间:以减少患者用药次数、固定时间、规律用药为原则,如吗啡控释片一般选择早 8 点和晚 8 点用药。其他药物一般应该有一次选在睡前服用,每次用药间隔时间必须相同。患者千万不要轻易自行停药或换药。

d. 副作用的处理:NSAIDS 可出现肝肾损害、白细胞减少、出血倾向,因此剂量不可无限制增加(天花板效应),吗啡等麻醉性镇痛药物由于有耐受,必须及时增加剂量(无天花板效应)。使用初期患者一般有恶心、呕吐、嗜睡等表现,数日乃至 1 周后这些症状一般都将消失。但吗啡(硫酸吗啡控释片、美菲康)等引起的便秘,将持续存在,必须同时服用泻药加以拮抗。有些患者出现瘙痒、皮疹,可用抗组胺药及皮质激素处理。

2. 镇痛泵 神经病理性疼痛在药物难以控制时可选用镇痛泵,先选静脉氯胺酮泵,也可用硬膜外泵(7 天一换,加局部皮质激素),如果患者经济条件许可亦可慎用蛛网膜下腔吗啡泵。

3. 神经毁损技术 通过神经定位,把受影响的神经用药物破坏,也可达到止痛。

4. 剧痛和暴发痛的解救 正在疼痛或离下一顿服药时点的空白期疼痛,可用即释型吗啡或将奇曼丁、吗啡或羟考酮控释片或缓释片碾碎,口服或舌下含服 1/3 或 1/2 乃至 1 粒,可在十几分钟内达到止痛。吗啡过量(自杀或急于止痛)的临床表现有:呼吸频率 3-5 次 / 分、针尖样瞳孔、严重的胸闷、昏睡、皮肤湿冷等。用纳洛酮 0.2mg 静脉注射可解救,药效维持 30 分钟左右,必要时追加同样的剂量。

5. 其他症状和体征的处理 营养不良可导致低蛋白血症、腹水,必要时补充白蛋白。晚期癌症患者经常出现水肿,可用泼尼松 10mg,每日 1 次,连用 5 天,并且辅助用维生素 B 族。口腔真菌感染可用 5% 碳酸氢钠漱口。尿潴留可先用热毛巾敷下腹部,无效则必须插导尿管。严重呕吐、谵妄、精神错乱有可能是高钙血症的表现,必要时应降血钙。抽搐的患者应考虑低钙,必要时补充钙剂可奏效。

6. 营养支持 患者口干、胃口不好,可用橘子汁漱口或小口喝。完全无法进食的患者,有条件可做胃肠造瘘手术,直接将营养物从体外经胶管注入胃内。无手术条件的患者,必须每日充分静脉营养。同时经常检查患者的血浆蛋白水平、血常规。

7. 疗效评估和再评估 镇痛医师必须每周对镇痛效果至少评价 1 次,以便对镇痛药物的剂量作必要的调整,解热镇痛药的剂量不必增加,以免造成肝肾损害,机体对阿片类药物产生耐受后,必须增加剂量,通常患者说止痛药效果变差了,其实是患者对吗啡等药物形成了耐受,只要增加剂量就可达到最初的镇痛效果。患者家属则根据患者的情况随时向镇痛医师报告。

8. 患者家属的配合 患者、患者家属、医师三者的配合是非常重要的,只有三方的共同努力才可使患者战胜癌痛,获得良好的生活质量。

第四章

手术后镇痛泵

　　麻醉医师在手术前访视患者时会征求患者家属的意见：手术后要用镇痛泵吗？患者家属由于缺乏这方面的基本知识，往往不知所措，最后只能随大流，"人家用我们也用"。其实，镇痛泵里大有乾坤。

一、镇痛泵的发展史

　　镇痛泵的发明和使用是最近 20 多年的事，既往医师怎么给患者术后止痛？此前外科手术后，随着麻醉药物的作用退去，患者出现疼痛，向家属或护士反映，由医师下医嘱，再由护士给患者注射镇痛药物，对于比较小的手术也可让患者口服镇痛药物。那时患者出现轻度疼痛时，护士、患者家属一般是让患者忍着，只有实在不能忍受疼痛时才找医师，有时候找到医师、等护士打上针、止痛药起效时，患者已经被疼痛折磨好一阵子了！

　　为了避免患者痛了才找医师，让患者始终无痛，有人发明了镇痛泵。镇痛泵实际上是一个机器，就是用机械或干电池作为动力，持续把镇痛药物注入患者的体内，维持血液或脑脊液内的镇痛药的浓度，达到无痛。

二、手术后镇痛泵的种类

　　手术后镇痛泵主要有两类：一类是静脉镇痛泵，另一类是硬膜外镇痛泵。还有吗啡蛛网膜下腔泵、芬太尼经真皮给药系统等,这些一般不用于手术后患者的镇痛。静脉镇痛泵是把镇痛药物经静脉持续注入患者的血液内,由于患者对镇痛药物敏感性的个体差异,不存在某一给药方案对所有患者都适用。如果镇痛效果太好则容易过量,表现为嗜睡、胸闷、呼吸抑制等,药量不足患者则感疼痛,当然患者如果使用静脉镇痛泵可根据自己的疼痛情况自己控制加药,但静脉泵的镇痛效果一般不如硬膜外镇痛泵。硬膜外镇痛泵则是经手术麻醉时的硬膜外导管,把镇痛药物持续注入患者的硬膜外腔,镇痛药物可渗入蛛网膜下腔到大脑内直接发挥镇痛作用,局麻药可直接阻滞脊神经,共同完成镇痛任务。一般来说,只要导管位置正确,硬膜外镇痛泵的镇痛效果十分确切,许多患者从入院到出院可完全无疼痛感受。但硬膜外泵也有它的缺点:局麻药对脊神经的阻滞使患者不能及早下床活动;麻醉性镇痛药在脑脊液内浓度很高,极少数患者可出现严重的呼吸抑制;局麻药对交感神经节前纤维的高位阻滞,可使迷走神经相等兴奋,有硬膜外镇痛泵的患者如果剧烈咳嗽、下床大、小便等有心搏骤停的风险。国外一般只用静脉泵,镇痛泵的设计也是按照静脉泵的要求来考虑的,一般每小时固定给药量都可以满足患者的需要,有些患者需要的量大不能满足需要时,可以按压 Bolus,可短时间内增加患者的血药浓度,达到镇痛的目的。设置 PCA 有要求,一般 Bolus 的量要够,相当于 1 小时的量,可保证按压一次可基本保证患者就不痛了;另外,按压不应期间隔时间不能太长,一般为 5 分钟,按压 1 次如果 5 分钟内不能止痛,可再按压 1 次,如果设置时间间隔太长则患者就可能被疼痛折磨时间太长。许多静脉镇痛泵在我们国家被作为硬膜外泵使用,其缺点是机器的动力容易不足而被认为是硬膜外导管容易堵塞,由于硬膜外镇痛泵用药为很淡的局麻药和麻醉性镇痛药,所以按压 Bolus 是没有意义的,需要很长时间待按压进去的药物吸收后才可起到镇痛效果。只不过通常硬膜外泵的镇痛效果极好,这种镇痛效果延时被掩盖了。

三、镇痛泵的优点和缺点

镇痛泵的优点是能够预先镇痛,使患者不感觉到疼痛,这在很大程度上减轻了医务人员的工作量。但也有一些缺点,如副作用问题、价格昂贵。由于镇痛泵是用机器持续把药物注入患者体内,所注射的速度是根据既往大多数患者镇痛效果反应设定的,因此不可能对每个患者都有完美的镇痛作用,同样的注射剂量对某个患者明显不足、出现疼痛,而对另一个患者则有可能超量甚至出现严重的毒副作用。因此需要医务人员及患者家属共同密切观察,千万不要认为镇痛泵是绝对安全的。由于商品流通渠道的复杂性,镇痛泵本身没有多少成本,但卖到患者手中一般至少在 300 元以上,加上里面的镇痛药物,总的费用一般在400-1000 元之间甚至在 1000 元以上。这对大多数患者来说也是一个不小的负担。

四、镇痛泵的不足

无论是静脉镇痛泵还是硬膜外镇痛泵,对有些患者都是不完全镇痛的,再大吗啡的剂量镇痛效果也不完全。这是因为吗啡等阿片类药物只能提高痛阈,而对疼痛的起源未有作用。手术后组织损伤导致环氧化酶的活性被诱导增强,导致前列腺素的合成增加,这些致痛物质直接导致疼痛。因此,镇痛应该双管齐下,从外周和中枢两个方面同时着手。传统的静脉镇痛泵内一般只有阿片类药物,应该加用外周镇痛药物;硬膜外镇痛泵中局麻药物的浓度太低,不足以阻止脊神经的后根,麻醉性镇痛药物的作用与静脉镇痛泵一样,因此也是有其局限性的,也需要加用外周镇痛药物。国外有关文献中有单纯用高浓度局麻药硬膜外镇痛效果当然好,但给手术后管理增加了很大的工作量,根本不符合我们国家的国情。

五、如果不用镇痛泵怎样给手术后的患者镇痛?

很多患者甚至是麻醉医师认为镇痛泵一定要用,其实不一定。只要医务人员能够全心全意为患者服务,手术医师、麻醉医师、病房护士通力合作,我个人认为完全可以不用镇痛泵。因为镇痛泵毕竟价值不菲,特别是基层医院完全不必跟风。这里本人推荐一种不用镇痛泵、只需 10 元就可完美镇痛的方法:手术结束前用吲哚美辛栓半粒(50mg)给患者肛门内塞、皮下注射吗啡 5-10mg,稍有痛感时或每 12 小时追加 1 次。

第六部分　争　议　篇

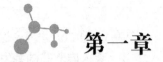

第一章

临床麻醉工作中的一些错误与争议之一

在我们临床麻醉工作中，由于所处的地域不同、接受的培训方式的不同等诸多因素，导致在不同医院甚至在同一家医院的医师都存在不同的操作习惯。一般来说仅仅是习惯不同倒也无所谓，但有些操作和管理则是值得商榷或明显错误的。在此，本人就一些在许多医院麻醉科常规进行的麻醉操作和管理，谈谈自己的一些看法。

1. **麻醉早苏醒**　许多医院外科医师希望手术刚一结束，患者就立即睁眼，马上就可拔除气管导管。很多麻醉医师此时会很自豪。如果患者是在全麻联合神经阻滞下，这当然是我们所期望的。但是如果是单纯全麻下，要患者早苏醒，麻醉医师必然会早早停止吸入或静脉全麻药物。这样，麻醉深度势必会渐渐减浅。也就是说患者在手术的最后一段时间里是在浅麻醉甚至是在无麻醉状态下进行的，表现为疼痛、烦躁、乱动，出现所谓的"全不麻"的全麻，术中知晓在所难免。手术最后阶段麻醉变浅不仅有疼痛问题，比如说，有报道用氯己定等冲洗腹腔、盆腔或胸腔时患者突然出现严重的心血管反应，表现为严重的窦缓、室颤甚至心跳停止，就是由于氯己定作由于脏器上的化学感受器，形成强生物电，沿着内脏神经传导，部分电流行走在迷走神经内，激发严重的心血管反应。这与牵拉内脏反应的发生机制其实是一致的。在国外一些医院，一般不到缝好最后1针，是不会停用麻醉药物的。患者接受完手术后送专门的苏醒室，呆上一个晚上,第 2 天才考虑送回病房。

2. 吸入麻醉药的挥发灌浓度、吸入气浓度、呼气末浓度、氧气流量　吸入麻醉时,监护仪上测得的是螺纹管的吸气管供给患者的气体(气管导管接头处)中吸入麻醉药的浓度,即吸入气浓度,比挥发罐上的供气浓度(百分体积)小,氧气流量是指麻醉机上供给氧气的流量(如有氧化亚氮则加上)。呼气末浓度是指在呼气相的终末(气管导管接头处)测得的吸入麻醉剂的浓度。实际上,由于螺纹管及气管导管、气管支气管、细支气管、肺泡等作为无效腔,对吸入麻醉药产生"稀释"作用,吸气时肺泡内麻醉药的浓度永远也达不到麻醉剂挥发罐上的数值。理论上,通过加大氧气流量或增加时间,可使二者接近(参考本书吸入麻醉的管理一章)。临床上,在没有呼气末麻醉气体监测时,有的麻醉医师错误地认为给患者吸入麻醉剂需要的 MAC 值按照挥发罐上的数值给药就可麻醉,但实际上是远远不够的。血液内的麻醉药经过循环再弥散入肺泡加上肺内至气管导管的无效腔中的麻醉药,形成呼气末浓度。加大氧流量(药耗多、污染环境)和增加吸入时间都不是理想的方法。正确使用吸入麻醉剂的方法是先以大的(相当于 3MAC)挥发罐浓度,相当于潮气量的每次通气氧流量,使麻醉药物迅速被吸收入血,发挥作用,待呼气末浓度大于需要的数值约 5 分钟后再逐渐调低挥发罐上的数值至略大于需要的呼气末浓度,直至麻醉平稳。需要指出的是,一旦吸入气麻醉剂浓度近似于挥发灌浓度时,再增加氧流量是没有用的,多进入回路的气体麻醉剂不会多吸收而是直接被排出。

3. "麻醉性"镇痛药在手术过程中的镇痛作用　先问我们一个问题:患者清醒状态下,能否只用大剂量吗啡、芬太尼等麻醉性镇痛药物就可给患者做手术? 答案显然是否定的。原因是吗啡、芬太尼等麻醉性镇痛药是主要作用于从脊髓到大脑的阿片受体(外周也有作用),其细胞生物学机制是通过开放 K^+ 通道,激动 μ 和 δ 受体并增强 K^+ 电导,激动 κ 受体可引起 Ca^+ 通道关闭,降低 Ca^+ 电导,导致细胞膜超极化和突触后神经元兴奋性减弱。手术操作对皮肤及其他组织的切割,产生痛觉信号形成神经冲动向大脑中枢快速传递并迅速弥散。根本的办法是通过神经阻滞或全麻不让这种传导成功。吗啡、芬太尼等"麻醉性"镇痛药只能提高痛阈,对持续性钝痛有效,而对间歇性锐痛无效,不可能有麻醉作用。因此,手术过程中无论怎样增加芬太尼的剂量而麻醉药物不足时,患者也可能有术中知晓。

4. 肌松剂的拮抗用药 肌肉松弛剂是麻醉辅助药物,它的作用部位是神经肌肉接头。肌肉松弛剂的拮抗剂与肌松剂在这里进行竞争性拮抗。结果取决于双方的血药浓度及其亲和力。手术结束后,原则上是能不用拮抗剂,尽量不用,或者在肌松作用大部分消失后使用。使用方法有两种:有些医院的麻醉医师把输液皮条上的针从输液瓶上拔下,从新斯的明与阿托品的安瓿吸入慢慢点滴。另外一种用药方法就是将阿托品、新斯的明分别直接注射入静脉内。显然后一种方法能使新斯的明与阿托品的血药浓度在短时间内达到高峰,在与肌肉松弛剂的竞争性拮抗中占优势,而前一种用药是不科学的。

5. 拔气管导管 不同医院麻醉医师拔管方法是不同的。最错误的方法是很多医师把吸痰管插入气管导管中,慢慢吸痰慢慢拔管。这可使患者肺内的功能残气量减少,长时间刺激气管及声门引起缺氧、喉痉挛及气管、支气管痉挛,同时增加患者的痛苦。正确的方法是抽空套囊,接上麻醉机,手动加压给予1-2次大的潮气量,使声门与套囊间的痰液被挤至声门上,再将口腔内的痰液吸净,直接拔除气管导管即可。

6. 硬膜外阻滞后轻易改变体位 有些医院麻醉医师在手术结束后认为万事大吉,随意说笑,任意改变患者的体位。如硬膜外阻滞后的乳腺手术需要包扎等,外科医师有时让患者坐起来包扎。这是非常危险的。因为此时硬膜外的作用并未消失,交感神经尚被阻滞,副交感神经相对亢进。坐起、翻滚、剧烈咳嗽都可导致突发低血压、心跳减慢乃至心搏骤停。

7. 送患者回病房 有些医院麻醉医师不送患者回病房或在护送时不注意观察患者。没有经过苏醒室苏醒的患者在两次过床搬动中有可能出现血流动力学巨变,肌松未彻底恢复的患者有可能出现呼吸抑制。本人认为麻醉医师在送患者时应随身携带麻黄碱,站在患者的头侧,不时呼唤患者,观察患者呼吸及反应能力,如有需要应用氧气袋给患者吸氧。反应突然淡漠、出冷汗、恶心、呕吐都可能是低血压的表现,经静脉注射麻黄碱可很快缓解这些症状。

8. 结扎胸管 有些医院手术结束后即结扎胸腔引流管,直到患者回到他(她)自己的病床上才松开。开胸患者术毕送患者时为防止水封瓶内的水倒灌入胸腔,一般需结扎胸腔引流管,但不应时间过长。肺手术时支气管残端可能漏气,结扎时间过长可导致患侧肺萎陷、张力性气胸。正确的方法是先结扎胸腔引流管,过床后松开,再过床时再结扎,患者上床后再松开。

9. "不要垫枕头"？ 有些医院的麻醉医师在把患者送回病房与病房护士交班时,经常对患者说"6小时不要垫枕头"。由于脊椎有生理弯曲,患者不垫枕头将导致维系颈椎的韧带长时间处于过度牵拉状态,表现非常难受,尤其是有些颈椎病患者可能导致椎动脉受压继而影响大脑血供。事实上,如果患者是脊髓麻醉或者是没有完全清醒的全麻,是不应该垫枕头,但除此之外让患者不垫枕头是不必要的,有些细针脊髓麻醉术后也可垫枕头。

10. 双腔管的吸痰管 有些麻醉医师在做双腔管麻醉时,把吸口腔的吸痰管与吸左、右管的吸痰管搞混。一般双腔管盒子里面至少有3根吸痰管,1根吸口腔(有菌)、1根吸左侧支气管(痰中可能有癌细胞、一般无菌,脓胸时有菌)、1根吸右侧支气管(痰中可能有癌细胞、一般无菌,脓胸时有菌)。用吸口腔的吸痰管吸支气管内的痰可能会导致肺部感染,左右吸痰管混用则可能会导致癌细胞对侧肺内种植或对侧肺部细菌感染等。因此,最好在手术前就做好标记。

11. 气管插管时的头位　我们的教科书上气管插管时患者的头位只有两种,一种是经典式头位,另一种是修正式头位。前者现在已经很少用,一般后一种头位最适用。它是把患者的头垫高 10cm 左右,再将患者的头后仰,使口、咽、喉三条轴线尽量重合。有些医院的麻醉医师采用的既非经典式也非修正式头位,而是干脆让患者去枕,直接用喉镜暴露插管。当然,多数情况下也能成功,但对于困难插管的患者,3 条轴线重合的机会将少得多。

12. 带不带导管芯　有些气管插管操作十分熟练的麻醉医师,干脆不带导管芯插管,除了省去一道工序外,更重要的是减少喉头损伤的机会。但对怀疑有困难插管的患者,比较软的导管芯使导管塑形,插管时成功率应该会更高。

13. 鼻插与口插管谁更容易插管　经鼻气管插管的缺点有:使用的导管管径只能是细管、插管时可能会导致鼻黏膜出血、用于扩张鼻孔的麻黄碱对高血压等患者有使患者血压过高等毒副作用等。但它也有着口插管无法比拟的优点:困难插管(喉头高时)更易成功;相当于口插管患者更容易耐受导管的刺激,对需较常时间保留气管导管的患者可由口插改为鼻插。有些麻醉医师认为鼻插比口插管难,其实是不对的,鼻插管时,导管过后鼻孔后形成往上的弧度,正好对准声门,尤其是困难插管时,鼻插偶可易如反掌。

14. 布比卡因的心脏毒性　既往一些研究文章及教科书上经常提到布比卡因吸收入血后有可能产生无法挽救的心脏毒性,以至于这种近乎完美的局麻药被搁置。然而,复旦大学肿瘤医院麻醉科把布比卡因作为首选局麻药(0.75%、0.5% 用于硬膜外阻滞、0.375% 用于颈丛、臂丛神经阻滞)已经 30 多年,用过近

5万例,吸收入血的毒性反应如烦躁、抽搐甚至惊厥偶有发生,但从未有患者出现过所谓的心脏毒性。

15. 外周静脉选择　除明确必须做深静脉穿刺的患者外,麻醉前对所有患者必须建立外周静脉通道。可选用的静脉有:足踝部静脉、手肘部静脉、双侧颈外静脉、头额部静脉(小儿)。采用足踝部静脉穿刺的缺点:扎针时更痛、距离心脏远,回流慢,麻醉药物的起效时间长、手术后患者下床活动不便、如果是头皮针足部活动可能扎伤患者血管、静脉炎、由于不活动导致下肢静脉血栓的风险加大;优点是患者双手可活动。采用手、肘部静脉穿刺的缺点是:扎针时更痛、距离心脏较远,回流慢,麻醉药物起效时间长、如果是头皮针足部活动可扎伤患者血管、静脉炎;优点是:手术后患者下床活动方便、由于可活动导致下肢静脉血栓的风险少。但是如果采用颈外静脉,则无前两者的缺点同时具有前两者的优点,同时麻醉药物起效快。唯一的缺点是有时套管针贴住静脉壁出现不通畅,改变头位、稍稍拔出、或用带有侧孔的套管针可使其改观。

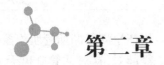

第二章

临床麻醉工作中的一些错误和争议之二

一、全麻插管诱导时肌肉松弛剂最后给？

多年来,我们在给患者作全麻诱导时,沿用的是当初氯化氯琥珀胆碱作为肌肉松弛剂的次序:先用安定或咪达唑仑消除患者紧张、焦虑,随后给全麻药(硫喷妥钠、异丙酚)使患者处于深麻醉状态,再给抑制插管时心血管不良反应的药物(芬太尼、利多卡因),最后给肌肉松弛剂(氯琥珀胆碱、维库溴铵)。如果肌松剂是氯琥珀胆碱,这种给药次序当然无可非议,因为如果先给肌松剂而患者神志清醒则患者有"濒死感"。但目前氯琥珀胆碱作为全麻诱导时的肌松剂早已经被弃用,多数麻醉医师均采用非去极化肌松剂诱导插管。临床上经常出现的窘境是:给芬太尼时有些患者出现剧烈的咳嗽,插管后患者又出现呛咳。怎样才能使麻醉诱导平稳呢?

镇静麻醉药如异丙酚、芬太尼的作用部位是大脑,肌松剂作用部位在全身肌肉接头,从静脉穿刺点到大脑的距离明显短于到肌肉的距离,同时脑血流占全身血流的比例比肌肉血流(静息状态)所占比例大,这两大因素决定了全麻药起效(外周静脉给药 30 秒左右)比肌肉松弛剂(外周静脉给药约 1.5~3 分钟)快得多。因此临床上按照传统麻醉诱导顺序给药后,见到的是患者早已经神志消失但肌松剂尚未起效,因而插管时患者出现呛咳。如果我们先给肌肉松弛剂,后给麻醉药,等肌松剂发挥作用产生满意的插管肌松条件时,起效快的镇静麻醉药物也早已经起效,这时插管既可无芬太尼引起的咳嗽和插管后的呛咳,又不至于发生患者意识存在下由于肌松作用而不能呼吸的"濒死感"。

二、牙垫要否? 无牙患者气管 导管怎样固定?

全麻插管后一般应用两条胶布交叉固定牙垫和气管导管,也可用单条胶布沿两侧口角固定。有些医院的麻醉医师全麻插管后固定气管导管很随意,甚至不用牙垫固定。不用牙垫时,患者的口水把胶布打湿后,胶布失去黏性,很容易使导管脱落;同时有过深进入支气管的可能,严重时出现肺叶通气,结果是损伤肺和通气不能满足患者生理需要。对于无牙的患者,有些麻醉医师只好不用牙垫,本人建议用一块纱布垫在上牙龈上,把牙垫卡在纱布上,紧靠上牙龈固定。

三、血气 $PaCO_2$ 和监护仪 $ETCO_2$ 不同

气管插管后机械通气一段时间后,一些患者的 $ETCO_2$ 下降至 28mmHg 以下,这时患者并没有过渡通气,血气分析发现患者的血 CO_2 分压在 40mmHg 左右。为何有如此之大的差别?这有两方面的原因:一是无效腔通气,对一些体重轻的患者设置的潮气量小,其无效腔包括导管、接头、气管、支气管、肺泡,占百分比大;二是小气道痉挛,导管对气道的刺激、痰液、麻醉浅等原因可使小气道痉挛,肺组织通气少而血流正常导致通气/血流比下降,出现呼出气 $ETCO_2$ 明显小于血中 CO_2 分压。此时一般需要加深麻醉、吸痰、支气管解痉等。如果 $ETCO_2$ 极度下降到 15mmHg 或测不出,应该考虑心脏泵血显著减少。在心肺复苏

时,$ETCO_2$的高低也是反映心脏复苏是否成功的一个重要指标。

四、气管插管助手的站位和作用

传统教科书上并未对全麻插管时助手作要求,其实临床上我们发现好的助手往往起到至关重要的作用。插管麻醉医师放好喉镜片后,一般会不自觉地把患者的门牙作为支点向上翘起,导致患者门牙的损伤。我们的做法是助手站在患者的右侧,如果插管医师看不到声门,插管医师放好喉镜片后轻轻上提,由助手向前、向上帮助提镜柄的尾部,必要时,帮助轻压喉部,这时往往事半功倍,不但操作者可轻易暴露声门,还可减少损伤门牙的可能。

五、全麻后苏醒烦躁

全麻苏醒期间,有些患者会出现剧烈的躁动,这不但有摔伤、扯落引流管、胃管、导尿管的危险,还有可能导致伤口出血等。一般认为患者苏醒烦躁是由于麻醉药物引起。其实有很多可能的原因:

1. **切口疼痛** 是全麻后苏醒烦躁的最主要原因。镇痛不足的患者在苏醒期间,由于吸入麻醉药物的排出,患者对疼痛的感知越来越明显,使得患者出现躁动不安。有些医院常用的瑞芬太尼代谢特别快,如果没有及时用芬太尼替代,患者不可避免出现剧烈疼痛、烦躁。办法是加用可快速起效的镇痛药如芬太尼等。

2. **导尿管、胃管、气管导管刺激** 许多男性患者对导尿管刺激特别敏感,表现为极度躁动,苏醒后的第一句话就是诉尿急。这时麻醉医师往往爱莫能助,只好安慰患者。实际上应该在术前给患者插涂有表面麻醉剂的润滑导尿管,常用的是利多卡因胶浆,既有表麻作用又有润滑尿道作用。胃管刺激也是如此,除给胃管涂表麻润滑剂外,还可对准咽喉部喷局麻药雾。气管导管对气道的刺激常使患者剧烈呛咳、烦躁,因此有些麻醉医师主张早拔管。我们主张只要患者"达标",血气分析结果好,可早拔管。

3. 肌肉松弛剂残留 残余肌松剂使患者觉得胸闷,CO_2 蓄积。这也是患者全麻苏醒烦躁的一个重要原因。

4. 体位损伤 有些手术需要患者长时间处于某种体位(如举手、举足),或切口被拉钩(如肝拉钩)长时间牵拉,苏醒时患者往往感到极度酸胀不适。此时医师能做到的只有安慰患者,必要时可给予适当的镇静剂。

5. 全麻药的影响 志愿者在接受全麻药物后苏醒期有很少一部分人也出现躁动,这是由于麻醉药物在大脑中对运动中枢的抑制中枢的麻醉作用解除不同步引起的,表现为肢体抽动等,不过这种抽动一般是下意识的,持续时间也很短,不同于术后疼痛引起的剧烈躁动。

六、硬膜外阻滞及脊麻后的一些特殊并发症

1. 交感神经阻滞平面与感觉阻滞平面分离 自主神经中交感神经的节前纤维、部分副交感神经在椎管内行走,硬膜外阻滞时也一并受到阻滞。根据神经纤维是否有髓鞘、神经纤维的粗细程度,决定被阻滞的难易程度。硬膜外阻滞时,最先阻滞的是冷敏神经元的神经纤维,这些神经纤维最细而又无髓鞘,患者最先出现的表现是感觉臀部及下肢发热,后才有麻木感。由于交感神经的节前纤维很细,容易阻滞,一般阻滞平面高于感觉阻滞平面,这时,自主神经中的迷走神经却未受到阻滞,任何兴奋迷走神经的刺激有可能导致自主神经张力突然失衡,结果是患

者血压突然下降、心搏骤停。有报道极少数患者在腰麻、硬膜外后猝死,可能就是由于这一原因。因此在做这些麻醉时,因该尽量补足血容量,同时避免兴奋迷走神经的刺激。

2.**神经损伤并发症**　有极少数患者在脊髓麻醉或硬膜外阻滞后出现一侧疼痛、麻木、肌肉和关节功能障碍甚至一侧下肢瘫痪,其原因可能是:穿刺针损伤神经纤维、局麻药物的毒性、溶解局麻药物制剂的毒性、脑血栓、癔症等。穿刺针损伤神经纤维一般一段时间后随着神经纤维的再生会恢复,而局麻药物的毒性和局麻药溶媒特异质反应则恢复较难。有报道误将1%丁卡因直接注入蛛网膜下腔导致患者双下肢瘫痪。也可能因为脑血栓等脑血管意外导致类似神经损伤的症状。癔症患者经过暗示治疗应该可迅速恢复。也有极少数患者一开始有疼痛,尽管后来恢复了,因希望得到经济利益而仍然诉有疼痛,特征是见到医务人员后"疼痛加重"。

3.**空气栓塞**　有报道硬膜外穿刺成功后,注射空气导致栓塞,因此主张给注射器加压时是带水注射,只是水中有一小气泡而已,注射过程中看小气泡被压缩的程度。

4.**气胸**　也有报道在做胸段硬膜外穿刺时造成气胸。

七、喉痉挛、气管和支气管痉挛

支配喉部的肌肉为横纹肌,因此喉部可根据人的意志活动。临床上出现喉痉挛最为常见的情况是拔除气管导管后的数分钟内,其次是发生在不插管静脉全麻和插管诱导前等时。由于喉部声门位于胸腔外,喉痉挛表现为典型的吸气性呼吸困难。患者出现喉痉挛时表现出特有的"鸡鸣"样声音,是因为声门在吸气时不开启造成的。通常的处理方法是用面罩加压给氧缓解患者缺氧症状,等患者喉痉挛的症状自行缓解,严重时也有用去极化肌松剂处理。我们在临床上遇到喉痉挛的患者时,如果患者是清醒的,嘱其咳嗽一声,气流可使患者的声门打开,可立刻缓解喉痉挛症状。麻醉深度不足时过早插管可导致患者的气管和支气管的平滑肌受到严重的机械刺激,出现气管和支气管痉挛。临床表现为两肺哮鸣音,气道阻力极度增大等。处理方法是加深麻醉、吸氧、用药,包括肾上腺皮质激素、氨茶碱、钙通道阻滞剂等,上述药物无效时可考虑用硫酸镁。

八、大量放腹水后低血压的处理

有些疾病患者手术前有大量腹水,手术医师进腹后开始大量放腹水,许多患者表现为严重的低血压、心跳变慢甚至心跳停止,这时是非常危险的。这一方面是由于此时麻醉作用是高峰,麻醉导致低血压;另一方面大量放腹水后回心血量减少以至于患者突然出现低血压。有些麻醉医师这时往往就简单地给患者用麻黄碱等升高血压。事实上此时由于麻醉作用引起低血压是可以用升高血压的药物,但此时主要问题是由于原来的高腹压在放腹水后被解除,下腔静脉等容量血管的压力骤降,使回心血量突然减少,导致心脏泵血减少引起的,这时大量快速输液固然重要,但最有效的措施是让患者处于头低足高位,达到增加回心血量的目的。因此对这类患者的处理正确的步骤是:①让患者头低足高;②放至 1500~2000ml 后暂停放腹水,待患者稳定后再放;③升压药;④快速输液。

九、无阿片类药物麻醉

阿片类药物是临床麻醉工作中使用最多的药物之一,但是其副作用有时是极其难应付的。这突出地表现在哮喘患者、年老体弱患者、对阿片类药物极度过敏的患者、有严重手术后恶心呕吐病史或家族史的患者、日间手术的患者等。临床上对于这些患者我们尝试过无阿片类药物麻醉。用阻滞效果满意的椎管内麻醉、周围神经阻滞麻醉,加上或不加静脉镇静,麻醉效果完美。颅脑手术时用头皮局部浸润麻醉联合全麻;硬膜外阻滞联合全麻、腹部、盆腔手术,如妇科肿瘤、肠癌、泌尿科手术,用全麻联合硬膜外阻滞,甚至单纯硬膜外阻滞或外周神经阻滞麻醉,可避免使用阿片类药物。

十、纳洛酮与手术后催醒

患者进入苏醒室后超过半小时未醒,如果患者血气分析结果正常,肌松剂作用消退,可以考虑催醒。临床上使用比较多的是用新斯的明拮抗肌松剂、氟马西尼拮抗静脉麻醉剂。但是很多情况下患者苏醒延迟是由于阿片类药物过量或患者对阿片类药物超敏。这时候纳洛酮的作用应该被重视。遗憾的是,很多医院苏醒室的医师没有使用过纳洛酮。许多医师担心在使用纳洛酮后患者可能出现剧烈的疼痛。实际上我们在使用纳洛酮后并没有观察到患者有剧烈疼痛。

有一点需要引起注意,纳洛酮药效只有 30 分钟,经过纳洛酮催醒的患者必须连续监测患者意识、呼吸频率,防止患者在纳洛酮作用消退后再次呼吸抑制或昏迷。

第三章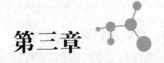

手术后猝死

　　临床上有极少数患者在手术后数天甚至十几天后突然死亡，一般是患者病情很稳定，一般情况好，无威胁生命的症状和体征，没有任何死亡前兆，死亡突然发生。由于无法预料，意外发生后抢救往往不及时，医师、护士感到措手不及，一旦发生后，患者家属难以接受，造成严重的医疗纠纷，医务人员也同样感到委屈。由于难以确切计算出手术后猝死的发生率（1/10 000到 1/100 000 之间），手术后猝死的危害鲜有文献涉及。在此，本人根据自己的临床经验和有关文献报道，对手术后猝死加以讨论。

一、手术后猝死的定义

　　目前传统教科书上尚无对手术后猝死给出确切的定义，由于患者手术后 24 小时内一般有比较密切的观察和监护，这一段时间内患者如果发生意外一般有相应的急救措施，医师护士也有思想准备。而 24 小时后至出院这一段时间内，一般患者病情比较稳定，生命体征平稳，许多患者能吃能喝，活动自如，医护人员往往就放松了对患者的监护。此时患者如果发生意外，一般出乎所有人的意料，抢救成功率较低。本人建议：手术后猝死的定义为患者手术后 24 小时至出院前的特发性死亡。顺便指出的是，现在日益被关注的日间手术，运作模式是患者接受手术后当天就返回居住地,这种模式对患者的选择、麻醉方法的选择、手术方式的选择应该有严格的要求,患者家属的手术后护理、患者与医务人员之间的通讯联络、随访机制、交通应急处置也应该有强效的配套机制才可广泛推广。否则如果患者在日间小手术后如果在家里发生意外死亡,后果将不堪设想。

二、手术后患者的病理生理变化

要探讨手术后猝死,我们必须首先了解手术后患者的病理生理变化。手术后的患者与外科手术、麻醉有关的病理生理变化包括:

1. 应激反应 手术对机体的打击、失血、麻醉、内分泌疾病手术后身体内的激素水平发生剧烈波动等诸多原因可使患者处于应激状态,机体产生应激反应。下丘脑 - 垂体 - 肾上腺轴的反应对机体的影响是应激反应的内分泌基础,应激反应导致应激性损伤的发生,最明显的应激性损伤就是应激性溃疡,胃肠道系统的溃疡导致大出血、穿孔是威胁患者生命的重要因素之一。肾素 - 血管紧张素 - 醛固酮系统的启动对手术后患者的应激反应也起重要的作用。

2. 凝血功能变化 手术前,患者由于禁食、灌肠等,处于脱水状态,血液浓缩,处于高凝状态;手术后,外科手术切口必然切断许多血管和微血管,大血管被结扎了,但小血管、微血管残端可激活外源性凝血途径,同时消耗大量的凝血因子,微小血栓的形成又激活了纤溶系统。手术后初期患者的凝血系统往往处于代偿状态甚或低凝状态,后来由于代偿,肝脏合成凝血因子增加、第三间隙水分积聚和血液浓缩,患者又可能处于凝血功能亢进状态。

3. 卧床 手术后患者一般需要卧床,卧床患者的生理状态与自由活动的生理状态有显著的不同,表现为血流缓慢、基础代谢率低、机体对心脏活动的需求下降。由于人体平卧时身体各部位离心脏的垂直距离均不远,血液循环克服重力所做的功减少,这就是人们为什么累了需要躺下来休息。患者平卧一段时间后,心功能也随之下降,需要参与循环的血液减少,血流变得缓慢,"多余"的血液积聚在容量血管内,患者渐渐适应这种状态。这与大运动量运动时形成鲜明的对比。血流缓慢、容量血管积聚大量血液,加上凝血系统的变化,患者体内有可能形成微小血栓。平卧数日或更长时间后突然站立则导致血管栓塞、肺栓塞等严重疾病,造成手术后猝死。如此看来,患者手术后经常改变体位、半卧位、尽早下床活动是十分必要的。

4. 水、电解质、酸碱平衡紊乱　一般来说,在任何一家医院的普通病房内,外科手术后的患者很容易被监测水、电解质及酸碱平衡,出现紊乱可很快被纠正,但有一种情况经常被忽略,就是第三间隙(胸外科、腹部外科、妇科手术)的大量液体积聚导致血容量不足。许多患者在接受肝胆外科、胸外科手术后的第二天出现心率明显加快、尿量减少及呼吸急促等临床表现,除了手术后应激反应、疼痛等原因外,第三间隙内液体积聚导致血容量不足可能是一个重要的原因。一般医院常规在患者手术后必须经常检测患者的血电解质,钾、钠、钙(甲状旁腺瘤术后高钙血症)浓度变化引起猝死的可能性不大,而且,如果血电解质、血气发生变化,临床医师一定会加以重视,猝死的可能性不大。但也不能排除严重的电解质紊乱而又未及时纠正导致猝死的可能。

5. 生活习惯、规律改变　手术后的患者,有的需要长时间静养甚至完全卧床休息,与患者手术前相比较,活动明显减少;由于消化道手术,一些患者不能正常进食,需要少吃多餐;骨折患者需要卧床数月等,这些最终导致患者的生活习惯和生活规律的改变。

6. 体位性低血压　长时间卧床的患者,其交感神经张力较弱,而副交感神经的张力较强。手术后一般患者均卧床一段时间。患者突然起床时,容量血管内的血液随着重力的作用必然向下肢分布,回心血量减少,直接的后果是心脏搏出量减少,表现为体位性低血压,通常大脑血供在血压波动于一定范围内时并不受影响,但如果平均动脉压小于60mmHg则可能减少。冠状动脉供血不足的后果是急性心肌缺血、心肌梗死、心律失常,严重时出现心搏骤停,手术后猝死发生的机会大增。

7. 麻醉及镇痛泵的影响 尽管全身麻醉可使患者产生应激反应,但全麻后24小时所有全麻药物均已经代谢排泄完毕,因此要说手术后猝死与全麻有关显得十分牵强,但麻醉期间患者发生潜在的心脑血管疾病则是可能的。由于从脊髓分出的神经中,交感神经的节前纤维最细且无髓鞘,最容易被阻滞,一旦这些神经纤维被阻滞,迷走神经的张力相对增加,造成自主神经张力失衡。有硬膜外阻滞(硬膜外镇痛泵)或脊麻未消退时,排便、排尿、剧烈咳嗽等均可使这种失衡进一步加剧,直接的后果是血压下降、心跳减慢甚至心跳停止。20世纪90年代强调的用罗哌卡因硬膜外镇痛出现运动感觉分离,形成所谓的"walking analgesia",实际上就有这一潜在风险。

8. 疾病本身 许多疾病患者本身在手术后存在猝死可能。切除胸腺瘤的重症肌无力患者在手术后虽然切除了胸腺,但肌无力在很长一段时间内仍然存在,突发肌无力危象可导致患者呼吸衰竭,引起猝死。嗜铬细胞瘤患者手术切除前后血内激素水平剧烈变化,会导致严重的低血压,未及时发现和果断处理则患者极容易猝死。胰岛细胞瘤患者手术如果未完全切除,患者体内仍将有高水平的胰岛素,随时会出现极低浓度的低血糖,后者也可能导致患者猝死。

9. 心理因素 极少数患者得知自己患了不治之症后立即出现紧张、焦虑、抑郁等心理障碍,严重时可出现精神崩溃,最严重的心理障碍患者可猝死。某中学校长平素健康,体检发现肝癌后不相信,来上海确诊后未做任何治疗,死在当天回家的路上,前后不到 3 天时间。这种猝死与精神因素有极其密切的关系。

三、手术后猝死的病因

手术后猝死的病因与手术后患者的病理生理变化有着密切的关系。

1. 低血压、体位性低血压　除非原来就有高血压,一般患者手术后高血压很少见,而手术后低血压则比较常见。患者卧床一段时间后突然站立,机体对血压的调节能力尚未恢复,有发生低血压尤其是体位性低血压的可能。正常人从蹲位突然站立有人出现眼前发黑就是典型的体位性低血压。低血压造成大脑、冠状动脉供血不足,严重时可导致猝死。

2. 自主神经功能失衡　硬膜外镇痛泵、平卧时自主神经张力发生一定变化,表现为副交感神经张力大,大便用力、剧烈咳嗽等动作可使副交感神经的张力进一步加大,可诱发严重的心律失常乃至心搏骤停。

3. 严重的心律失常　原有心脏疾病在应激反应等手术后病理生理变化的基础上突然发作,出现严重的心律失常,可表现为心因性猝死。严重的病态窦房结综合征、严重的窦缓、室性期前收缩、心室颤动是最可能的原因。

4. 血栓　手术后患者的血液流变学变化、凝血系统变化可导致血栓形成;感染性心内膜炎及心脏瓣膜病变的患者快速房颤可引起的栓子脱落,这些血栓、栓子脱落可栓塞肺、脑、心(冠状动脉)、肾脏等重要生命器官。临床上肺梗死、心肌梗死、脑梗死是手术后猝死常见的病因。

5. 大出血　手术部位大出血而引流管不畅往往掩盖了出血量的估计,直到患者出现严重的血压下降、休克表现,患者才表现一定的症状和体征。应激性溃疡如果发生在平卧的手术后患者的胃肠道，也很难表现出相应的症状和体征。这些难以被发现的大出血可使患者猝死。

6. 抗生素、化疗药物等引起的过敏性休克　某些抗生素、化疗药物等，在使用前虽然做过皮试显示无过敏，但在输注特别是快速输注时偶尔也有过敏性休克的发生，这时医护人员的警惕性降低，一旦发生后抢救难度大。

四、手术后猝死的预防和急救

1. 预防　由于手术后猝死是患者在无明显先兆下突然发生的，对于手术后猝死的预防，是十分困难的。最重要的是必须建立有效可行的急救机制，必须有一支高素质的急救人员队伍。由于时下对医疗纠纷的恐惧，许多医师在抢救患者时过于小心谨慎，有时过分按照专业推诿，往往会贻误抢救时机。

2. 急救　手术后猝死的急救最重要的是现场急救，现场胸外心脏按摩加人工呼吸一定要同时进行。因为患者尚未出院，第一时间急救的是医务人员，一般来说现场急救能够到位，这能够为后续抢救赢得时间。第一时间完成胸外心脏按摩及人工呼吸后，应立即气管插管机械通气，有条件则要安装临时起搏器，代替胸外心脏按摩。心肺脑复苏程序立即同步执行。

五、典型病例

这里介绍一些典型的手术后猝死的病例：

1. 乳腺癌术后2天猝死　患者女性，49岁。自诉平素体健，体检、检验及辅助检查均无异常。左乳腺癌手术后40小时，下床轻微活动半小时猝死。

2. 肺癌术后第6天出院前猝死　患者男性，56岁。无其他病史,手术前检查均无任何异常。左上肺癌行左上肺叶切除术,手术顺利,恢复好。拟于术后第6天上午出院,家属在收拾行李时患者猝死。

3. 乳腺癌术后第2天下床去厕所大便猝死(带镇痛泵) 患者女性,43岁。无内科疾病史,入院检查均无任何异常,右乳腺癌改良根治手术后带硬膜外镇痛泵,手术后第2天因不适应在床上坐便器内如厕,自行到厕所内大便。蹲下用力即感头晕不适,家人扶起站立后猝死。

4. 胸腺瘤患者手术后16天出院的当天在旅馆内死亡 患者男性,44岁。重症肌无力行胸腺瘤切除术,手术后1周后停止用吡啶新斯的明,自觉良好,无任何不适,手术后16天出院,当晚在旅馆内死亡。

5. 食管癌患者手术后移床猝死抢救成功 患者男性,57岁,农民。平素体健,每天参加生产劳动,入院检查无异常。食管癌根治术(二切口)术后带硬膜外镇痛泵,第2天患者血压偏低,90/60mmHg,从监护室坐轮椅回病房,到达病房后感头晕,站立准备过床时突然晕厥,血压低,难以测出,立即心肺脑复苏,心电图表现为急性心肌梗死。对症处理后好转,手术后第11天出院。

6. 胃癌姑息性切除后第8天洗澡时猝死 患者男性,62岁,农民。平素体健,参加劳动,胃癌姑息切除后第8天,一般情况好,无任何主诉,但有脑血管意外家族史,其父兄均死于脑卒中。准备第2天出院,下午洗澡时突然倒下死亡。

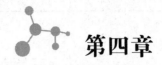

第四章

唤醒植物人

作为一个医师,你有患者是植物人吗?如果有,你一定尝试过很多办法让患者苏醒。经过一段时间后,也许这些办法都没有效果,于是医师、患者家属只好放弃了。事实上,如果植物人状态(permanent vegetate state PVS)的病因是大脑实质广泛损毁,如脑结核、脓肿等原因引起,要唤醒他(她)们当然是很困难的,但有些PVS患者是可以被唤醒的。在此,据自己临床上的一些经历,以及有关文献的复习,对植物人可被唤醒作一前瞻性探讨,希望能抛砖引玉,引起有识之士的共鸣。

一、植物人的定义

植物人在国际医学界通行的定义是持续性植物状态,简称PVS。所谓植物状态是因颅脑外伤或其他原因(如溺水、卒中、窒息等)导致大脑缺血缺氧、神经元退行性改变等引起的长期意识障碍,患者表现为对环境毫无反应,完全丧失对自身和周围的认知能力;患者虽能吞咽食物、入睡和觉醒,但无黑夜白天之分,不能随意移动肢体,完全失去生活自理能力;只能保留躯体生存的基本功能,如新陈代谢、生长发育。患者有自主呼吸,脉搏、血压、体温可以正常,但无任何语言、意识、思维能力。他们的这种植物状态,其实是一种特殊的昏迷状态。因患者有时能睁眼环视,貌似清醒,故又有"清醒昏迷"之称。

二、人的意识和觉醒

人每时每刻都存在对环境的感知,包括意识、痛觉、温觉、触觉、视觉、味觉、嗅觉、本体感觉等。意识是机体对自身和环境的感知,包括意识内容和觉醒状态两个组成部分。意识内容包括语言、思维、学习、记忆、定向与情感,其中语言和思维是意识内容的核心。解剖学上大脑皮层是形成意识内容的器官。觉醒是由脑干网状结构上行激活系统自动发出神经冲动到大脑皮层使其维持一定的兴奋性。人依靠感觉器官与环境时时刻刻保持联系。视觉、听觉、嗅觉、味觉、温觉、痛觉、粗触觉、本体感觉、平衡觉、内脏感觉等通过相应的感受器将对环境的感知通过神经冲动传入大脑。觉醒状态可分为意识觉醒和无意识觉醒,前者是大脑皮层与上行投射系统相互作用下产生的,又称为皮层觉醒,人对外界刺激反应时具有清晰的意识内容和高度机敏力,包括经典感觉传导通路的上行投射系统和由脊髓上行的感觉传导束到达脑干后发出的侧支与网状结构联系换元后再到大脑皮层的非特异性传导通路;后者是下丘脑生物钟在脑干网状上行激活系统作用下产生的,又称为皮层下觉醒,是指觉醒、睡眠交替周期以及情绪、自主神经和内分泌功能的本能行为,它的维持依靠下丘脑的生物钟、脑干网状结构上行投射系统和下丘脑的行为觉醒。

三、植物人的形成

各种损伤因素导致大脑不能接收环境信息或不能把所要表达的信息发出,患者就可表现为植物人。从大脑的原发性损伤到植物人的过程大致为:大脑原发性损伤急性期(数分钟)、脑水肿期 1~2 周、损伤恢复期(数月或数年)、植物人状态。健康人大脑受到伤害,大脑暂时失去对环境的感知。大脑的原发性损伤、镇静药物等使恢复期的患者孤零零地躺在病床上,上述各种维持大脑兴奋的感觉刺激大幅度减少,传入中枢的冲动大量减少,大脑对环境的感觉消失、导致维持大脑皮层兴奋的基础消失。呼吸、血压、体温等生命体征仅存,即所谓植物人状态。

1. **植物人的病因**　各种物理、化学、生物因素导致大脑损伤都可使患者表现为植物人状态。

2. **损伤的种类**　导致患者处于植物人状态的损伤是多种多样的,如脑血管意外是大脑内某处血管破裂出血导致血肿压迫神经组织,造成的损伤是局灶性的;溺水、一氧化碳中毒导致PVS是由于大脑缺氧造成的弥漫性损伤引起的。

3. **损伤的位置**　对于局灶性损伤来说,根据植物人的临床表现可初步确定损伤的大概位置。一般来说,患者存在的生理活动越多,说明损伤的位置越接近大脑皮层,存在的生理活动越少,损伤的部位越接近延髓。我们知道,如果患者仅仅有呼吸、血压,是完全的"植物人",如果患者可活动眼睛,说明患者的动眼神经的整个神经调节活动正常。可以根据患者存在的生理功能断定大脑损伤的大概部位,以便在唤醒过程中采取相应的措施。

4. **损伤的可逆性和不可逆性**　导致患者成为植物人的损伤有的是不可逆的,如脑阿米巴脓肿、结核性脑脓肿等,长期慢性纤维组织的形成,要想恢复原来的神经传导通路是十分困难的,也就是说要唤醒他(她)十分不容易。但有些损伤是可逆的。如一氧化碳中毒引起的大脑弥漫性损伤,大脑损伤恢复可能性大。一般来说,脑组织血运越丰富的部位损伤越容易恢复。

5. **大脑收集感觉刺激的均衡**　人通过特定的感觉器官不停地收集环境信息,经过加工整理再发出相应的应对信息。这些感觉包括视觉、听觉、嗅觉、味觉、温觉、痛觉、粗触觉、本体感觉、平衡觉、内脏感觉等。之所以有这些感觉的存在,人类才能适应环境、生存下来。正常人的这些感觉冲动的上传,在不同生命过程中是不同的,但各种感觉之间存在相对均衡性。例如,睡眠时人的视觉冲动显然较觉醒时少;正在走钢丝的杂技演员的前庭神经传入冲动要比静坐时多。人通过生物钟、改变环境等调节各种感觉神经冲动传入数量的均衡。一旦这种均衡被打破,人脑的活动就会出现失调。例如一个在一个黑屋子里呆很长时间的人,出来后智力较前会有明显下降。

6. **植物人所收集的感觉**　植物人虽然静静地躺在病床上,但他(她)的感觉器官并未受损,因此所有环境刺激可形成神经冲动传入大脑的损伤部位。但实际上植物人所能接收到的环境刺激明显太少,宁静的监护室里,患者仰面朝天,听觉刺激和视觉刺激明显太少! 医师、护士、家人以为他(她)无反应也就不和他(她)交流,导致患者接受的感觉刺激少而且不均衡,昏睡不醒在所难免。

四、植物人可被唤醒的依据

1. **损伤的恢复**　各种类型的大脑损伤经过急性期、脑水肿期后,受伤的脑组织是可以恢复的。其理论根据是,虽然神经元的胞体损伤是不可再生的,但神经纤维是可以再生的。许多损伤实际上是损伤了大脑的传导、联络神经纤维,而神经元的胞体并未受到损伤。

2. **各种感觉刺激形成的冲动传入中枢可刺激神经纤维的再生**　神经元的生物电活动,可刺激损伤了的神经纤维的再生。生理活动最多的器官(大拇指),在大脑皮层的投射面积和厚度都最多,就说明了这一点。反复给予大量的感觉刺激,感觉器官的感受器把神经冲动收集上传,神经细胞得以营养、神经纤维得以再生,新的传导通路得以建立,大脑的网状结构上行激动系统的兴奋程度增加(皮层下觉醒),进一步兴奋大脑皮层,植物人可苏醒。

3. 各种媒体上报道的植物人被唤醒的病例不胜枚举 在互联网上输入"植物人苏醒"搜索,就会有许多植物人被唤醒的病例。

五、拨雾工程的实施

1. **召集合作者** 所有身边有植物人的监护病房、神经科、康复科医师,患者家属、患者的亲友都是我们的合作者。

2. **评估** 收集患者的病史资料,作一详细的评估。

3. **唤醒工作** 这里让我们试用一些方法把他(她)们唤醒,不需要花 1 分钱。具体方法是:

(1)由患者的亲人在他(她)的耳边反复呼唤,与他(她)一起回忆过去的快乐时光;或者把亲人对他(她)的呼唤录音后反复放给他(她)听;间歇给患者戴耳机听收音机,收听他平时最喜爱的节目,如相声、小品、流行歌曲等。是最重要、最有效的方法,可通过听觉刺激,使患者中枢兴奋。也许患者看上去毫无反应,这时千万别放弃,其实听觉是完全能够传入大脑中枢的。亲情可能是让植物人苏醒的"特效药"。

(2)长期按摩、给患者活动全身肌肉,防止四肢肌肉萎缩。可通过触觉刺激,使患者中枢兴奋。

(3)开灯给患者视觉刺激。酸味食品(如话梅)可刺激患者的味觉。香味可刺激患者的嗅觉。

(4)注意患者的营养状态。

(5)最重要的是,上述工作必须持之以恒、日复一日,坚持不懈,才能把植物人唤醒。

4. **再评估(每周 1 次)** 对患者回应唤醒工作的反应进行评估,了解患者是否有进展。

第五章

阿片类药物依赖与三级记忆的关系

复吸问题一直是困扰戒毒人员及其家属、戒毒医师和管教人员乃至整个社会的一大难题。许多戒毒人员在戒毒机构中戒毒重返社会后不久又重新走上吸毒之路,其最重要的原因就是戒毒人员难以忍受"心瘾"的煎熬。因此防止复吸必须从消除"心瘾"着手。

阿片类药物等毒品可产生一种使人心满意足的欣快感,为了保持欣快感或为了避免不舒服的感觉,机体在连续使用依赖药物(毒品)后,吸毒者心理上渐渐形成一种依赖性。已经形成依赖性的吸毒者觅药渴求与通过重复用药所达到的许许多多欣快感或愉快的内心体验,即为心理依赖性。我们通常所说的"心瘾"是心理依赖性的俗称。

"心瘾"的形成有其物质基础,如海洛因、吗啡等具有很大的水溶性和脂溶性,可渗透到机体的每一个角落,包括毛发、骨皮质,并且一旦进入机体的脂类成分,则很难出来。目前国内外的所有戒毒方法都不能将这一部分毒品从戒毒人员的体内完全排出。而戒毒人员经过脱毒后,虽然不再吸毒,血液中毒品的浓度低,但溶解在组织里的毒品会慢慢释放到血液内,经过血液循环到达全身各处。这些残余毒品也会激动阿片受体,产生欣快感,相当于"自身吸毒"。尽管残余毒品的量少,作用不全,不足以满足机体所需要的欣快感,但这可使戒毒者再次产生强烈的觅药渴求。

根据生理学的学习和记忆原理我们可以看出,"心瘾"的形成是通过操作式条件反射等执行的联合型学习过程。刚开始吸毒时,毒友、吸毒环境、吸毒工具等对吸毒者来说都是一些无关刺激,吸毒时则伴随这些刺激产生独特的欣快感。长期吸毒后这些无关刺激与欣快感反复同时出现,于是就变成了条件刺激,吸毒者通过自己的吸毒操作完成这些动作和记忆,形成操作式条件反射。这在吸毒者表现为吸毒成瘾后一见到毒友、吸毒环境、吸毒工具、注射器、矿泉水等后,立即条件反射性引起对过去吸毒时的欣快感的回忆,以至于产生强烈的觅药渴求。由于上述操作式条件反射是通过长期反复操作完成的,通过激活大脑内源性奖赏系统,吸毒成瘾机体的记忆表现为第三级记忆,大脑皮层可以有局部增厚。因此这种"心瘾"可谓是"刻骨铭心"的。

从临床医学角度来看,戒毒应该包括临床脱毒和心理康复两个阶段。治疗这种患者必须要让戒毒人员对毒品有高质量的戒断,必须要彻底治疗戒毒人员的"心瘾",只有这样才能降低复吸率。因此必须从上述两个阶段来解决问题:首先是在临床脱毒阶段必须有"高质量的脱毒"。要达到高质量的脱瘾,必须想办法尽量把吸毒者体内大量蓄积的毒品排出体外,对于一时排不尽的残余毒品,我们可以用专一性阿片受体拮抗剂如纳洛酮、纳曲酮等来封闭受体,不让残余毒品来激动阿片受体,让这些毒品渐渐排出。同时,还需要通过改善微循环来治疗毒品依赖对组织的损伤。具体应该采取的措施是在选用戒毒方法时,尽量弃用"阿片拟似剂"替代递减疗法,而要选用拮抗疗法或其他非拟似剂疗法。因为后者有利于毒品的排出,有利于受体的封闭。由于阿片类毒品的独特的溶解性,阿片类药物依赖者体内的每一个角落都存在毒品,而且释放出来的速度慢,故从理论上讲,机体组织内残余毒品向血液内的微量释放对戒毒人员来说是终生存在的,因此拮抗也应该是终生的,实际运用由医师掌握。康复阶段则针对"心瘾"的形成机制,积极合理的心理治疗十分重要。具体的措施是使吸毒人员建立的操作式条件反射等由阳性转为阴性,如通过不断给予原来的条件刺激(吸毒工具、注射器、矿泉水等),又不给吸毒人员毒品的方法,使戒毒者得不到吸毒时的欣快感。长期反复的刺激就可将原来的阳性条件反射转为阴性条件反射。此外,戒毒人员在戒毒机构经过一段时间的隔离戒毒和毒品危害的教育,他们身体的康复以及重返社会后的帮教和脱离原来有毒环境等多种因素都是有利于戒毒人员的心理康复的。这样,"心瘾"就会慢慢减退,原来那种一见到毒友、吸毒环境、吸毒工具、注射器等就反射性产生的独特、强烈的觅药渴求就会慢慢消失。

需要指出的是,原来阳性条件反射形成的记忆已经达到三级记忆,是十分牢固的,因此上述条件反射的转阴需要很长时间,需要戒毒人员及其家属、医师、管教人员乃至全社会共同努力,只有这样才会降低复吸率,才会取得持久的禁毒效果。

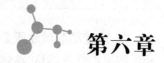

第六章

心肺脑复苏失败的原因分析及介入复苏前景展望

　　患者意外出现急性呼吸、心搏骤停时,医务人员会采取心肺脑复苏措施,这些措施有时候成功了,患者的生命得救了,但有时候却失败了。抢救成功固然可喜可贺,但抢救失败的后果则是患者生命的消逝。因此有必要总结失败的经验教训。在此,本人根据自己的一些临床经验,通过所学的生理学、解剖学、病理生理学基础知识,结合抢救现场情景,分析心肺脑复苏失败的原因,并对心肺脑复苏提出几点建议,展望介入复苏的前景。

一、心搏骤停时心血管系统的功能状态

　　患者心搏骤停进行心肺脑复苏时,其心血管的功能状态发生了与正常时完全不同的变化:

　　1. **室颤还是心跳完全停止?**　绝大多数情况下心肺复苏时患者出于心室颤动状态,抢救成功的可能较大,心室肌纤维无序收缩,我们可以简言之其劲不往一处使,电复律就是让左室心肌细胞纤维劲往一处使。心脏完全停搏时心肌细胞无电活动,需要起搏,抢救成功率很低,数分钟后一般医师可以宣布患者死亡。

　　2. **左心室泵血停止或显著减少**　由于心跳停止,显然左心室的泵血也就停止了,胸外心脏按摩毕竟泵出的血不如自主心跳时多,如果操作者不熟练或方法不正确,心脏实际上并未泵出多少血。

3. 冠状动脉灌注压是负值 心脏本身的生理活动需要有充足的血流灌注,冠状动脉灌注压 = 舒张压 - 左心室舒张末压。由于心搏停止,舒张压等于静水压,接近 0mmHg,而随着心脏的扩大,淤血,左室容量、压力渐渐增加,这样一来冠状动脉灌注压为 0 或为负值。

4. 动脉系统缺血而静脉系统淤血 由于心跳停止,左心室不泵血,动脉系统缺血,出现严重的低血压。而肺静脉内的血液源源不断地流向左心房和左心室(肺循环不依赖心脏提供动力),使后者不断扩大;体循环的血液一开始由于惯性,还不断回流到腔静脉、右心、肺动脉、肺静脉、左心房、左心室系统,加上输入的液体,体循环静脉系统淤积着大量的血液、输进去的液体。

5. 心脏前负荷和心肌收缩性改变 大量、快速输液和急救药物淤积在上、下腔静脉、右心房乃至右心室、肺动脉,心脏泵血少,那么有可能上、下腔静脉这一段血管内基本不是血而是液体,心脏极度扩大,前负荷太大,本来由于心跳停止造成心肌供血不足心肌的收缩性就已经降低了,前负荷太大又导致心肌细胞的初长度超出了最适初长,肌收缩启动困难,如此,心脏怎能正常收缩做功?

二、患者病情本身的原因

患者如果原来就有严重的呼吸、循环甚至中枢神经系统疾病,在接受临床治疗过程中突然出现急性呼吸、心搏骤停,心肺脑复苏的成功率肯定比较低。如患者突发急性心肌大面积梗死、脑卒中等,心肺脑复苏难以成功。而麻醉及围术期患者出现急性呼吸、心搏骤停时,患者大多数都无原发呼吸、循环及中枢神经系统疾病,一般是医师处理不当或意外发生,临床实践中,只要我们医师认真负责,积极协作,不慌不乱,这类患者抢救的成功率较高。如果急救不成功或留有后遗症,患者家属很难接受,当事医师则必须面对由此产生的无休止的纠纷和麻烦。

三、医师在给患者作心肺脑 复苏时是否积极？

心肺脑复苏是一场与时间赛跑的战斗,首先就是要迅速。如果医师抢救不积极,后果严重。有些医师在现场抢救时,只象征性给患者做胸外心脏按摩,没有给患者呼吸,这样即使胸外心脏按摩每搏输出量与患者自主心跳时一样,搏出的血却是无氧血,组织怎么能得到氧供呢? 解决的办法是应该由当事医师作为指挥员,按照呼吸、循环乃至中枢神经系统分工抢救,各组医师团结协作,所有急救措施按部就班进行才可成功。

四、胸外心脏按摩是否有效？

已经证明胸外心脏按摩是心肺脑复苏早期最为有效的手段之一,但是胸外心脏按摩对所有的患者都有效吗? 显然,随着操作的医师熟练程度不同、患者心血管状态不同,胸外心脏按摩使心脏泵血的效果是不同的。判断心脏按摩是否有效可根据最简单的脉搏氧饱和度监测脉搏波形或者根据有创动脉血压监测到的波形来反映胸外心脏按摩的效果,如果患者血压上升、出现宽大的波形说明按摩有效,而尖细、平坦的波形说明按摩无效。在患者呼吸、心跳刚刚骤停时,左心内的压力不太大,胸外心脏按摩是比较有效的,但是,一段时间后,搏出血少于回心血,左心室内的压力就会渐渐增大,胸外心脏按摩还会那么有效吗?

五、急救药物起效了吗？

心肺脑复苏时急救药物起效果有两个途径:一是血药通过

冠状动脉灌注到心肌组织发挥作用；二是经过心内膜下微血管直接吸收发挥作用。由于急救药物经心内膜吸收毕竟少，更重要的是心搏骤停时心脏扩大、心内压力大，原来那种随泵血、充盈心腔内压力变化不存在了，心腔内压力始终是大的，药物吸收会更少，因此药物经冠状动脉灌注才是主要途径。急救药物是否能发挥药理作用主要看冠状动脉的血流。临床上经常见到的情形是心肺脑复苏时，医师拼命把急救药物往血液里面输，如果心脏泵血少或无泵血，那么这些药物和输进去的液体就淤积在上、下腔静脉、右心房、右心室、肺动脉、肺静脉中。结果是心脏极度扩大、前负荷太大、左室舒张末压太大。与此同时，由于心脏泵血少，舒张压显著降低。冠状动脉灌注压＝舒张压－左心室舒张末压，毫无疑问，冠状动脉灌注压将显著下降，这样一来，冠状动脉的血流进一步减少，注射进去的急救药物发挥作用了吗？

六、经中心静脉给药还是
经外周静脉给药？

由以上分析我们还可看出，急救时外周静脉和中心静脉用药产生的药效必将出现巨大的差别。很显然，相对于经中心静脉用药，经外周静脉用药时药物被血液更进一步稀释、到达心脏的距离更长，因此急救药物发挥作用慢而且不确切。急救时，有条件的情况下必须采用中心静脉给药。

七、用药是点滴还是推注？

急救时的用药一般是静脉点滴，那么就会应了一句话"急惊风偏遇慢郎中"。根据上述分析，急救药物在腔静脉、右心到左心这段漫长的道路中形成的浓度达不到有效浓度，加上冠状动脉供血减少,药物发挥作用就会太慢,有些有经验的急救医师在给患者用肾上腺素时一次用 5~10mg 静脉注射,虽然比较鲁莽,道理就在于此,因为他们是经外周静脉给药。对于肾上腺素,也有医师气管内给药,也有医师直接左心室内给药,原理都是基于此。

八、肾上腺素的剂量

很多医院的医师在给患者心肺脑复苏时,经常给患者注射 1mg 肾上腺素。在心搏骤停无心搏时,1mg 肾上腺素在心腔内被稀释后,只能从心内膜吸收发挥作用,很多年来,这种急救用药方法发挥了很好的作用。有时 1mg 肾上腺素远远不够,有时急救医师甚至一次注射 5~10mg 肾上腺素。但是,如果胸外心脏按摩很有效或安装了临时起搏器,心脏泵血基本有效,动脉血压有所升高,心跳停止时间又不太长,1mg 肾上腺素的剂量应该说太大了。此时恰当的方法是把肾上腺素经过稀释 100 倍,一边看有创动脉血压一边给患者经中心静脉注射,这样应该会更安全、更有效。因为临床上偶尔会见到心肺脑复苏的患者在接受 1mg 肾上腺素静脉注射后,血压急剧升高,由此产生的副作用中脑血管意外、心脏后负荷太大导致心衰也是令人望而生畏的。同样,异丙肾上腺素、去甲肾上腺素的用药也是如此,操之过急一次把过量的药物打进患者的身体后是抽不回来的。这类药物用量过大导致心肺脑复苏失败也就不足为奇了。

九、动脉血气与静脉血气分析

理论上讲,心跳突然停止时,主动脉内的血液的血气结果是正常的,与组织内刚流出的静脉血的血气分析形成巨大的反差:静脉系统内血液把组织代谢产生的废气和废物运输出来,经过肺和肾脏处理交换后变成了动脉血。心搏骤停后一段时间，如果心脏完全没有泵血，那么主动脉乃至其他稍细的动脉如桡动脉内的血液只是停流在原来的地方一段时间，因此血气分析结果也应该是正常的，如果心脏泵血少或胸外心脏按摩效果差，动脉血被"更换"缓慢，动脉血气分析结果也就不能反映真实的组织代谢了。但与此同时组织新陈代谢不停地在进行，缺氧、酸中毒等最基本的变化越来越重，微循环中的微静脉、小静脉内血液的血气分析结果肯定与心跳正常时的结果不一样，因此临床上根据动脉血气来判断心搏骤停患者的缺氧、酸中毒的程度显然不妥。本人认为此时应该根据小静脉内血液的血气分析结果来确定酸中毒的程度和纠正力度，特别应该监测从大脑出来的静脉血气，由此来确定并且纠正酸中毒应该更科学。临床上通常颈内静脉血氧饱和度的监测来反映大脑的代谢，低于50% 说明脑血流不能满足脑组织代谢的需要，而脑组织在全身组织中对氧的需要是最多的，因此，在心肺脑复苏过程中，应该常规监测脑组织的代谢，颈内静脉血气可基本反映脑组织的缺氧和酸中毒。颈内静脉血气中 pH 在 7.3 以上时可暂不予纠正，但如果低于 7.3 应该补碱。

十、肺淤血与通气／血流比

心肺脑复苏早期所需要采取的措施其实就是使心脏恢复泵血、使肺恢复气体交换功能。心搏骤停引起的泵血停止，必然导致肺淤血，在没有肺血流的前提下再多通气也是徒劳的。

十一、支持治疗未跟上

有些患者心肺复苏成功，病情也不太重，但脑复苏却失败了。这可能是由于：

1. 脑水肿处理失当　急性呼吸、心搏骤停后,脑组织最先缺血、缺氧,立即出现脑水肿,持续时间大约 1-2 周。结膜水肿状态可基本反映脑水肿的严重程度。甘露醇、大剂量的皮质激素的使用一定要够。

2. 氧耗问题　缺血脑损伤后有些患者表现为强烈的肌肉抽搐,使全身组织的氧耗急剧增加。如果未及时处理,脑缺氧在所难免。如此会进一步加重脑损伤,给脑复苏带来困难。此时最需要做的一件事是解除肌颤和抽搐。方法有中枢镇静、肌肉松弛剂、冬眠疗法等。

3. 肺部感染与真菌感染　上呼吸机后,患者的呼吸道正常分泌,但却无自主排痰能力,靠的是医护人员吸痰。随着上机时间的延长,患者比较容易出现肺部感染。大剂量抗生素后容易出现菌群失调,真菌感染容易出现。临床医师必须时刻留意,一旦发生应该及时处理。

4. 气管切开与吸痰　气管插管不应该超过 24 小时,因为导管在口鼻腔可刺激分泌,加重患者的不适感。如果超过 24 小时,应该及时气管切开。

5. 营养支持　患者心肺脑复苏未完成前,是不能自主进食的,因此应该留意患者的营养状况,防治患者低血糖。静脉营养是主要途径,一旦患者的胃肠道功能基本恢复,应该留置胃肠营养管,肠内营养肯定比静脉营养好,而且价格要便宜得多。

十二、本人对心肺脑复苏的几点建议

1. 临时起搏器　围术期意外发生呼吸心搏骤停时的抢救条件是最好的,各种设备都是最齐全的。目前已经有不需要在 X 线下安装的临时起搏器,费用也不高,最重要的是,临时起搏器激发患者自主心跳泵血的效果是任何胸外心脏按摩或胸内心脏按摩的泵血效果无法比拟的。因此,有条件的单位,在给患者心肺脑复苏时应该常规安装临时起搏器。

2. 输液不能太多、太快 如果患者心跳已经停止,按摩效果也不十分确切,可减慢输液速度甚至干脆停止输液,待胸外心脏按摩有效果时方可控制输液。治疗药物能静脉推注的应该尽量推注,不要静脉滴注,这主要是从药物是否能尽快到达心脏发挥药理作用来考虑的。

3. 根据静脉血气结果纠正酸中毒 心肺脑复苏时应该加强对静脉血气的监测,颅内静脉血气才是最准确反映酸中毒程度的指标。因此,纠正酸中毒不能简单地以动脉血气作为参考,动脉血气只可反映治疗效果。临床上通常要根据颈内静脉的血气结果纠正酸中毒。

4. 尽量经中心静脉给药不要经外周静脉给药 心跳已经停止的患者,血流也基本停止,如果经外周静脉给药,很难到达腔静脉,更不用说到达冠状动脉、被灌注到心肌组织去了。有些医师拼命给输液管加压,实际上只是使得腔静脉越来越膨胀。

5. 肾上腺素、异丙肾上腺素、去甲肾上腺素等强烈的心血管活性药物应该经过稀释后静脉分次注射,根据连续有创动脉血压的变化酌情追加,以免短时间出现矫枉过正。如果无效可加大肾上腺素的剂量静脉注射或者气管内注射、左心室内注射。

6. 必要时扩张容量血管 扩张肺静脉、体循环容量血管可暂时缓解心脏的前负荷,有助于心脏复跳时的"启动"。

7. 主动脉内用药和冠状动脉内用药 本人认为,有许多对症治疗心脏的药物应该从主动脉根部给药或经左冠状动脉直接给药,这样药物到达心肌组织可能会更容易一些。从循证医学的角度来看,这有待于进一步循证。心脏介入医学的发展能给这种治疗方法提供有力的支持。

8. 左室减压与心超监控心脏大小 由于左心室内压力太大,前负荷太大,心脏搏动的启动有了很大的困难。这在心超检查很容易发现。是否可以通过介入手段直接把心导管插入左心室暂时抽血减压(后再回输)可能是未来实验及临床研究的方向。

十三、介入复苏前景展望

从前述有关心搏骤停患者的病理生理状态的讨论,不难看出这些患者急需解决的问题主要有:由于冠状动脉灌注压为负值,肾上腺素难以进入心肌细胞发挥作用;心室内压力过大、心室过于扩张。心脏介入技术的发展可能给心肺复苏带来光明的前景:一方面心经过导管可以把心脏左室内的血抽出以便减压,这样冠状动脉灌注压将会上升;另一方面经过心导管直接把肾上腺素注入冠状动脉将更好地使肾上腺素发挥作用。这在经过前期复苏无改善的患者尤其重要。在此我预言一个崭新的学科分支——介入复苏学将诞生!

第七章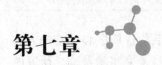

阿片类药物耐受性和依赖性的形成机制及其治疗

机体在使用吗啡、海洛因等阿片类药物一段时间后,必须加大剂量才能达到与初次用药时相近的药效,停药或药量不足患者就会出现严重的戒断综合征,形成对阿片类药物的耐受性和依赖性。有关阿片类药物依赖性和耐受性形成的病理生理机制,目前尚无一种理论能够完整全面地将其阐明,有关理论及研究进展如下。

一、阿片类药物耐受性的形成

人类早在公元前七世纪就观察到了鸦片的耐受现象。吗啡在正常人的使用剂量是 10mg 皮下注射,极量是一次 300mg,而吗啡成瘾者可以一次静脉注射 5000mg 吗啡而不致死,显然这表明他对吗啡形成了强烈的耐受。机体对吗啡等阿片类药物耐受性的形成机制有许多推测,例如有人认为,之所以机体形成对吗啡等药物的耐受,是因为用药一段时间后机体对药物的反应性降低;还有人认为,用药一段时间后机体内阿片受体的数量可能减少等。目前比较公认的解释有:

1. **蛋白激酶及其调节的蛋白磷酸化学说** 有人在体外实验中对 δ 受体的研究时发现,吗啡通过对蛋白激酶(PKA、PKC)的活化,调节并激活其下一级的蛋白酶,其主要过程是磷酸化。反复应用吗啡等一段时间后,吗啡对细胞内的 cAMP 浓度的影响表现为 cAMP 浓度呈双相变化;部分蛋白激酶也呈双相变化。结果导致吗啡的生物学效应降低。有人在 NG108-15 细胞的体外研究中发现,cAMP 第二信使是其中心环节。他们发现,吗啡抑制腺苷酸环化酶(AC)的活性,使得 AC 代偿性合成增加及阿片受体低调节。并提示对吗啡产生耐受和依赖可能是一组基因的表达。近年还有报告,通过 cAMP 反应素(cAMP Reaction Element),cAMP 调节一系列基因的表达。在它们的启动因子区域,cAMP 反应素结合蛋白特异性结合到 cAMP 反应素上,并刺激 cAMP 反应素基因的转录。同样在 NG108-15 细胞,有人用凝胶转移分析法对启动因子区域的 cAMP 反应素单链 DNA 进行分析,检查反复应用吗啡后 cAMP 诱导基因转录调节的可能性。对经过吗啡处理过数日的细胞的核心蛋白分析后,发现 DNA- 蛋白复合物下降,吗啡撤离后 1-2 天又恢复。结合色谱法等分析表明,吗啡调节了 cAMP 诱导基因的表达,可能由此而形成耐受性和依赖性。

2. 阿片受体脱敏感学说　有研究表明,吗啡的镇痛作用、耐受性和依赖性都是通过阿片受体(μ、δ、κ、σ)等介导的。而这些受体都是 G 蛋白偶联受体家族,研究表明,蛋白激酶 C 和 G 蛋白偶联受体激酶(GRK)在 μ、δ、κ 受体的脱敏感中起重要作用。其主要过程是磷酸化。反复应用吗啡可加速这种脱敏感。由于阿片受体对吗啡的失敏感,机体形成对吗啡的耐受。

3. cAMP-Ca^{2+}- 微循环学说　cAMP 作为第二信使,调节 Ca^{2+} 的转运可能是另一个环节。cAMP-Ca^{2+} 泵的活动调节平滑肌的生理功能。经典的离体蛙肠平滑肌实验显示,吗啡使离体蛙肠平滑肌收缩,而这种收缩可被阿片受体专一性拮抗剂纳洛酮拮抗。吗啡在体内对微血管平滑肌的作用,使微循环状态发生改变。有人通过对海洛因依赖者甲襞微循环的摄像观察分析,研究结果表明患者(吸食海洛因者)的微循环状态明显改变:管襻形态、血液流态、襻周状态的分值及总积分值均高于正常人。

据此我们可以从微循环的角度来分析吗啡等的耐受性和依赖性形成的病理生理机制。

对于体内一段微血管来说，由于吗啡作用于血管壁上的 δ 受体，使平滑肌细胞内的 cAMP 浓度发生变化，进一步使 Ca^{2+} 浓度改变，平滑肌收缩，微血管的管径(R)变小。按照流体物理学中的泊肃叶公式，在一段管道内，若不可压缩流体的黏滞度恒定，且流态为层流，流量(Q)与管径(R)的 4 次方成正比。血液是不可压缩的，在血管中的流动也是层流，但血液是一种非牛顿液体，其黏滞度随切变速度的变化而变化，但在正常生理范围内血细胞比容在 40%~45% 时黏滞度变化不大，对流体本身的影响甚微。与上述泊肃叶公式的条件近似，因此微血管的管径(R)的缩小，必然导致流经该段微血管的血流量(Q)的大幅度降低。而该段血管的血流中的药物吗啡的量(M)等于血药浓度(C)与血流量(Q)的乘积(M=CQ)。导致随这段血流最终进入组织的吗啡的量将显著减少。吗啡须进入组织方可发挥药理作用。从此公式可以看出，要想 M 不变，只有加大血药浓度。实际是加大用药量(吸毒量)或增加用药(毒品)频率。于是在连续规律使用吗啡一段时间后形成耐受。此外，耐受的机体内阿片受体的数量和质量均下降，导致机体对吗啡等的反应性降低。这可能是由于微循环血流量减少导致组织缺血缺氧，使组织的新陈代谢障碍，蛋白合成受到不同程度的影响，而阿片受体的本质均为蛋白质，因此受体蛋白的合成、装配必然受到影响，结果阿片受体的数量和质量均下降。于是对阿片类药物的敏感性、反应性降低。

二、阿片类药物耐受性形成后的药代动力学特点

如前所述，吗啡在正常人的使用剂量是 10mg 皮下注射，极

量是一次 300mg,而吗啡成瘾者可以一次静脉注射 5000mg 吗啡而不致死,那么如此大剂量的吗啡在人体内是怎样代谢的呢?吗啡耐受者与环境的联系主要是:药物进来是通过口服、鼻吸、舌下、肌肉及静脉注射等我们均了解的方法用药,而阿片类药物从人体出去的途径有尿、粪便、汗水、口水及痰液、呼出气体中的水分等。阿片类药物从尿、粪中排出均容易理解,而呼出气体、汗水、口水及痰液中有阿片类药物一般文献中鲜有谈及,这是由于吗啡等阿片类药物极易溶解于水的原因。实际上,在吗啡依赖者使用大剂量吗啡等阿片类药物时,由于上述耐受形成的机制,大量阿片类药物其实只在血液内形成很高的峰浓度,随后迅速排出,并没有在人体停留太久。这是阿片类药物耐受后形成的独特的代谢方式。

三、阿片类药物依赖性的形成

自从阿片受体被成功分离,人们对广泛存在于人体的阿片受体的各种亚型及其功能有了很大的认识。在人脑内各亚型受体在不同的区域产生不同的药理作用。如分布在脑室 - 导水管周围皮质及脊髓罗氏胶质区的阿片受体与镇痛有关;分布在杏仁核、纹状体、下丘脑及边缘系统的阿片受体与镇静有关;分布在蓝斑核的阿片受体与吸毒或用药时的欣快感有关;孤束核中的阿片受体与降压、镇咳及胃液的分泌有关。还有一些阿片受体亚型的功能目前尚不十分清楚,有待于进一步研究。关于吗啡等阿片类药物的依赖性的形成,目前的理论认为:

1. **躯体依赖性**　吗啡等阿片类药物连续规律用药一段时间后形成耐受,停药或用量不足则出现戒断综合征,此为躯体依赖性。这从吗啡等阿片类药物的耐受性的形成可以说明。吗啡使微循环的血流量减少,组织的新陈代谢障碍,最先受到影响的就是神经系统,如周围神经末梢、神经元的轴突和树突的生物活动。周围神经末梢因营养不良而变性产生疼痛、蚁咬感;于中枢神经系统则表现为头痛和烦躁不安。有研究海洛因依赖者死后病理解剖发现其脑组织存在部分核团萎缩变性。这些因神经系统的病理改变而出现的戒断症状,恰好在再次用阿片类药物后可以得到缓解。这样就迫使用药者继续用药。形成一种正反馈,具体表现为药物滥用和依赖模式。

2. **精神依赖性** 阿片类药物用后可产生一种心满意足的欣快感,有时可出现许多幻觉。一段时间用药后,用药者为了追求用药后的欣快感和幻觉,往往主动用药,在心理上形成对吗啡等阿片类药物的依赖。一般认为中枢神经系统中的 μ 亚型阿片受体激动后与上述欣快感有直接的关系。

阿片类药物精神依赖性的形成中,强化效应和奖赏效应是其重要基础。中脑边缘多巴胺(DA)系统是药物奖赏效应产生的神经解剖基础。该系统起源于中脑腹侧被盖区(VTA),上行纤维投射到伏核(NAc)、杏仁核、隔区等部位。实验将阿片类药物注射到大鼠 VTA 和 NAc,可使动物产生奖赏行为;用 6- 羟多巴选择性毁损 NAc 可使动物减弱对阿片的偏爱效应。有研究指出,阿片类药物的奖赏效应形成的同时,NAc 内的 DA 浓度升高。阿片类药物对 VTA-Nac 通路的影响可能的机制有:

(1)阿片类药物直接作用于 DA 神经元上的阿片受体,影响 DA 神经元的兴奋性;

(2)VTA 内有 γ- 氨基丁酸(GABA)能抑制性中间神经元,阿片类药物通过对作用于这类神经元上的阿片受体,降低 GABA 能神经元的活动,使 DA 能神经元的活动增强。

最近的研究表明记忆与精神依赖性的形成有一定的相关性。吸毒者每次用药时所处的环境、吸毒用具等,对于随后出现的欣快感等来说为无关刺激,但反复吸毒后则成为条件刺激,形成操作式条件反射。大脑对此的记忆逐渐升级,最终形成三级记忆。表现为大脑皮层局部的增厚。事实上吸毒者对吸毒时的欣快感和不吸毒时的戒断综合征的记忆是十分牢靠的。也就是说吸毒者的精神依赖性是根深蒂固的。

四、麻醉与阿片类药物成瘾的治疗

在各种经常被滥用和依赖的药物中，阿片类药物的危害最大，治疗也最为棘手。目前阿片类药物成瘾的脱毒治疗方法主要有直接停药法、替代递减疗法、可乐定类脱毒法、钙通道阻滞剂辅助治疗、中医药疗法以及麻醉拮抗脱毒法。

我国目前的强制戒毒机构所采用的多为替代递减疗法。但其疗效众所周知，以至于人们对戒毒治疗能否成功产生怀疑。而在自愿戒毒机构中，则多采用冬眠、麻醉辅助治疗，有一定的成功率。从前文对阿片类药物的耐受和依赖形成的机制来看，脱毒治疗必须从以下三个方面来着手：一是把体内的阿片类药物排出去，一般是利用纳洛酮与阿片类药物的竞争性拮抗来达到；二是消除患者的"戒断症状"；三是治疗阿片类药物成瘾给机体造成的身体和心理上的损伤，这包括微循环恢复及心理康复。无论是纳洛酮排毒还是微循环治疗时，都将出现严重的戒断症状，平抑这些症状要么用阿片类药物拟似剂，要么就是麻醉。古代人们就有用冬眠疗法来戒毒，但当时由于条件限制，出现一些并发症甚至有较高的死亡率，使得麻醉在这一领域的应用受到了限制。现代麻醉监护理论和技术给麻醉在这一领域的应用带来了广阔的前景，可以说它给完全彻底戒毒奠定了基础。同时，使阿片类药物成瘾的治疗成为现代麻醉学的一个分支有可能变成现实。这里重点介绍一下针对海洛因、吗啡等阿片类药物依赖的麻醉、拮抗、排毒、快速脱瘾法。

1. 麻醉前准备　海洛因或吗啡依赖者的麻醉下快速脱毒，一般需要在患者最后一次吸毒后 12 小时左右或估计下一次吸毒前开始，或者在其出现轻微的戒断症状时开始，因为这时吗啡的血药浓度比较低,纳洛酮与其拮抗容易成功,否则如果在刚吸完毒就用纳洛酮对其拮抗是无效的。因为要用全身麻醉来平抑戒毒者的戒断症状,因此必须要按照全麻前的准备进行,包括:

(1)禁食8小时以上,防止麻醉过程中由于呕吐导致误吸;

(2)镇吐,目的是防止胃酸及其他胃内容物呕出导致误吸,一般可用甲氧氯普胺20mg肌内注射或氟哌啶2.5~5mg肌内注射。

(3)按照静脉全麻准备吸氧、面罩加压给氧、急救等全部设备。

2. 扩张微循环的血管　由于吗啡、海洛因等阿片类药物对微循环的收缩作用,必须先要用药物解除微循环痉挛,一方面可使组织内的吗啡加快排出,另一方面可使微循环的血流量增加,进而使组织的缺血缺氧性损伤得到修复。一般东莨菪碱的剂量是按照0.01~0.02mg/kg给药的。东莨菪碱用药后患者很快有烦躁不适,实际上是戒断症状。可用安定、咪达唑仑、异丙酚、氯胺酮等静脉麻醉剂处理。

3. 阿片受体刷洗排毒术　大量的原型吗啡结合在阿片受体上、大量的原型吗啡存在于组织间隙、脂肪等所有组织之中,用阿片受体专一性拮抗剂与受体上的吗啡拮抗,可把吗啡从受体上"竞争"下来,使其成为游离型吗啡,通过较大量的输液可让这些吗啡随尿液等途径排出。这样血液内吗啡浓度低而组织内吗啡浓度高,通过东莨菪碱增加微循环的血流,吗啡就会渐渐从体内排出。纳洛酮的剂量可从0.1mg开始渐渐增加,因为纳洛酮静脉注射后会立即出现戒断症状,一开始如果剂量太大,戒断症状就会很严重,严重者可出现呼吸道痉挛、肺水肿。平抑戒断症状需要加深麻醉,一般可用氯胺酮30mg静脉分次注射。不十分严重时也可用丙泊酚等静脉麻醉剂。一次纳洛酮的剂量增加到0.4mg后,可不再增加,每半小时重复一次。待患者平静后可让其苏醒,完全苏醒后2~4小时可进食。第2天重复进行上述阿片受体刷洗排毒,戒断症状明显减轻,甚至不需要用静脉麻醉来处理了。重复刷洗 5-7 天,患者就会有高质量的脱毒。这比用替代递减疗法脱毒要好得多,患者更容易接受。只是有一定的风险,费用也比较高。

4. 治疗阿片类药物依赖者身体损伤　海洛因、吗啡等阿片类药物依赖者由于微循环痉挛造成了组织缺血、缺氧等新陈代谢障碍引起的病理损伤,同时,患者的免疫力下降,他们体内可能存在感染性疾病,这些需要进一步治疗,包括抗生素、静脉补充营养液以及维生素等。临床上,有些患者在用东莨菪碱改善微循环后,食欲陡增,这时候可鼓励他们进食高蛋白等营养丰富的食物。

5. 意外情况的处理　在初次给予阿片受体拮抗剂纳洛酮后,患者必将产生严重的戒断症状,包括躁动不安、呕吐等,严重时可出现呼吸道痉挛、肺水肿等。这些必须按照静脉麻醉时意外的处理方法处理。还有,在最初的数天内,戒毒者在麻醉苏醒后,有可能有觅药渴求,不法分子可能把毒品偷运来,这时候戒毒者的耐受性已经显著下降,再按照原来经常吸食毒品的剂量立即会发生过量,容易导致死亡。同时给随后的戒毒治疗带来很大的麻烦。另外,由于治疗后戒毒人员的食欲大增,他们会偷吃食物,麻醉前未很好地禁食也是非常危险的。

6. 康复　经过 1 周的治疗,海洛因、吗啡等阿片类药物依赖者的耐受和躯体依赖性得到了很好的治疗,随后需要长期口服纳曲酮来巩固疗效。然而其心理依赖性还需要进一步康复,应该在家人、社会的帮助下脱离原来的环境,从事劳动生产,这样才能忘记过去,重新开始新的生活。

第七部分　病例分析篇

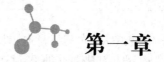

第一章

术中突发室颤抢救成功 1 例

病史及麻醉、抢救经过　患者男性,28 岁。72kg,农民。既往体健,无烟酒嗜好,因患右下肺癌在硬膜外联合全麻下行右下肺叶切除术。于 T_{8-9} 间隙硬膜外穿刺,后行左桡动脉穿刺有创连续监测动脉血压,再予右颈内静脉穿刺,穿刺均顺利,输乳酸钠山梨醇液 500ml 及万汶 500ml。全麻诱导:咪达唑仑 3mg、仙林 8mg、芬太尼 0.2mg、异丙酚 120mg 静脉注射,血压、心率均基本平稳。插入 37 号左侧双腔管,手术过程中患者血压维持在 110~125/70~85mmHg 之间。手术顺利,出血不多,术毕用生理盐水(30℃左右)冲洗胸腔,突然患者的动脉血压降低为 40~20mmHg,PCO_2 下降至 5mmHg,SaO_2 下降至 30%,$PO_2$40mmHg,心脏外观极度扩张,心电监护显示为室颤,心率 500~550bpm,细颤波。立即暂停手术,先予利多卡因 100mg 静脉注射,肾上腺素 0.5mg 静脉注射两次,积极准备除颤仪。经过上述药物处理患者心脏未能复律,但患者 EKG 上室颤由细颤(心室率快)转为了粗颤(心室率稍慢)。立即采用体外双向同步除颤仪体外电除颤,先用 100J,电击后见患者身体弹起,说明患者受到了有效的电刺激,但第一次除颤未成功,再次充电后增加到 150J,除颤成功,EKG 上原来的室颤波转为窦性心律,患者心脏转为有节律的跳动,血压升高为 170/100mmHg,心率为 100~110bpm,心脏大小渐渐恢复原来的状态。静脉滴注 5% 碳酸氢钠 50ml,检测血气:pH6.01。PCO_2 为 65mmHg。进一步纠正酸中毒,大剂量肾上腺皮质激素,关胸。术毕患者苏醒,拔管后送 ICU 进一步观察,心电监护均为窦性心律,第 2 天送返病房,5 天后出院。

体会:心脏室性颤动是一种严重的心律失常,实际上此时心脏已经完全失去泵血功能,也即是患者的循环系统处于停滞状态,如果不及时处理,患者可在数分钟内死亡。本例患者的心脏极度扩大,血压降低为 40~20mmHg,PCO_2 下降至 5mmHg,SaO_2 下降至 40mmHg,可说明当时患者的循环状态:心脏没有泵血,而淤积大量的血液导致心脏极度扩张;由于没有肺循环血量,通气血流比例极度增大导致呼出气中 PCO_2 下降和 SaO_2 下降。对于手术中发生的室颤的抢救,体外电除颤是首选的治疗方法,开胸手术还应该首选胸内心脏直接电除颤。由于手术正在进行,为了不污染手术野,我们先予利多卡因、肾上腺素等抗心律失常药物,同时积极准备好除颤仪,在药物治疗无效时,及时采取电除颤,取得了良好的治疗效果。

本例患者既往无相关病史,手术结束冲洗胸腔时突然发生室颤,可能与冲洗时水流对心脏的冲击、水温较低等因素有关。室颤一般对利多卡因等抗心律失常药物敏感。但该患者却毫无反应,肾上腺素也无作用,但患者的快速室颤转变为粗颤,正是电除颤的好时机。由于是开胸手术,最好是胸内电除颤,考虑时间关系,简单消毒后我们采用体外双向同步电复律。

本例患者心脏极度扩大是由于此时心脏泵血停止而静脉尚有部分回流、大量输液造成的,外科医师在做心脏按摩时的感觉是"心脏很硬",说明心脏的前负荷极大,而且越来越大,临床上在患者心搏骤停或室颤时,输入了大量的液体和治疗药物,可能是心肺脑复苏失败的原因。

值得重视的是,有少数开胸手术患者术中猝死可能与严重的心律失常有关,出现严重的心律失常时,心电图上已经表现出来了,而麻醉医师没有意识到,或者认为是电极脱落等,花较多的时间去重新整理电极片,验证"是否真的是心律失常",这样有可能浪费宝贵的抢救时间。另外,麻黄碱、阿托品、利多卡因等常用的药物应该常规抽好备用,一旦需要可立即使用。

第二章

心肺脑复苏两例

在最近几年的执业中,本人麻醉的患者有 2 例急性呼吸心搏骤停,现将心肺脑复苏经过及体会作一简单介绍。

病例一

1. 病史、麻醉及心肺脑复苏经过 患者男性,55 岁。多发性结肠息肉癌变,拟行全结肠切除术。术前访视患者无其他全身性疾病,ASA I 级,65kg。予 T_{11-12} 硬膜外穿刺、右颈内静脉穿刺、左桡动脉穿刺连续监测动脉血压。硬膜外腔分别注射 0.5% 布比卡因 1、5、9ml,麻醉平面 T_3~S_5,输乳酸钠山梨醇液 500ml、6%HEAS1000ml。予咪达唑仑 2mg、异丙酚 70mg、芬太尼 0.2mg、Scoline0.1 静脉注射诱导后,可清楚暴露声门,插入 ID 为 7.5mm 气管导管,接麻醉机,手动挤压呼吸囊,听诊两肺呼吸音不明显。立即拔出气管导管,再次清楚暴露声门,插入气管导管,两肺呼吸音仍不明显。第 3 次插管后,发现患者胸廓高高抬起,无呼吸音。患者 HR 从 75bpm 降低到 60、50、30、0bpm,有创动脉血压从 130/80mmHg 降低到 60/20、0mmHg。立即拔出气管导管,经面罩加压给氧,胸外心脏按摩,患者胸廓下降。同时静脉注射阿托品 0.5mg、肾上腺素 1mg、异丙肾上腺素 1mg。8 分钟后患者恢复窦性心律,HR120bpm,血压 75/60mmHg。予多巴胺 80mg 加间羟胺 40mg 加入 5% 葡萄糖盐水 500ml 中静脉点滴,维持血压在 90~130/50~70mmHg 之间。血气分析结果 pH5.3,$PCO_2$75mmHg。立即给予 5% 碳酸氢钠 150ml、氢化可的松

200mg、20%甘露醇250ml。用冰帽给患者头部降温,颈部、腋窝、腹股沟大动脉处用冰袋降温。5分钟后患者自主呼吸恢复至18BPM。10分钟后血气分析结果pH7.3。15分钟血气pH6.2。再缓慢输入5%碳酸氢钠100ml。后血气分析结果正常,改为15分钟测1次血气。30分钟后患者出现烦躁、面部及四肢抽搐。予地西泮5mg静脉注射。送苏醒室,予经鼻气管插管成功、测得呼气末$CO_2$35mmHg。血压、呼吸均稳定。1小时后送ICU,予哌替啶100mg、氯丙嗪100mg、非乃根50mg加入0.9%NS50ml,注射10ml后余下药液用微泵静脉注射,阿端20mg、咪达唑仑40mg及0.9%NS至50ml用微泵静脉注射,降温毯降温。12小时后患者清醒,生命体征、血气均正常,拔出气管导管。2天后送返普通病房,5天后出院。

原因分析:在随后的接台手术麻醉插管后又出现同样的情况(本人也是麻醉操作者),立即考虑麻醉机故障,更换麻醉机后麻醉顺利至手术结束。检查麻醉机时,发现PEEP键被设定在40cmH_2O最大处,本麻醉机为Dräger SA-Ⅱ,其独特的管道系统使得PEEP最大时,在手动状态(manual,非控制呼吸)也有效,因为未机械通气,未来得及监测气道压,因此对PEEP的高压未发现。插管接麻醉机后气道压立即达到40cmH_2O!两肺被充分胀起,无呼吸音。长时间的肺胀导致肺血流受阻、气体交换障碍、胸内压急剧升高、回心血量减少,最终血压下降、心跳变慢、停止。

2. **体会** 术前常规检查麻醉机仅检查有无漏气,而未发现PEEP键被错误地设在最大处(0和40cmH_2O位置很近)是此次事件发生的主要原因,但本麻醉机的特殊管道途径给其发生提供了条件。在发现心跳停止后,立即拔出气管导管改用面罩加压通气,使气道压迅速下降,从根本上缓解了回心血量的减少。胸外心脏按摩有效,除阿托品静脉注射外,将肾上腺素1mg稀释至20ml,一边看有创动脉血压一边缓慢注射,可有效避免肾上腺素过量导致的血压过高。多巴胺、间羟胺对复苏后的血压维持起到了良好的作用。同时我们对心跳停止后的缺氧和酸中毒、脑水肿进行了针对性的预防和治疗。为了降低肌肉抽搐引起的氧耗增加，我们用长效肌松剂及镇静剂合用下呼吸机控制呼吸，传统的冬眠合剂也降低了代谢和氧耗。检查患者球结膜水肿程度不严重意味着脑水肿并不严重。

病例二

1. 病史、麻醉及心肺脑复苏经过 患者男性，78 岁。左上肺癌，拟行左肺上叶切除术。术前访视患者无其他全身性疾病，ASA Ⅰ 级，68kg。分别行硬膜外穿刺、右颈内静脉穿刺、右桡动脉穿刺连续监测动脉血压。硬膜外注射 0.375% 布比卡因 1、5、5、9ml，麻醉平面确切，输乳酸钠山梨醇液 500ml、6%HEAS1000ml。予咪达唑仑 2mg、异丙酚 70mg、芬太尼 0.2mg、Scoline0.1 静脉注射诱导后，插入 8.0mm 气管导管。术中吸入 1.0MAC 异氟烷、异丙酚 10ml/ 小时维持镇静、仙林维持肌松。手术基本顺利，残端稍有漏气，左中下肺能张开。患者清醒后血气 $PCO_2$50.2mmHg。停止吸氧 15 后 $SO_2$94%，血压 105/65mmHg，呼吸 15BPM。拔管，结扎胸腔引流管，再观察 15 分钟，过床后患者能与麻醉医师对话，送 ICU。车床出手术室 15m 至 PACU 门口，呼之不应。呼吸停止、大动脉搏动消失。立即经面罩加压给氧，气管插管。胸外心脏按摩、静脉注射阿托品 0.5mg、肾上腺素 1mg、异丙肾上腺素 1mg。15 分钟后患者恢复窦性心律，HR150bpm，血压 70/40mmHg。予多巴胺 80mg、间羟胺 40mg 加入 5% 葡萄糖盐水 500ml 中静脉滴注，因血压不能维持，静脉注射肾上腺素 1mg 共 9 次。血压维持在 95-105/40-65mmHg，HR 在 120-150bpm 之间。10 分钟后，患者血压再次下降，改用多巴胺 80mg 加去甲肾上腺素 4mg 加入 5% 葡萄糖盐水 500ml 中静脉滴注维持，间断注射去氧肾上腺素 0.1mg，血压渐稳定在 95-120/65-80mmHg 之间，HR 下降至 100bpm。第 1 次血气分析示 pH4.8。立即给予 5%

碳酸氢钠 150ml、氢化可的松 200mg、20% 甘露醇 250ml。5 分钟后血气分析 pH5.3，加用 5% 碳酸氢钠 100ml。再过 5 分钟血气分析 pH6.1，立即追加 5% 碳酸氢钠 150ml。用冰帽给患者头部降温，颈部、腋窝、腹股沟大动脉处用冰袋降温。35 分钟血气分析 pH7.3，随后数次血气分析结果大致正常，改为 15 分钟测 1 次血气。患者血压、呼吸、血气、尿量均稳定。1 小时后送 ICU，呼吸机控制呼吸（PSV）。随后患者出现烦躁、四肢肌肉抽搐。予哌替啶 100mg、氯丙嗪 100mg、非乃根 50mg 加入 0.9%NS50ml，静脉注射 10ml 后余量用微泵静脉注射，阿端 20mg、咪达唑仑 40mg 及 0.9%NS 至 50ml 微泵静脉注射，降温毯降温。4 小时后检查患者时发现其球结膜水肿明显，再予 20% 甘露醇 250ml 静脉快速点滴，第 2 天改为 q8h。积极用抗生素预防感染。16 小时后患者对呼叫有轻微的反应，自主呼吸不规则，约 5BPM，仍予呼吸机维持呼吸（SIMV）。生命体征、血气均正常，4 天后撤升压药，加强口腔护理及呼吸道护理，经胃管食物营养与静脉营养相结合，气管切开。6 天后自主呼吸完全正常，符合脱机标准，予以撤呼吸机。每天用耳机连收音机让患者听其爱听的节目 4-6 小时，嘱其家属和患者讲话，对患者进行全身按摩，让其四肢被动运动或对抗运动，不管患者反应如何。5 天后患者对其家人的呼唤有准确反应、可睁眼。8 天后能按指令完成动作，肌力佳。15 天后拔除气管套管，转入普通病房。出院前患者行走自如、对话正常，对麻醉后发生的一切毫无记忆。18 天后患者出院，3 月后外科门诊随访，记忆完全恢复，一切正常。

2. 原因分析 对于本例急性呼吸心搏骤停，我们在病例讨论时考虑主要有：

（1）气胸：在术毕张肺时，气管残端漏气明显，结扎胸腔引流管至送患者约 5~10 分钟左右，每次呼吸都有吸入气从残端进入胸膜腔，而且气体不易从残端呼出，气体积聚导致左肺中、下叶压缩、不张，直至纵隔左移（胸片证实），类似张力性气胸，最终导致急性呼吸心跳停止；

（2）交感抑制：本例麻醉以硬膜外阻滞为主，高位硬膜外阻滞使交感神经节前纤维阻滞，特别是心交感神经阻滞明显，迷走神经张力相对过剩。过床、搬动可使这种自主神经张力失衡进一步加重，出现急性呼吸心跳停止。

3. 体会　临床上许多急性呼吸心跳停止发生在把患者送往病房的途中。患者高龄、开胸手术更应加以重视。该例患者发生急性呼吸心搏骤停的原因可能是：

（1）张力性气胸：气管残端漏气在结扎胸腔引流管后，给患者拔管前张肺、患者自主呼吸等都有可能使患侧胸腔内积气，最终形成张力性气胸；

（2）麻醉平面过广：20ml 0.375% 布比卡因可能使得阻滞平面过广，导致患者呼吸肌乏力。

在临床工作中，全麻复苏后患者的 PCO_2 50.2mmHg 一般也可接受。在过床后患者能应答可证明那一刻患者未出现心跳停止。发现后先用面罩加压通气，可使肺内立即有氧，胸外心脏按摩才有效，若先气管插管则需要数分钟的时间，胸外心脏按摩使心脏射出的血也是无氧的血。多巴胺、间羟胺对复苏后的血压维持不起作用时，我们改用多巴胺和去甲肾上腺素及去氧肾上腺素维持住血压，使心、脑、肾等重要生命器官的血供及时恢复。同时，我们对心跳停止后的缺氧和酸中毒、脑水肿进行了针对性的预防和治疗。缺氧引起酸中毒产生大量 H^+，在第一次纠正后，可再有后续 H^+ 释放入血，每 5 分钟检测一次血气分析为纠正酸中毒提供了依据。为了降低肌肉抽搐引起的氧耗增加，我们采用长效肌松剂及镇静剂合用下呼吸机控制呼吸。传统的冬眠合剂也降低了代谢。球结膜水肿程度与脑水肿的严重程度一般是平行的，我们把它作为降颅压药的使用依据。另外，在治疗心肺脑复苏完成、患者情况稳定后，应刺激患者的听觉、触觉等，让这些感觉器官产生神经冲动并上传，维持大脑的兴奋；即使患者昏迷,让患者感觉器官"功能锻炼"是非常必要的。本例苏醒成功与患者家属长时间在其耳边呼唤有确切的关系,亲情可能是让患者苏醒的"特效药"。

作为这两例患者的麻醉和负责抢救的医师,体会最深的是,作为负责麻醉的医师应该临危不乱,必须多名同事通力合作,有条不紊地组织各项抢救措施,争分夺秒,才能在与死神的赛跑中占得先机。

第三章

急性左心衰抢救成功 1 例

病史及抢救经过　患者男性,65 岁。左上肺癌,既往无特殊病史。2 天前接受左上肺叶切除术,手术过程中无特殊,手术后第一天从监护室转回病房,第二天上午静脉注射白蛋白 10g。上午 11 点,患者在无明显诱因下突然出现呼吸困难,端坐呼吸、剧烈咳嗽、咳粉红色泡沫样痰,大汗。测 BP150/90mmHg,HR150bpm,R60BPM,$SpO_2$80%(面罩吸氧),无胸痛。检查胸腔引流管位置正常,水封瓶内液面波动好。听诊两肺可闻及满布湿性啰音。初步印象:①急性左心衰竭;②肺栓塞? 血气分析:pH7.21,$PaO_2$40mmHg,$PCO_2$75mmHg。先予以对症处理,面罩无创正压通气,硝酸甘油 20mg 加多巴酚丁胺 40mg 溶入生理盐水 50ml 中,先静脉注射 2ml,再泵注 5ml/h。10 分钟后患者症状减轻,改为面罩吸氧,BP120/65mmHg,HR80bpm,R25BPM,$SpO_2$95%,血气指标恢复正常,半小时后症状消失,平卧后入睡。密切观察患者,无其他症状和体征,3 天后患者被拔除胸腔引流管,手术后第 7 天出院。

体会　患者无胸痛史,两肺均满布湿性啰音,上午曾经静脉滴注白蛋白 10g,可基本排除肺栓塞。白蛋白有很强的扩充血容量作用,因此患者可能是由于血容量突然增加后导致的心脏负荷过大造成急性左心衰竭。硝酸甘油对动脉及容量血管均有扩张作用,扩张动脉血管可降低心脏后负荷,扩张静脉血管可增加容量血管的容量,减少回心血量,降低心脏的前负荷;多巴酚丁胺可直接激动心肌上的 β 受体,增加心肌收缩力。为了防止血液过度浓缩,我们暂时没有用呋塞米。由于患者对我们的对症处理敏感,血气指标迅速恢复正常,我们没有再继续用其他治疗方法。

由于风湿性心脏病、原发性心肌病等的发病率逐年下降,急性左心衰竭已经很少能见到了,临床上急诊室里面的急性左心衰多数是心肌梗死后的心源性心衰,其临床表现不一定会出现典型的症状和体征。很多医学生甚至临床医师没有看到过典型的左心衰。本例患者的临床表现与教科书上描述的症状和体征完全一致。由于患者的临床表现非常典型,诊断迅速明确了,给抢救赢得了时间。对于急性左心衰的抢救,应该从降低心脏负荷、增加心肌收缩力、呼吸机正压通气辅助呼吸等几方面同步进行。硝酸甘油与多巴酚丁胺同时使用既可降低心脏的前后负荷又可增强心肌收缩力,无创面罩正压通气对急性左心衰的患者可辅助通气,十分必要。设置的呼吸频率要根据患者自主呼吸的频率,当患者的情况改善后应该及时调整。没有对该患者使用呋塞米等降低血容量的药物是因为患者可能为白蛋白引起,呋塞米使水分排出增加,血液浓缩,血液黏滞度增加,不利于急性左心衰的恢复。该患者对我们的对症处理反应良好,可进一步明确诊断为急性左心衰竭。

第四章

抗生素休克抢救成功 1 例

患者男性,56 岁,75kg。食管中段癌。行食管癌根治术(三切口),既往有抽烟史 30 年,戒烟后 2 周,轻度高血压史,长期口服珍菊降压片,血压控制好。青霉素皮试(-)。患者入手术室后经过进一步检查,无麻醉禁忌证,BP140/75mmHg,先予 T_{9-10} 间隙硬膜外穿刺,穿刺顺利。再分别予以锁骨下静脉穿刺,左桡动脉穿刺有创监测动脉血压,硬膜外试验剂量无异常后,分 3 次给 0.375% 布必卡因 15ml,阻滞平面好,补充乳酸钠山梨醇 500ml 及万汶 1000ml,全麻诱导:咪达唑仑 3mg,仙林 8mg,芬太尼 0.2mg,1% 异丙酚 10ml,插入左侧双腔管,一次成功,位置佳。手术开始后,患者 BP120/68mmHg,给与锋达新 4.0 加入生理盐水 200ml 中静脉点滴。进胸后手术医师准备开始分离食管,突然患者血压渐渐下降,最低为 30/20mmHg,HR 为 90bpm,先予麻黄碱 10mg 静脉注射 3 次,无效后予去氧肾上腺素 0.1mg 2 次,无效。检查发现患者面部、胸壁有大片隆起,皮肤发硬,完全没有弹性,耳后有大块皮疹,考虑为锋达新引起的过敏性休克。立即将 1mg 肾上腺素稀释至 20ml,静脉注射 1ml,血压升至 40/30mmHg,再追加 2 次各注射 1ml,共 3ml,血压达到 115/73mmHg,后血压又有下降的趋势,再追加 2 次各 1ml,血压稳定在 110/78mmHg 上下,心率为 100bpm,同时给与氢化可的松 200mg,血气检查:pH7.31,PCO_2 为 48mmHg,未予其他处理。手术继续进行,术后送监护室观察,8 天后出院。

体会　过敏性休克的诊断一般并不困难,处理也比较容易。手术过程中患者在用静脉抗生素后突发低血压、皮肤有皮疹或大片样隆起等表现,我们立刻考虑为过敏性休克,并且给予了及时处理,取得了很好的治疗效果。过敏性休克的处理主要有升高血压、肾上腺皮质激素等支持治疗。过敏性休克患者还有一个特征就是对普通升血压药物不敏感,一般只对肾上腺素等强烈的缩血管药物敏感。该患者在手术正常进行过程中血压、心率均平稳,输注头孢类抗生素时突然出现严重的低血压,大片皮疹等典型的过敏性休克症状,为诊断赢得了时间。过敏性休克为Ⅰ型变态反应,该患者术前青霉素皮试(-),用锋达新后突然出现过敏性休克的表现,可能与滴注速度稍快也有一定的关系,说明术前青霉素皮试(-)并不是说明患者一定不对青霉素类过敏。本例患者在使用麻黄碱、去氧肾上腺素等常规升高血压的药物不能奏效,患者的严重低血压仅仅对肾上腺素敏感也进一步明确了过敏性休克的诊断。肾上腺素的使用也有一定的要求。既往有些过敏性休克患者在用肾上腺素抢救时死亡,可能是用量过大引起严重高血压导致脑血管意外。该患者在静脉注射 150μg 后血压即上升至正常,就说明了这一点。因为过敏性休克在不同个体所需要的量是不同的,直接用 1mg 肾上腺素静脉注射是比较危险的。本例患者由于有连续有创监测桡动脉血压给肾上腺素的使用提供了非常好的瞬间血压指标。我们把 1mg 肾上腺素稀释至 20ml,每次注射 1ml50μg,目的是防止肾上腺素用量过大造成严重的高血压,后者可能造成脑血管意外。大剂量肾上腺皮质激素对过敏性休克的抢救也是必不可少的,血气指标如果有严重的异常,应该及时纠正。本例因为发现和抢救均及时,血气指标未出现严重的偏差,因此未予特殊处理。

第五章

强直性脊柱炎麻醉处理 1 例

病史　患者男性,57 岁,66kg。直肠癌肝转移行姑息性直肠前切术,同时患有强直性脊柱炎 20 年。体检发现患者颈椎关节活动受限,头不能后仰,脊柱后突,可平卧,但需要垫高头部及背部 30cm,脊椎棘突间隙不清晰,脊柱 MR 检查未见明显的黄韧带骨化。

麻醉经过　考虑患者颈椎活动受限,头无法后仰,全麻下插管有可能损伤患者的颈椎关节及脊髓,决定先试行硬膜外阻滞。让患者取左侧卧位,常规消毒铺巾,脊椎正中线旁开 2.5cm 处进针先局麻,行侧入法硬膜外穿刺,找到黄韧带后,发现黄韧带未骨化,穿刺顺利。让患者平卧并垫高头部,使患者自觉处于最舒服的体位,予行右颈内静脉穿刺。接上补液,一切准备工作就绪后,经硬膜外导管回抽,无异常后注入 0.625% 布比卡因 3ml,观察 5 分钟无全脊髓麻醉表现,再次回抽却抽出透明液体 2.5ml,再回抽则抽不出,再次观察患者无异常表现后,注入局麻药 2.5ml,观察 5 分钟患者无全脊髓麻醉迹象,再注入局麻药 7ml,5 分钟后又可回抽出 5ml 透明液体,再回抽则抽不出液体,患者无全脊髓麻醉征象。再分别注入 5ml、10ml 局麻药,未再回抽。硬膜外阻滞平面渐渐显现,总共 20ml 局麻药全部注入 10 分钟后,麻醉平面达 T_4~S_5,快速输入万汶 1000ml。肌注 50mg 盐酸哌替啶和 1mg 氟哌啶合剂。除给患者进腹探查后血压稍有下降外,术中患者生命体征基本平稳,术毕安全送返病房。

体会　强直性脊柱炎为脊椎的慢性进行性无菌性炎症,侵犯骶髂关节、关节突、附近韧带和近躯干的大关节,导致纤维性或骨性强直和畸形,是自身免疫性结缔组织疾病,特出的临床表现是脊柱后突,脊柱从颈部到腰骶部均有原发性、慢性、血管翳破坏性炎症,韧带骨化是继发性修复性病变。随着病情的发展,棘上韧带、棘间韧带和黄韧带等骨化程度越来越严重,因此硬膜外穿刺困难。但在疾病的早期,不排除硬膜外穿刺成功的可能性。由于患者颈椎强直,头后仰困难,因此插管暴露声门比较困难,更重要的是患者全麻后失去自我保护能力,手术过程中可能被不经意地摆放不适体位,如颈椎过度后仰、胸、腰椎过度牵拉等,此举可造成韧带拉伤、关节损伤甚至脊髓损伤。因此,强直性脊柱炎患者在全麻时的体位要求十分严格,必须在麻醉前摆放好患者觉得舒服的体位,气管插管时不可让患者颈椎关节过度后仰。

理论上强直性脊柱炎患者不宜行硬膜外阻滞,本例患者由于是下腹部及盆腔手术,为了避免全麻对患者的损伤,我们先尝试予连续硬膜外穿刺,结果发现未见明显的黄韧带骨化,穿刺顺利。该例特别值得注意的是,在给硬膜外导管注药时,一开始回抽无异常,注入 3ml 局麻药却回抽出 2.5ml 局麻药,再回抽则抽不出,且无全脊髓麻醉征象,所以再注入局麻药物。该患者经硬膜外导管回抽可抽出的液体量总是小于注入的局麻药的量,所以我们予以进一步给药。一般患者在硬膜外注射局麻药后很难回抽出。本例患者总能回抽出来,其原因可能是患者有严重的脊柱后突,穿刺点即为平卧时的最低点,注射进去的局麻药并未向上下流开,积聚在硬膜外导管的附近,于是回抽一直能抽出。有三点可排除回抽出的液体是脑脊液:①注药前回抽无液体;②注药 3ml 局麻药而只回抽出 2.5ml 液体,再回抽则抽不出液体;③无全脊髓麻醉征象,血压等生命体征均平稳,硬膜外阻滞效果好。

第八部分　阑珊麻醉器械篇

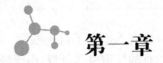

第一章

阑珊麻醉器械的研发

作为一名临床麻醉医师,我每天都在使用医疗器械。与我们临床麻醉密切相关的器械有:麻醉机、监护仪、硬膜外穿刺包、腰麻包、深静脉穿刺包、静脉留置针、动脉穿刺针、喉镜、气管插管、双腔管等。使用过程中我经常思考这些问题:

一、这些器械效果好吗? 有需要 改进的地方吗?

1. 气管插管和气管插管的成功率 多年来,临床上使用的气管插管前端是斜面,在无法直视声门时麻醉医师只好盲插,此时导管前端的斜面是喉损伤最重要的原因,喉出血水肿可能并发通气困难,严重时可导致患者死亡。当务之急是研发出能确保插管一次性成功、对患者损伤小的气管插管。我们知道,有相当一部分患者的上呼吸道解剖上属于困难气管插管,我们怎样来确保气管插管一次性成功?

2. 双腔管 临床上使用的双腔管粗大,张口小的患者往往阻碍插管医师的视野,是插管困难、气道损伤大的原因之一。研发出容易插管的双腔管是我多年的愿望。

3. 喉镜与可视喉镜 临床麻醉使用的普通喉镜使用多年,应该说是很好的器械。然而有些患者牙齿极度松动,特别是有些患者无法张口,这些时候喉镜的使用就有一定的局限性。后来有人研发了可视喉镜。但是可视喉镜也是有缺点的：真正困难的气道也非可视、由于屈光的关系，有时看得到声门但就是插不进。此外，可视喉镜的镜身粗大，容易损伤患者的牙齿，消毒困难，如果外套一次性镜片费用很高。

4. 麻醉尾气排放 有的医院手术室麻醉机尾气直接排入手术间，尽管手术室是层流，排气效果确切吗？有的医院采用中央吸引法把尾气排出，但是这种方法对麻醉机的损伤很大，甚至导致麻醉机不能工作。

二、这些器械安全吗？

每当我在用深静脉穿刺包做深静脉穿刺时，那些可能发生的严重并发症都让我退缩：导引钢丝刺破心脏导致心脏压塞、气胸、误穿颈总动脉等足以可能致命。难道我们一定要冒这样的风险吗？一次性喉罩目前使用很风靡一时，但是有医院发生过严重并发症导致患者死亡。

三、这些器械必须要用吗？

目前市场上有一次性脉搏氧饱和度探头销售，有很多医院在使用。每个100多元。不但增加患者经济负担，制造医疗垃圾，监测效果也不如监护仪自带的探头。本人认为完全没有使用的必要。因为氧饱和度探头是无创监测，监护仪上自带的探头准确实用，不需要另外收费。即使对于有灰指甲的患者，只要我们给患者手指上套一透明塑料纸，既可成功避免传染又可成功监测氧饱和度。

四、一次性使用医疗器械是否过多？
　　对环境的影响大吗？

太多的一次性使用麻醉器械,不但增加费用,更重要的是造成医疗垃圾过多。电子镇痛泵和电池就是最突出的医疗垃圾。大型三甲医院每天收集的镇痛泵和电池堆积如山,都是无法回收再利用。前文已经谈到镇痛泵完全没有必要用。

五、怎样在确保麻醉效果完美的前提下
　　最少使用一次性医疗器械、降低费用、
　　减少医疗垃圾？

这是一个长远的战略问题,远非吾辈可以解决。只有跨越金钱观的一代人才可以真正实现这些目标。

带着这些问题,我研发了一系列麻醉器械。相信会给临床麻醉医师工作带来一些帮助,工作理念可能有所改变。

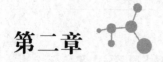

第二章

人工麻醉气道新思维

一、理想的气管插管器械

理想的气管插管器械应该满足以下要求：

1. 须插管一次性成功。
2. 操作对气道损伤小。
3. 操作简单易学。
4. 一次性使用、价格低，适用于每个患者。

二、辅助插管设备的理念

目前辅助气管插管设备的理念不外乎两点：

1. **一是可视化** 新的可视设备层出不穷，目的是尽量让麻醉医师能够看清患者的声门。

2. **二是导引设备** 纤维支气管镜、带光源的引导设备等都是先把引导设备先插入气管内，再沿着它们把气管导管送入气管内。

三、现有插管器械的弊端

到目前为止尚无一种插管方法可以满足上述理想插管要求。现有插管器械的不足归结如下：

1. 导管前端斜面　多年来临床上使用的气管导管的前端是一斜面,对于喉镜暴露很好能看清声门的病例,这种设计显然是聪明的,因为多数患者声门开启时为"1"字形,斜面正好容易通过。试想一下,如果直接把没有斜面的气管导管插入气管内会有多么难! 然而,有许多患者麻醉后并非声门大开,特别是插管困难的病例,麻醉医师根本看不到声门,这时候一般只好尝试插管。旋转导管、暴力插管是比较常见的情形。此时导管前端的斜面就成了喉和声带损伤、声带水肿、紧急困难通气气道(无法插管和经面罩加压通气)形成的元凶。

2. 纤维支气管镜插管的不足　纤维支气管镜辅助插管是比较"公认"的好方法,可是它有四大缺点:

(1) 有时看不清声门:除非一开始就决定用纤维支气管镜插管,否则如果在喉和声门损伤发生后,出血水肿将影响操作支气管镜医师的视野,看不清声门,导致插管不成功。室温下的纤维支气管镜遇到温度较高的口腔会产生水雾,导致麻醉医师的视线模糊。

(2) 送管困难:有时候虽然可以把纤维支气管镜顺利插进气管内,但是很难把气管导管插入气管。这是由于气管导管的内径显著大于支气管镜的外径,一旦支气管镜的气管导管外部分与气管导管内部分成角后,气管导管的斜面将张开,极易受到声带的阻挡,导致送管困难。

(3) 非一次性使用,可能导致医源性感染。

(4) 容易损坏,使用成本高,麻醉医师需要一段时间培训才可以熟练掌握　纤维支气管镜作为大型设备投资需要科室承担成本,不可能每个患者都用纤维支气管镜插管。

3. 弹性树胶探条(布吉)的不足　布吉也是一种比较好的选择,但也有些缺点:

(1) 前端塑形困难:对于无法看见会厌的病例,需要把探条塑形,但布吉无法满足这一要求。

（2）送管困难：与纤维支气管镜一样，对于内径大的气管导管同样有送管困难这一弊端。

4. 可视喉镜　最近几年，可视喉镜进入了麻醉医师的视线，其缺点也是不言而喻的：

（1）非总是可视，在困难插管病例也看不见声门。

（2）看得见却插不进，有时尽管可以看到声门但却无法插入气管导管（由于屈光的关系，通过屏幕看到的气管导管无法按照麻醉医师的意愿调整前进的方向）。

（3）镜体大需要张口度大，困难插管病例无法置入可视喉镜，勉强置入则易损伤患者的牙齿。

（4）有的可视喉镜非一次性使用，使用后消毒困难；有一次性镜片，但镜身有可能被污染而无法消毒，造成医源性感染。

（5）价格高，需要麻醉科承担成本等。

5. 喉罩　喉罩的应用给短小手术、急救提供了有益的帮助，有些医院麻醉科把它应用于许多大手术，术中肌松剂用量可能偏大，且麻醉深度高。因为如果肌松效果不好或麻醉深度浅，患者吞咽、转头均可导致喉罩的移位，导致漏气或通气困难。实际上喉罩的使用给麻醉管理增加了难度和风险，麻醉医师须高度监护患者的机械通气。有医院用喉罩把气打入患者胃中致死。另外，喉罩麻醉是不能按照气管内麻醉收费。

6. 其他插管辅助器械　国内专家设计的前端带光源的插管辅助器在确定其前端是否在气管内十分有意义，但在绕过会厌对声门的覆盖进入气管有时候也是困难的，非一次性使用，前端的光源容易损坏，同时也有送管困难这种可能。

四、新型麻醉插管器械

根据上述背景，综合各种插管器械的优点，克服各种设备的缺点，我们开发出了新的麻醉插管产品。

(一) 阑珊平口气管插管和阑珊导芯

为了避免气管导管斜面对喉的损伤,我们削去普通导管前端的斜面,使之成为平口气管导管。如果直接用平口气管导管插管,一定是困难的。阑珊导芯正好弥补的布吉的不足。其由前端半球、前圆柱、圆台、后圆柱、后半球组成,可任意塑形,材料有一定的弹性。每根导管配备内径相适应的导芯,借鉴seldinger 技术,插管时先把导芯插入气管内,再把导管沿着导芯送到适当的位置。唯一要求患者可张口置入喉镜片。在困难插管患者,可用导芯挑起会厌。无法看到会厌的极困难气道,可用喉镜尽量暴露,由助手固定喉镜,插管医师触摸患者的甲状软骨和气管壁,感觉导芯前进路线,左右手配合可成功插管。尽管不能直视,成功率极高。

(二) 阑珊双腔管和阑珊长导芯

必须承认双腔管插管比单腔管困难,对患者喉损伤更大。这是因为双腔管前端是平口,管体粗大,插管时极容易影响麻醉医师的视野。阑珊双腔管与通常导管无异,只是要求插管时先把导芯插入双腔管,露出导芯一定长度,把它们一起插送,导芯进入气管后把双腔管沿着导芯送入气管,拔出导芯,下一步再把双腔管插进支气管。

(三) 阑珊逆行气管插管

谈到逆行气管插管,很多麻醉医师嗤之以鼻,这种有创伤的插管方法怎么还要捡起来用? 事实上,阑珊逆行插管法是目前效果最确切最有效的插管方法,适用于任何患者,对气道的损伤恰恰最小,仅仅是患者的气管壁上有一小针孔而已。对于插管困难的患者,用其他方法反复尝试插管,必将造成气道损伤。由于不需要喉镜暴露,患者绝无术后喉咙痛、牙损伤等并发症。通常插管方法须喉镜暴露,患者咽腭弓往往受到很大的牵拉,导致术后患者喉痛。对于口腔外伤、牙齿松动的患者、张口极小的患者(无法置入喉镜片),经过评估有插管困难的患者,阑珊逆行插管可解决这些难题。传统逆行插管是用硬膜外导管导引,让患者咳出硬膜外导管,再把气管导管沿着硬膜外导管插入气管。导管的斜面在气道中行进是很困难的,因为会厌和声带都可阻挡导管的前进。这是为何逆行插管被弃用的原因。阑珊逆行插管用导引钢丝(有一定的刚性)代替硬膜外导管,即使全麻状态下,也可顺利插出。后鼻孔封堵器可使导引钢丝只从口腔导出。平口气管导管内衬铅笔样导芯,沿着被拉直的导引钢丝,在前进的过程中可不被会厌、声带阻挡,应该是真正意义上的万能插管。

(四)阑珊急救通气针

紧急气管切开耗时数分钟,与抢救患者时分秒必争相悖。麻醉插管时如果不能及时把气管导管插进也是十分紧急的。阑珊急救通气针在患者环甲膜处穿刺,用专门的通气设备可在数秒钟内建立紧急通气,给抢救赢得宝贵的时间。阑珊急救通气针可替代紧急气管切开,很多患者可因此避免气管切开造成的损伤、瘢痕。

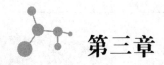

第三章

阑珊平口侧孔气管导管和阑珊导芯

阑珊平口侧孔气管导管和阑珊导芯（直径与导管内径相匹配）独特的优点包括：插管更容易，插管一次性成功率高、对患者气道（牙齿、声带、会厌、梨状窝）损伤小、对麻醉医师的视野影响小、一次性使用、简单易学、不需要昂贵的设备、不需要麻醉科室承担成本等。

一、适 应 证

所有预计可以置入喉镜片的气管插管患者。

二、方 法

1. 试探暴露声门，如可见声门（C-L 1-2 级），直接将阑珊导芯插入阑珊平口侧孔气管导管，露出阑珊导芯上的门齿线（图 8-3-1），插管医师握住导管末端与导芯交界处（图 8-3-2），插入导芯直到门齿线与患者门牙相交，固定导芯，单插导管至适当的位置即可，最后撤出喉镜片。单插导管前不可露出导芯上的安全线（图 8-3-1）。

2. 如可见会厌不可见声门（C-L 3 级），需要先插入阑珊导芯（图 8-3-3），使得导芯沿着会厌下行进，必要时可以用导芯挑起会厌，如遇阻则先左侧后右侧，再先上后下轻轻试探插导芯，

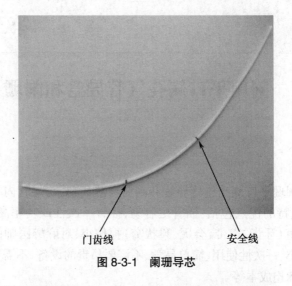

门齿线 安全线

图 8-3-1 阑珊导芯

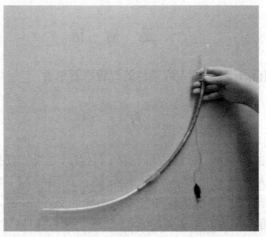

图 8-3-2 阑珊平口气管导管和导芯

阑珊导芯进入气管后有"气管环摩擦感"。插入导芯直到导芯的门齿线与患者门牙相交,固定导芯,单插导管至适当的位置即可。最后撤出喉镜片。单插导管前不可露出导芯上的安全线。

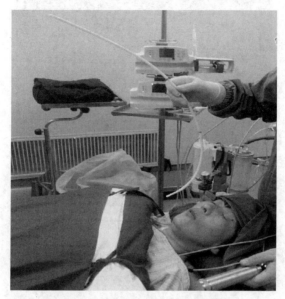

图 8-3-3　困难插管时先插入阑珊导芯

3. 对于看不见会厌的困难插管病例(C-L 4 级),插管医师应该先用喉镜尽可能暴露,再由助手固定喉镜(图 8-3-4)。插管医师用左手触摸患者的甲状软骨和环状软骨(也可由助手触摸),对导芯根据需要塑形,右手插送导芯,导芯前端指向左手正在触摸处,左手可感知导芯的进程。左右手协调配合可成功插入导芯。有时导芯进入气管后受阻于气管壁(插管医师可感觉到导芯顶在环状软骨上面)难以继续推进,此时可以固定导芯,直接沿着导芯插管,不需要等到门齿线与患者的门齿相交。

三、注 意 事 项

任何时候,导芯不能插入过深,即导芯上的门齿线不能超过

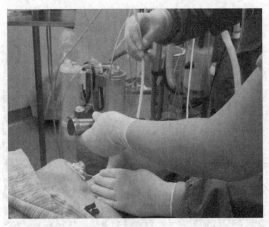

图 8-3-4　困难插管时左右手协同操作

患者的门牙进入口腔内。插送阑珊导芯或导管时如果遇阻碍必须立即停止,切不可暴力插送,以免损伤气道。

四、并　发　症

本插管设备的并发症包括:梨状窝损伤出血、声带损伤、气管壁损伤出血、气管破裂等。

五、禁　忌　证

无绝对禁忌证,已经确诊气管有肿瘤、损伤的病例应该慎用,防止导芯插破肿瘤或气管进入纵隔。

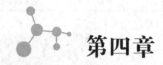

第四章

阑珊双腔管和阑珊导芯

阑珊双腔管和阑珊导芯专用于双腔气管插管,其独特的优点包括:插管更容易、插管一次性成功率高、对患者气道(声带、会厌、梨状窝)损伤小、对麻醉医师的视野影响小、一次性使用、简单易学、不需要昂贵的设备、不需要麻醉科室承担成本等。

一、适 应 证

所有需要双腔管插管的病例,尤其是困难气道病例、手术过程中更换气管导管等。

二、方 法

1. 辅助双腔管插管 可先拔出双腔管内的塑形导丝,将阑珊长导芯插入双腔管主管,露出导芯上的门齿线,根据需要对导芯塑形(图8-4-1),直接把导芯插入气管,待导芯上的门压线与患者的门牙相交时,锁定导芯的位置,把双腔管沿着长导芯插入气管,拔出阑珊长导芯,重新插入塑形导丝插进支气管,再用纤维支气管镜定位到正确的位置。

2. 术中如果由于气管导管的套囊破损等原因,需要更换新的气管导管时,可将阑珊长导芯先沿着双腔管主管插入,拔出双腔管,沿着阑珊长导芯插入新气管导管即可。

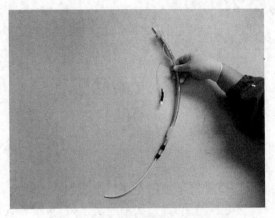

图 8-4-1　阑珊双腔管和阑珊导芯

三、并　发　症

插送阑珊导芯时遇阻必须立即停止,切不可暴力插送。暴力插送导芯可有以下并发症:梨状窝损伤出血、声带损伤、气管壁损伤出血、气管破裂等。

四、禁　忌　证

无绝对禁忌证,已经确诊气管有肿瘤、损伤的病例应该慎用,防止导芯插破肿瘤或气管进入纵隔。

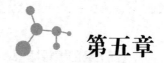

第五章

阑珊逆行气管插管包

阑珊逆行气管插管包是到目前为止插管效果最确切的插管器械。不需要喉镜暴露声门，操作简便，仅气管壁有一个穿刺点。其独特的优点包括：插管一次性成功率达 100%，是真正的万能插管、对患者气道（咽腭弓、声带、会厌、梨状窝）无损伤、一次性使用、简单易学、不需要昂贵的设备、不需要麻醉科室承担成本等。

一、适 应 证

适用于所有气管插管病例，包括困难气管插管病例：张口小、缺牙、牙松、义齿不可卸下、口腔肿瘤，以及所有经过评估有插管困难的病例、VIP。

二、方 法

（一）复习病史

评估气道，确认有无气管移位、气管内有无肿瘤，穿刺点有无头臂干动脉血管。

（二）器械准备

一次性逆行气管插管包、消毒棉签、血管钳一把、润滑油等。

（三）经口气管插管

1. 麻醉准备　麻醉准备有以下两种方式：

（1）常规全麻诱导，注射肌松剂；

（2）2%利多卡因3~5ml环甲膜穿刺表麻，口腔及咽喉表麻。

2. 后鼻孔封堵　打开一次性逆行气管插管包，消毒胸骨上凹直径5cm圆形，铺巾。用后鼻孔堵塞器插入一侧鼻孔，过后鼻孔后给气囊充气，拉紧，使得气囊有效堵住后鼻孔，图8-5-1。

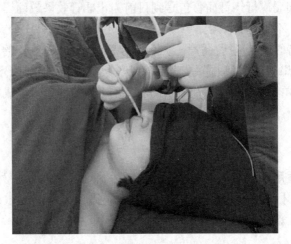

图 8-5-1

3. 气管穿刺置入导引钢丝　先触摸穿刺点有无动脉搏动，避开大动脉（头臂干），用5注射器吸2ml生理盐水，经胸骨上凹进针穿刺，同时回抽，注射器内的水中出现气泡说明针尖已经进入气管内，调整穿刺针方向指向声门（不宜进针过深，以免刺穿声带）。把助推器前端与针尾部衔接紧，送入导引钢丝（图8-5-2，图8-5-3）。

4. 插入导芯和气管插管　拆卸下全麻面罩，从口腔内顺出导引钢丝，拔出穿刺针，气管皮肤部位导引钢丝零刻度点处用

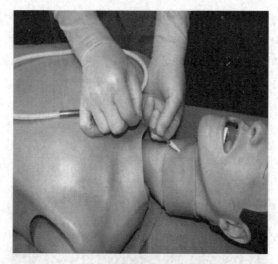

图 8-5-2

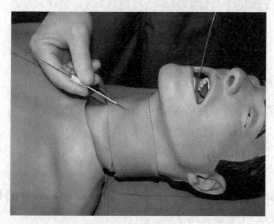

图 8-5-3　阑珊逆行插管先插入导引钢丝

一把血管钳夹住,清醒患者此时需常规全麻诱导及肌松剂,把导引钢丝插入导芯前端(铅笔头),送入导芯,直到导芯到达气管壁(导芯末端在导引钢丝 47~48cm 处,导芯受阻,气管壁有被推挤感），固定导芯，套入气管导管到导芯前端（导管末端过导芯上安全线 2cm）。拔出导芯，给导管套囊充气，接麻醉机通气（图 8-5-4）。确认插管成功后拔出导丝，再适当调整气管导管的位置即可。

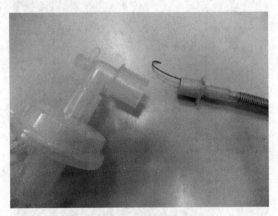

图 8-5-4　插入导管后先试通气

（四）经鼻气管插管

1. 麻醉准备　麻醉准备有以下两种方式：

（1）常规全麻诱导，注射肌松剂；

（2）2% 利多卡因 3~5ml 环甲膜穿刺表麻，再对一侧鼻孔、口腔及咽喉表麻。

2. 插入鼻腔导引管　把鼻腔引导导管插入插管侧鼻孔，从口腔把鼻腔引导导管钩拉出。

3. 气管穿刺置入导引钢丝　打开一次性逆行气管插管包，消毒胸骨上凹直径 10cm 圆形，铺巾。常规全麻诱导，肌松剂起效后，先触摸穿刺点无动脉搏动，避开大动脉（头臂干），用 5ml 注射器吸 2ml 生理盐水，经胸骨上凹进针穿刺，同时回抽，注射器内的水中出现气泡说明针尖已经进入气管内，调整穿刺针方向指向声门（不宜进针过深，以免刺穿声带）。把助推器前端与针尾部衔接紧，送入导引钢丝（图 8-5-2，图 8-5-3）。在气管皮肤部位导引钢丝零刻度点处用一把血管钳夹住。卸下全麻面罩，如果钢丝从口腔导出，先把导引钢丝插入鼻腔引导导管（图 8-5-5）。从鼻孔内拉出吸痰管，留下导引钢丝在鼻孔内。

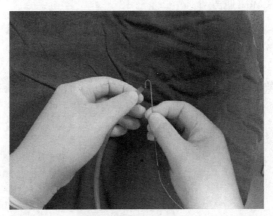

图 8-5-5　把口腔出来的导引钢丝插入鼻腔导引管内，
再从鼻腔导出导引钢丝

4. **插入导芯和气管插管**　常规全麻诱导，给肌松剂，把导引钢丝插入导芯前端（铅笔头），送入导芯，直到导芯到达气管壁（导芯末端在导引钢丝 47~48cm 处，导芯受阻，气管壁有被推挤感），固定导芯，套入气管导管到导芯前端（导管末端过导芯上安全线 2cm）。拔出导芯，给导管套囊充气，接麻醉机通气（图 8-5-4）。确认插管成功后拔出导引钢丝，再适当调整气管导管的位置即可。

三、注 意 事 项

穿刺点必须避开头臂干动脉血管；穿刺针进入气管后（回

抽有气泡)不可继续推进,以免损伤声带。

四、并 发 症

大动脉(头臂干)损伤出血、气管壁损伤出血、皮下气肿、穿刺点感染和出血等。

五、禁 忌 证

无绝对禁忌证,已经确诊气管有肿瘤、损伤的病例应该慎用。

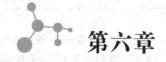

第六章

阑珊中心静脉留置针

一、深静脉穿刺包的不足之处

目前国内外临床上广泛使用的深静脉穿刺包存在以下可能并发症和不足之处：

1. 导引钢丝刺破心脏导致心脏压塞这是中心静脉穿刺时罕见的并发症之一，但后果严重。有心脏器质性疾病的患者，心脏往往扩大，心房壁薄，反复穿刺后导引钢丝前端的圆弧可能消失，穿刺时可刺破心房，导致心脏破裂，心脏压塞。一旦发生，患者可当场死亡。

2. 严重心律失常导引钢丝、中心静脉导管直接接触心脏就可以引发生严重的心律失常，危及患者的生命。

3. 气胸、血气胸。

4. 栓塞留置中心静脉导管一段时间可产生附管凝血块，一旦凝血块脱落可导致栓塞。

5. 操作繁琐穿刺操作再熟练的医师，几分钟也还是需要的。

6. 费用高市售深静脉穿刺包最少 200 元，有的高达 500 元，加重患者医疗费负担。

7. 不利于环保深静脉穿刺穿刺包均为一次性使用，因此肯定不利于环保。

8. 穿刺成功率麻醉医师穿刺成功后，卸下注射器，换手插导引钢丝，此过程可发生针尖移位，造成穿刺失败。

9. 中心静脉穿刺包的必要性分析尽管现在有超声引导下深静脉穿刺,这些少见的并发症也不能完全避免。反向思考后我们发现绝大多数患者其实不需要做这样的穿刺。

二、阑珊深静脉留置针

1. 阑珊深静脉留置针的研发为了克服上述中心静脉穿刺包的缺点,我们研发了阑珊深静脉留置针。阑珊深静脉留置针是由穿刺针和外套管构成,外套管内衬防打折弹簧钢丝,有纳米抗凝涂层,外套管材料柔软度随温度变化而变化,入血后迅速变软。阑珊深静脉留置针(短针)用于动脉穿刺有创监测动脉血压,可防止外套管打折影响监测效果。阑珊深静脉留置针(长针)用于深静脉穿刺,包括颈内静脉、锁骨下静脉、股静脉等。阑珊深静脉留置针(长针)的功能与现有深静脉导管功能完全一样,可快速输液、监测中心静脉压、用药起效快、留置时间长等。

2. 阑珊深静脉留置针(长针)操作方法阑珊深静脉留置针穿刺简单快捷:操作者给患者皮肤消毒,接注射器,一边进针一边持续回抽,见血后停止进针,单送外套管,回抽确认即可。

3. 本深静脉留置针的优点外套管接头处永不打折,针管入血(38℃)后迅速变软,内有纳米抗凝涂层,留置时针管不会随呼吸动作磨损静脉血管壁;操作者不需要换手插导引钢丝,因此穿刺成功率更高;可留置4周;操作简捷,10秒钟可完成深静脉穿刺;针管上标记显示进针深度,绝无可能出现以下并发症:心脏破裂、心脏压塞、气胸等;费用低、环保。

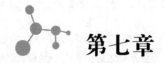

第七章

阑珊负压吸引式麻醉尾气排放器

一、麻醉尾气的排出方式

目前手术室麻醉尾气的排放主要有以下四种方式：

1. 直接排放入手术室,手术室内无层流,气体麻醉剂蓄积在手术室内;麻醉剂大量积聚在手术室内,污染环境,有使手术室内的医务人员头痛、致畸等危害,极大地妨碍了吸入麻醉剂的应用。

2. 直接排放在有层流的手术室内,通过层流可把麻醉尾气带走。不能保证手术室环境内肯定无麻醉尾气,效果并不确切。

3. 用专门的吸附剂把麻醉尾气吸附掉。麻醉尾气吸附装置是一次性使用,使麻醉成本增加数百元,而且加重环境负担。

4. 中心吸引法排出 这种方法对麻醉机的损伤很大,甚至导致麻醉机不能工作。

二、阑珊麻醉尾气排放器

1. 阑珊麻醉尾气排放器的设计要求 阑珊负压吸引式麻醉尾气排放器要求完全使尾气排出,不造成患者经济负担、环保等优点。

2. 图 8-7-1 是阑珊麻醉尾气排放器的工作原理图。图中 1. 空气进气口;2. 中心负压吸引接口;3. 麻醉机尾气排放管接口;4. 软橡皮开口套。在排放管的末端连接一软橡皮开口套,平时是基本关闭的,当麻醉尾气排放时,管道内的轻微压力即可自动把软橡皮撑开,保证麻醉尾气单向流动。在排放器的上方开有一大(直径为3cm)、一小(接负压吸引器)两个孔,小孔连接中心负压吸引,大孔用于进空气。当无麻醉尾气排放时,容器内基本为低负压,橡皮开口套自动关闭,不会损伤麻醉机。当有尾气排放时,尾气管道内形成气压时,就会自动打开橡皮开口套向尾气排放器内排放尾气,随后源源不断地被吸走。麻醉时由于氧流量在10L/min以下,持续中央负压吸引的速度可达20~50L/min,空气进气的量则可随着尾气量的多少自动调整。不排尾气时,负压吸引吸出的完全是空气,尾气排放量大时,空气就略少。因此可确保进入负压吸引式麻醉尾气排放器的尾气不会使尾气排放器内出现正压,空气进气口始终单向开放,不会有麻醉尾气进入手术室内造成污染。

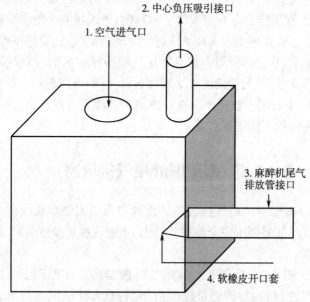

图8-7-1 阑珊负压吸引式麻醉尾气排放器原理图

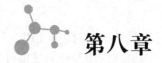

第八章

阑珊急救通气针

临床上全麻下气管插管时困难气道的患者往往经过反复多人次尝试气管插管，患者喉水肿，经面罩加压给氧气困难，患者有可能在数分钟内死亡。这时候要求手术医师做急救气管切开。手术医师此时要找患者家属谈话签字耽误时间，可能患者已经死亡了手续还没有办好。有时候困难插管时请手术医师做气管切开，手术医师为了规避自身的风险竟然要麻醉医师先插好气管导管才肯开始做气管切开。很多手术医师只会做气管切开术（大约需要 10 分钟）而不会做急救气管切开（需要数秒钟）。患者的生命有可能在相互推诿中逝去。此外，患者突发呼吸心跳停止时需要建立人工气道给患者通气。紧急人工呼吸通气效果有时不确切。

根据我们的临床经验，很多患者实际上是一过性呼吸抑制或停止，不需要做气管切开。有些患者气管被切开后，形成瘢痕，影响美观。气管切开还可导致气管狭窄，影响患者的生活质量。为此我们研发了成熟的阑珊急救通气针，本通气针可有效通气，同时可以避免气管切开。

一、适 应 证

所有呼吸停止、上呼吸道梗阻需要急救通气的病例，包括麻醉插管不成功造成通气不能、窒息等病例，可为患者的急救赢得宝贵的时间,简单实用,不仅仅临床医护人员可以使用,受过简单培训的非专业人员也可使用。

二、方　法

打开阑珊急救针包装(图 8-8-1)。先在环甲膜穿刺点处皮肤消毒,把 5ml 注射器接上穿刺针,抽生理盐水 2ml,在患者环甲膜处穿刺,通气针突破气管壁时有脱空感,回抽见注射器内有气泡说明针尖已经进入了气管内,调整穿刺针的方向,指向气管隆嵴,针完全进入气管后固定穿刺针,再回抽见气泡,接上连接管和简易呼吸器,即可急救通气。

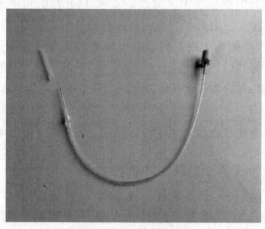

图 8-8-1　阑珊急救通气针

三、并　发　症

包括气管壁损伤出血、穿刺点感染等。穿刺时误伤大动脉(头臂干)可导致出血。

四、禁 忌 证

无绝对禁忌证,颈前部有血管瘤、已经确诊气管有肿瘤、损伤的病例应该慎用。

第九部分 综 合 篇

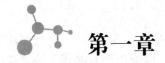

第一章

给前线战友的一封信

亲爱的抗击非典的战友们：

你们辛苦了！我也是一名白衣战士，从事临床麻醉与重症监护工作。我已向组织提出申请，在需要的时候上前线与你们并肩战斗。根据我通过媒体对非典及其引起的呼吸衰竭的了解，现借《健康报》向一线的战友们提出如下建议：

1. 肌松插管　由于非典患者的呼吸衰竭一般病程不长，所以经鼻气管插管比气管切开更为合适。插管时由于患者的自主呼吸存在，易出现呛咳，咳出的痰液最具传染性。建议可用咪达唑仑 3mg 和氯化琥珀酰胆碱 100mg 静脉注射，纱布面罩加压给氧后鼻插管。此举可减少插管医生被传染的危险。

2. 早上机　在呼吸频率达到每分钟 28 次以上时应及早上机。如果患者清醒能配合，可选用经面罩持续正压通气。一旦呼吸衰竭诊断确立，应尽早气管插管机械通气。

3. 减少"人机对抗"　上呼吸机后，如患者的自主呼吸存在，呼吸衰竭时患者处于昏迷状态，比较容易出现"人机对抗"，机器送气时患者呼气，机器减压时患者反而吸气。大大降低呼吸机的工作效率。建议用咪达唑仑（0.05~0.1mg/kg·h）加肌肉松弛剂哌库溴铵（0.05~0.1mg/kg·h）。此法可消除"人机对抗"，提高通气效率。

4. 防治气胸　非典患者的病变主要在肺部，炎症反应使肺组织顺应性差，呼吸机上显示的气道压很高，容易压破脏层胸膜,出现"气胸",一旦出现,患者可在几分钟内死亡。建议呼吸机采用压力模式。一旦监护仪上出现异常,听诊呼吸音或床旁胸片可确诊,确诊后应立即作胸腔闭式引流。

5. 建议采用一切措施降低患者的体温,早用皮质激素,每隔 1 小时做一次血气分析,中心静脉穿刺有利输液和监测中心静脉压,勤吸痰,维持血流动力学稳定。

以上为我根据有关媒体报道结合自己在临床工作中的经验,提出几点建议,仅供参考。

此致

敬礼!

复旦大学肿瘤医院麻醉科 陈志扬

2003 年 5 月于上海

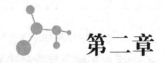

第二章

中国麻醉学的先驱者

原作:西姆·帕特里克等　译文:陈志扬

1949 年中华人民共和国成立后的 20 多年间,中美关系处于对抗状态。在这个社会主义国家成立之前,美国人将西方医学传入中国已有很长一段历史,可是新中国成立后中国的"国门"是关闭的。本来在这种情况下美国医学对中国的影响是被削弱的,但 1940~1950 年间,三位卓越的中国麻醉学家建立了他们类似于美国大学里的麻醉学科。他们是吴珏、尚德延和谢荣医生。他们都曾在美国中西部受过训,后回国创立了麻醉学科,对中国现代麻醉学的发展,起了很大的作用。通过艰苦的努力,他们给美国麻醉学的基本内容史无前例地用中文进行定义。经过他们的努力,中国大陆的麻醉学通过教育、出版、职业组织,渐渐在临床和科研上表现优异,他们建立并贯彻实施了一项宏伟的蓝图。这些先驱者们的成就可以用以下证据说明:创立了一本麻醉学专业杂志,提供了交流的论坛;建立了一个全国性的职业学会,并且最终在他们被世界麻醉医师协会邀请时得到认可。这些人在中国是怎样创立适合本国要求的基本麻醉学框架的呢? 他们是怎样冲破政治上的封锁,发展麻醉学,把美国麻醉学的影响提高的呢?

一、19 世纪和 20 世纪初美国的影响力

当帝王时代的中国被西方国家强迫对贸易和基督教打开大

门的时候,西方医学,尤其是美国医学就作为一种有效且强有力的手段来实施宗教使命被引入中国。外科麻醉是一典型的例子。获得耶鲁大学神学和医学双学位的帕克皮特,在乙醚麻醉在波士顿公开证明的 1 年后,就把它介绍到中国。首先用一个匆忙制造的中式装置,帕克医生给两个患者切除了两个肿瘤。1847 年 10 月,他用波士顿杰克逊查尔斯医生提供的装置给一个中年农民麻醉做了睑球粘连的眼睑分离术。1 年中帕克从詹姆士扬辛普生博士编写的一本小册子上学习了氯仿麻醉,并将这一新麻醉剂成功地又运用了 8~10 例。

　　帕克和其他传教士对中国有丰富文化背景却在医学和自然科学几乎是空白感到震惊,同时对中国医生被与占星术者、算命先生归为一类而感到困惑。对这些传教士来说,19 世纪的中国社会的人民被剥夺了通过医学来减轻病痛和享受健康的基本人权。这些传教士们不仅关心,而且进一步发展和实施一种他们服务的社会对健康信仰的理念。他们要使这个“多子多福”国家的人民相信,要多关心自己的身体,培养有病就治的意识,并通过建立医院来达到这些治疗。通过这些理想,这些传教士开始扎根中国。

　　中国的医学教育开始时是传教士们在他们的医院里以传统学徒的方式小规模进行的。帕克有一位早期的学生叫陶宽,在用查尔斯的装置第一次将麻醉剂应用过程中,用 4 分钟切除了一个肿瘤,并结扎了 3 根动脉。1881 年英国传教士麦肯兹博士在天津创立了第一所医科学校,它只有 7 名学员,是政府召回在国外的留学生,由麦肯兹用英语进行临床医学教学。他得到了直隶省政府的支持,名叫“培洋医科学堂”。6 年后的 1887 年,帕克皮特曼逊爵士成了另一所医科学校——香港医科学校(与伦敦传教士协会有着密切的关系)的校长。教员是从国外学成的归国人员或麦肯兹计划培养的人员。其中一位著名的校友就是孙中山——中国民主革命之父。进入 20 世纪后,在中国的传教士协会建立了第一所用汉语作为教学媒体的医科学校。巧合的是这所学校的校址设在山东省的省会济南，也是孔夫子的故乡。济南医科学校在所有在中国的医学传教士包括洛克菲勒基金会的支持下于 1917 年正式创立。

20 世纪的前 10 年里，洛克菲勒约翰的工作是美国传教士热心的最大象征。怀着帮助发展一个中国的高等教育的典范这一念头，他和他的助手们决定从医学教育开始。1914 年 11 月 30 日创立了中华医学会，以便在中国监测、协调、运作一所正规的医科学校。这所新型有西方风格特色的医科学校被选择设在北京。后来中华医学会从伦敦传教士协会手中购买了这所联合医科学校，并于 1915 年把它改名为协和医学院。

前洛克菲勒基金会主席福斯迪克把协和医学院与大约 50 年前建立的约翰霍普金斯大学相比较，希望对学生的教育质量相似，洛克菲勒和他的同事们从不吝惜钱。福斯迪克报告谈到洛克菲勒基金会在协和医学院上的投资比美国以外的世界各地任何地方都多。

协和医学院麻醉学的组织与当时的美国霍普金斯大学近似。多数情况下，两名护士海伦和玛丽在较低年资外科医生的帮助下做麻醉。尽管创伤麻醉有用氯仿，乙醚和氧化亚氮仍然是最主要的麻醉剂。后来外科医生又发展了积极的局部麻醉和腰麻。

中华医学会考虑在上海建立一所医科学校，并于 1913 年获得了纽约州立大学药学会的资助。可是第一次世界大战使该计划落空了。那块土地一直在洛克菲勒基金会手中，直到 1934 年被转让给了中国政府。卖掉这块土地后，在上海郊区枫林桥买了另一块土地，建立了国立上海医学院。因此可以说洛克菲勒基金会在建立基于源自美国的模式的医学教育系统，起了至关重要的作用。

毫无疑问，正是通过这种由美国医学传教士建立的框架，这

3位医生在社会主义革命之前,受到了好的教育。几乎在此同时,在旧中国20世纪40年代,这些医生踏上了去美国的轮船,通过政府提供的帮助和支持,进一步提高中国的麻醉水平。他们的足迹遍及美国的中西部。他们以一种或另一种方式师从发源于美国威斯康星州曼迪逊的 Waters 学派学习麻醉。吴珏医生直接去威斯康星大学曼迪逊向 Waters 学习;尚德延到芝加哥,这里有一位威斯康星毕业的校友在伊利诺斯大学任教;谢荣在底特律威尼州立大学向另一位 Waters 的学生学习。惊人的巧合是他们3人几乎在同一时间回到中国,在新的政治系统中为人民服务。他们的经历和对中国现代麻醉学的影响在他们将美国麻醉学引入中国的过程中,极为详尽地阐明了。

二、有着"美国根"的中国麻醉先驱者——吴珏医生

　　二战前中国麻醉学的发展与美欧保持同步,一旦有新的麻醉剂被介绍到中国,它很快被翻译成中文,并在中国经药理学阐述后推广开来。中国于1930年开始生产自己的麻醉机。实习医生和低年资住院医师被训练施行麻醉,但不存在正式的有组织的专科麻醉医生。麻醉学科不像欧美那样有组织,也不存在职业学会来提高麻醉学的"艺术性和科学性"。没有正式的麻醉学教科书,也没有关于麻醉学的杂志。

　　中华医学会希望建立麻醉学专业组织和发展的愿望得到了北京教育部的许可和回应,他们派遣了有潜质的医生去北美洲受训,期望这些医生回国时带着专业知识确保中国的麻醉学得到发展。其中的一位受益者是国立上海医学院1938年的毕业生吴珏医生。他毕业后留在母校任教员近10年,1947年他赢得了教育部提供的赴美学习奖学金。在1947年9月到1949年8月的两年间他在威斯康星的曼迪逊跟 Waters 学习麻醉学。无

疑,吴医生受到了 Waters 的名言"教会别的医生,让他再去教别人"的熏陶。在曼迪逊完成学业后,吴珏医生又到犹他州大学做了一年临床工作。

1950 年,吴医生回国,回到上海枫林桥的国立上海医学院,此时已经改名为中山医学院。他被任命为这所政府办的机构的药理学讲师,后被聘为药理学和麻醉学副教授。1954 年他创立了中国第一个麻醉学专科,为医学院的六所附属医院服务。1956 年他被聘为正教授,直到 1986 年他退休。他享有"提高中国麻醉水平,包括临床培训、研究和教育"等方面的崇高荣誉。一致公认吴医生对长江以南乃至中国西部地区的麻醉学的发展起了重要的作用。文革期间中国的麻醉水平停滞了 10 年,因为针刺麻醉是唯一受欢迎的麻醉方法。这期间吴医生承担了与麻醉学无关的工作,到文革结束,他重新开始他的麻醉工作。

吴医生在两个领域最为著名:一是他把对药理学的兴趣与对麻醉学的兴趣结合起来。他发表了 100 多篇关于这两个领域的论文,其中 10 篇是用英文写成的。1954 年吴医生出版了中文麻醉学教科书,并于 1959 年再版。缅怀他的老师 Waters 的教导,他要求一名麻醉学者必须有深厚的自然科学知识基础,尤其是要掌握药理学、生理学、生物化学知识。在临床上,他认为必须准备处理好外科创伤和由此引起的并发症。他建立了中国第一个血库,并且帮助生产出中国第一台呼吸机。他倡导医学生毕业后要接受麻醉学继续教育,像 Waters 那样,他亲自培训了 150 多名住院医师。他 80 岁生日时,他的同事、朋友和以前的学生集中起来给他祝寿,并建立了吴珏教育基金,用以表彰每年发表最好麻醉学论文的作者。这是这位教授极大的荣誉。

在他退休之时,吴医生想到了 Waters 和他的教导对他一生事业的影响。如他的领导才能、他勇于探求知识的性格、他的亲手操作实践、他的科学头脑以及他把基础科学运用于每天的临床思考中极大地鼓舞了吴医生。在吴医生看来,Waters 通过将科学研究运用到临床医学中,把麻醉学专业提高到了先进的医学水平。Waters 描述麻醉学者的探究性可作为他的第六感觉。吴医生把 Waters 对麻醉学的原理和设想结合起来,尽可能灌输给了他的学生们。最后他的美国校友为了让他与美国麻醉学最新的进展保持联系,为他订了《Anesthesiology》杂志。